U0245420

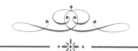

首都医科大学神经外科学院

临床诊疗常规

主编　赵继宗

副主编　王　硕　张鸿祺　范　涛　江　涛

编写秘书　于书卿（兼）　吴　俊（兼）　莫少华（兼）

人民卫生出版社

·北　京·

图书在版编目（CIP）数据

首都医科大学神经外科学院临床诊疗常规 / 赵继宗
主编 . —北京：人民卫生出版社，2024.1
ISBN 978-7-117-35751-7

Ⅰ.①首… Ⅱ.①赵… Ⅲ.①神经外科学－诊疗
Ⅳ.①R651

中国国家版本馆 CIP 数据核字（2024）第 000040 号

人卫智网	www.ipmph.com	医学教育、学术、考试、健康，购书智慧智能综合服务平台
人卫官网	www.pmph.com	人卫官方资讯发布平台

首都医科大学神经外科学院临床诊疗常规
Shoudu Yike Daxue Shenjing Waike Xueyuan
Linchuang Zhenliao Changgui

主　　编：赵继宗
出版发行：人民卫生出版社（中继线 010-59780011）
地　　址：北京市朝阳区潘家园南里 19 号
邮　　编：100021
E - mail：pmph @ pmph.com
购书热线：010-59787592　010-59787584　010-65264830
印　　刷：天津善印科技有限公司
经　　销：新华书店
开　　本：889×1194　1/32　印张：15.5
字　　数：360 千字
版　　次：2024 年 1 月第 1 版
印　　次：2024 年 1 月第 1 次印刷
标准书号：ISBN 978-7-117-35751-7
定　　价：158.00 元
打击盗版举报电话：010-59787491　E-mail：WQ @ pmph.com
质量问题联系电话：010-59787234　E-mail：zhiliang @ pmph.com
数字融合服务电话：4001118166　E-mail：zengzhi @ pmph.com

编者名单

（按姓氏汉语拼音排序）

曹　勇　首都医科大学附属北京天坛医院
陈晓霖　首都医科大学附属北京天坛医院
丁浩然　首都医科大学三博脑科医院
樊　星　北京市神经外科研究所
范　涛　首都医科大学三博脑科医院
宫　剑　首都医科大学附属北京天坛医院
桂松柏　首都医科大学附属北京天坛医院
韩如泉　首都医科大学附属北京天坛医院
郝淑煜　首都医科大学附属北京天坛医院
何　文　首都医科大学附属北京天坛医院
贾　旺　首都医科大学附属北京天坛医院
贾文清　首都医科大学附属北京天坛医院
菅凤增　首都医科大学宣武医院
江　涛　首都医科大学附属北京天坛医院
焦玉明　首都医科大学附属北京天坛医院
李桂林　首都医科大学宣武医院
李文斌　首都医科大学附属北京天坛医院
林　松　首都医科大学附属北京天坛医院
刘　藏　首都医科大学附属北京友谊医院
刘阿力　北京市神经外科研究所
刘佰运　首都医科大学附属北京天坛医院

张　伟　首都医科大学附属北京天坛医院
张　炜　首都医科大学附属北京天坛医院
张　岩　首都医科大学附属北京天坛医院
张　尧　首都医科大学三博脑科医院
张宏伟　首都医科大学三博脑科医院
张鸿祺　首都医科大学宣武医院
张建国　首都医科大学附属北京天坛医院
张亚卓　北京市神经外科研究所
赵国光　首都医科大学宣武医院
赵继宗　首都医科大学附属北京天坛医院
周　健　首都医科大学三博脑科医院
周大彪　首都医科大学附属北京天坛医院

　　中华人民共和国成立以来,在老一辈神经外科前辈的不懈努力下,我国神经外科取得了长足发展,特别是首都医科大学神经外科学院所属的系、所已经建立和拥有了完善的临床诊疗体系。但神经外科学院内各系、所之间在神经外科疾病的诊疗上还是存在一定差异,为了更好地规范学院内各系、所临床诊断和治疗流程,促进学科发展,真正达到学院内同质化。首都医科大学神经外科学院组织编写了《首都医科大学神经外科学院临床诊疗常规》,以供学院内部神经外科医师等借鉴。

　　本书在编写过程中尽量从临床工作出发,涵盖了颅脑损伤、肿瘤、血管疾病、功能神外、先天畸形、术后感染与脑脓肿等主要神经外科疾病,对诊疗过程中息息相关的神外麻醉、电生理、导航技术、术中超声以及术中荧光显示技术等进行了阐述,介绍了神经内镜和神经介入技术。此外,本书还收集了神经外科常用评估表作为附录,以便读者在临床工作中随时查阅。

　　本书的编写也是为我国广大的神经外科医师提供一本比较规范的神经外科诊疗流程的参考书,目前我国许多县一级医院已经建立了独立的神经外科病房,配备 CT 和神经外科手术设备,有些县医院还配备了磁共振设备,具备诊断治疗颅脑损伤和脑出血等神经外科常见病的条件。省市级医院神经外科基本都设有独立神经外科亚专科病房,可完成颅脑损伤、肿瘤、脑血管病、脊髓脊柱、功能神经外科等疾病诊疗。2011 年卫生部组织评审,全国 77 家医院申报重点神经外科。据不完全统计,我国拥有 13 000 余名神经外科医师。但各地区之间医疗水平还存在着一定的差异,所以希望本书能为提升我国神经外科医师的整体诊疗水平,规范神经外科的诊疗流程贡献一份力量。本书在编写过程中,难免存在缺点和错误,恳请各位专家学者如发现问题,不吝赐教,以便再版时纠正,以飨读者。

赵继宗

2023 年 11 月

目 录

第一章

神经麻醉学

第一节　脑血流量的调节

1. **代谢**　神经元活动增加,脑血流量(cerebral blood flow, CBF)增加,反之降低。

2. **$PaCO_2$**　动脉血二氧化碳分压(arterial partial pressure of carbon dioxide, $PaCO_2$)在 25~80mmHg(1mmHg=0.133kPa)范围内,$PaCO_2$ 与 CBF 之间呈线性关系(图 1-1-1),$PaCO_2$ 每增加 1mmHg,CBF 增加 2%~4%。

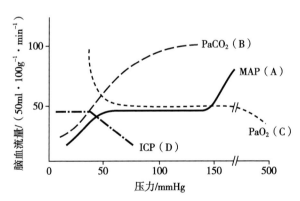

图 1-1-1　MAP、$PaCO_2$ 及 PaO_2 对 CBF 的影响

3. **PaO_2**　正常动脉血氧分压(arterial partial pressure of oxygen, PaO_2)对 CBF 的作用很小,当降至 50mmHg 以下,CBF 急剧增加(图 1-1-1)。

1

4. **自主调节** 生理机制,平均动脉压(mean arterial pressure,MAP)在 50～100mmHg 之间,CBF 保持恒定(图 1-1-1)。

5. **温度** 轻到中度低温导致脑代谢率(cerebral metabolic rate,CMR)减低约 5%～7%。

6. **血液黏滞度** 红细胞比容(hematocrit,HCT)在 35%～45% 范围时,CBF 的改变很小。若明显下降,血液黏滞度降低,则 CBF 增加。

(张　炜　韩如泉)

第二节　神经外科麻醉管理

一、颅脑损伤手术

(一)术前评估

1. 神经损伤,格拉斯哥昏迷评分(Glasgow coma scale,GCS),双侧瞳孔大小及对光反射。

2. 气道、呼吸及循环。

3. 优先处理危及生命的伤情。

4. 未明确排除损伤前保持脊柱处于生理位置(原位)。

5. 饮酒、吸毒史。

6. 凝血功能和交叉配血。

(二)术中评估

1. **诱导**

(1)均视为饱胃,须快速序贯诱导,丙泊酚最为常用,循环不稳定者可选依托咪酯。罗库溴铵用于快速肌肉松弛,不影响颅内压(intracranial pressure,ICP)。

(2)除非明确排除颈椎损伤,否则必须头部中立位,并准备困难插管设备。

2. **监测** 必须监测有创动脉压、体温,建立中心静脉通路,但操作不应延误手术时间。

3．**维持**

（1）维持成人脑灌注压（cerebral perfusion pressure，CPP）>60mmHg。

（2）丙泊酚、高渗疗法以及短期过度通气,提供最佳术野,降低 ICP。

（3）充分镇痛。

（4）预防缺氧、高碳酸血症、高血糖、高热和血栓,避免继发性损伤。

（三）**术后治疗**

1．在重症监护室（intensive care unit，ICU）镇静或辅助通气,可能需监测 ICP。

2．充分镇痛及止吐。

3．预防性抗癫痫（epilepsy）或抗血栓。

二、幕上肿瘤手术

（一）**术前评估**

1．明确位置、大小、手术难度、体位。

2．预估出血、ICP 改变。

3．局部神经功能和 GCS,详尽了解合并症。

4．极度焦虑且无明显高颅压者,也可用短效苯二氮䓬类药物。

5．抗癫痫药和激素用至手术当天,术后继续使用。

6．预先考虑是否转入 ICU。

（二）**术中评估**

1．**诱导** 维持血压平稳,单次追加诱导药物、短效阿片类或利多卡因减轻喉镜插管刺激。

2．**监测**

（1）有创动脉压。

3

（2）伴心肺疾病、预计大出血者应行高级循环监测或中心静脉置管。

（3）上头架可致血压升高，处理同诱导插管时，也可先行头皮局麻。

3. 维持

（1）头正中位，抬高30°，以改善静脉回流，在不影响前者的情况下适当转动头位。

（2）若无电生理监测，应在肌肉松弛监测下持续给予肌肉松弛药（简称肌松药）。控制通气以维持正常$PaCO_2$。

（3）补充不含葡萄糖的等渗晶体液，避免低血糖或高血糖（维持在5.0～10mmol/L）。

4. 并发症

（1）空气栓塞：预防措施如头部不高于心脏，维持充足的血容量，术中使用骨蜡。处理措施如冲洗术野，停用呼气末正压通气（positive end expiratory pressure，PEEP）和N_2O（"笑气"），改吸纯氧，降低头部，压迫颈静脉，中心静脉置管抽吸空气以及心肺支持。

（2）出血：HCT应达到30%，若弥散性血管内凝血（disseminated intravascular coagulation，DIC），及时给予凝血因子。

（3）脑水肿（cerebral edema）：抬高头位（15°～30°），加深麻醉，甘露醇或高渗盐水利尿，优化氧合。考虑降低$PaCO_2$，使用抗癫痫药物。

（三）术后治疗

1. 术前意识障碍者应转入ICU，或需呼吸支持。

2. 平稳苏醒，尽量减少呛咳。

3. 高血压可用短效β受体阻滞剂，如美托洛尔或艾司洛尔。避免直接扩张血管。收缩压＞160mmHg或平均动脉压＞110mmHg，术后血肿发生率高。

4. 多模式、充分镇痛。

三、脑血管病手术

（一）动脉瘤

1. 术前评估

（1）治疗心律失常。

（2）纠正低血容量和心源性低血压。

（3）改善低氧血症和低钠血症。

（4）继续内科治疗，不停用尼莫地平及抗癫痫药物。

2. 术中处理

（1）静脉诱导：①诱导前有创动脉压监测，血气分析。②严格控制 ICP 和 MAP，避免大幅波动致动脉瘤破裂。③避免喉镜、插管及上头架等操作引起血压升高，MAP 应维持在术前正常水平 20% 以内。

（2）麻醉维持：①硬脑膜剪开后可用甘露醇或高渗盐水、适度的过度通气及脑脊液引流来减轻脑水肿。②术中供血动脉阻断超过 15～20min 时，需要提升血压，增加侧支循环灌注以减少脑缺血。一旦动脉瘤夹闭后，应适当提升血压以维持脑灌注。③若手术顺利，术后可拔管，尽量避免咳嗽和循环波动，恶性高血压或持续低血压会引起严重后果。

3. 术后处理

（1）患者返回 ICU 监测。

（2）小剂量阿片类药物术后镇痛。

（3）脑血管痉挛（cerebral vascular spasm，CVS）时，MAP 应超过基础值的 10%～20%。

4. 术中动脉瘤破裂

（1）充分与术者沟通，快速控制出血，维持脑灌注。

（2）处理包括纯氧通气，控制性低压，补充血容量，静脉麻醉药降低脑代谢和脑血流，高渗溶液减轻脑水肿（甘露醇 0.5～1g/kg；5% 氯化钠 2ml/kg），轻度低温（34～35℃）等。

（3）处理完毕时恢复正常血压。

（二）动静脉畸形

1. **术前评估** 是否存在血流相关性动脉瘤、脑缺血症状及占位效应。

2. **麻醉管理**

（1）诱导时着重控制血压，避免血管破裂及低灌注脑区缺血。MAP 应低于基础值的 20%。

（2）术中可能会严重出血，导致恶性脑水肿。应避免静脉压升高。

3. **术后处理**

（1）患者返回 ICU，维持循环平稳，及时发现并发症。

（2）β 受体阻滞剂（艾司洛尔等）、钙通道阻滞剂（尼卡地平）降压，避免出血。

（3）预防性应用抗癫痫药物。

（三）颈动脉内膜切除术

1. **术前评估**

（1）着重评估心功能，预测围手术期脑卒中风险。

（2）评估高血压、糖尿病、慢性阻塞性肺疾病和肾脏损害等常见的合并症。

（3）继续使用阿司匹林；噻吩吡啶类药物（如氯吡格雷）可能增加出血风险，应谨慎。

（4）继续使用他汀类药物、抗心绞痛药物、抗高血压药物和 β 受体阻滞剂。

2. **麻醉** 全身麻醉最常用。局麻以颈浅丛阻滞或浸润麻醉，但要保证能随时检查气道和神经评估。

3. **麻醉维持**

（1）分离颈动脉刺激颈动脉窦时可能发生心动过缓、低血压或高血压，可以使用阿托品。

（2）高血压可能由内脏痛或脑缺血引起。

（3）手术牵拉可致脑神经功能障碍。

（4）颈动脉阻断后颈动脉窦牵拉反射丧失，常致血压轻度升高。

（5）对于不能耐受阻断者应适度升压（高于基线约 20%）。

4. 并发症 包括心肌梗死，脑卒中，过度灌注综合征，颈部血肿、颈部血肿可压迫气道，脑神经麻痹。

四、垂体腺瘤手术

（一）术前评估

1. 肢端肥大症

（1）上呼吸道改变。困难气道，嗓音嘶哑。

（2）阻塞性睡眠呼吸暂停。

（3）脊柱侧后凸和近端肌病可加重通气障碍。

（4）顽固性高血压伴偏心性左心室肥厚、缺血性心脏病、心律失常、心脏传导阻滞、心肌病和双心室功能障碍。常规超声心动图。

（5）糖尿病和其他内分泌疾病。

（6）垂体功能减退症者需行激素替代治疗直至手术当日。

2. 库欣病

（1）肥胖可伴有困难气道和阻塞性睡眠呼吸暂停。

（2）高血压、左心室肥厚、舒张功能障碍和充血性心力衰竭。常规超声心动图。

（3）凝血异常、骨质疏松、皮肤菲薄、糖耐量减低及糖尿病。

3. 甲亢 积极用生长抑素类似物、抗甲状腺药物和 β 受体阻滞剂治疗。

（二）术中

1. 诱导

（1）使用氢化可的松，并在 24h 内再额外分 2 次给药，然后逐渐减少用量。

（2）清醒纤维支气管镜或可视喉镜插管。

2. 麻醉维持

（1）蝶窦切开刺激较强，切除肿瘤刺激较弱，应适当调整麻醉深度。

（2）常规监测体温。

（三）术后处理

1. 处理气道阻塞。

2. 常规预防恶心、呕吐。

3. 多模式充分镇痛。

4. 激素替代治疗。

（四）并发症

1. 大出血 损伤海绵窦和颈动脉。

2. 脑脊液漏 术毕可使用 Valsalva 动作来辅助判断。

3. 尿崩症 术毕 24h 内出现多尿和高钠血症，约一周内自行消退。否则，给予去氨加压素。

五、颅后窝手术

（一）术前评估

1. 是否有呼吸模式改变，睡眠呼吸暂停。

2. 脑神经障碍，如吞咽困难、呛咳、声音改变。

（二）术中

1. 直接牵拉或电刺激延髓可引起循环剧烈波动。

2. 牵拉三叉神经、舌咽神经，最常见高血压和心动过缓，还可见低血压合并心动过缓或过速。停止刺激即可缓解。必要时给予阿托品等。

3. 三叉神经损伤时角膜感觉缺失，常规使用眼贴，预防角膜干燥。

（三）术后处理

1. 谨慎拔管 危险因素如面部、舌头和气道水肿，支配气道的神经受损、术中循环波动(提示脑干受累)。

2. **避免高血压** 头皮神经阻滞或局麻浸润,减少阿片类镇痛药。

六、脊柱手术

(一)术前评估

1. **气道** 既往困难插管史、颈髓不稳定、脊髓压迫、关节炎、颈部手术史及活动受限情况。可选择清醒或麻醉状态下纤支镜或可视喉镜插管。

2. **呼吸系统** 常伴有呼吸功能改变和肺通气储备受限。行肺功能检查及血气分析。

3. **循环系统** 自主神经反射异常伴严重的高血压或低血压。

4. **神经系统** 肌营养不良症等可能存在误吸和术后呼吸衰竭的风险。

5. **血液系统** 术前停用华法林、阿司匹林和氯吡格雷等抗凝、抗血小板药,大手术需要交叉配血以备血。

(二)术中

1. 维持正常血压,避免波动,保证脊髓血供充分。

2. 常规监测体温并保温,高危手术应监测有创动、静脉压。

3. 准备自体血回收。

4. 常规贴膜闭合眼睛,避免角膜损伤。

5. 吸入麻醉药可显著影响躯体感觉和诱发电位。运动诱发电位(motor evoked potential,MEP)监测时不用肌松药。

(三)术后处理

1. 长时间俯卧位后应考虑术后在 ICU 通气支持。

2. 颈前路手术可能导致颈部血肿并迅速压迫气道。

3. 立即处理任何新发的运动障碍。

4.优化镇痛。

七、介入治疗

（一）术前评估

1.基础血压及心血管贮备。钙通道阻滞剂可能会影响术中血流动力学的稳定。

2.是否怀孕或造影剂过敏史。

（二）术中

1.全身麻醉保证气道安全和绝对制动,苏醒迅速。

2.抗凝药、麻醉药和血管活性药物尽量从近端管腔输注。

3.血氧仪。

4.提倡有创动脉压监测。

5.血管血栓栓塞时,血压提高基础值的 30%～40% 或直至缺血症状消失。

6.静滴去氧肾上腺素是维持血压的一线药物,左心功能不全时可选多巴胺。

（三）并发症

1.**鱼精蛋白相关并发症**　低血压、过敏、肺动脉高压。

2.**出血**　头痛、恶心、呕吐往往提示严重的出血。全身麻醉下突发心动过缓或造影剂外渗,提示颅内出血。

（四）术后处理

患者返回 ICU。病情复杂者,需行计算机体层成像（computed tomography, CT）或磁共振成像（magnetic resonance imaging, MRI）检查,在转运及检查的过程中必须严密监测。

（张　炜　韩如泉）

第三节　神经外科麻醉后恢复期管理

术后早期并发症常见于术后 2h 内。麻醉后恢复室（post-anesthesia care unit，PACU）旨在及时发现异常，改善预后。

一、监测

1. 观察患者反应，如疼痛、恶心呕吐等。患者意识、瞳孔变化、体温、输液量、尿量、引流量。

2. 监测心电图（electrocardiogram，ECG）、血压（blood pressure，BP）、血氧饱和度（oxygen saturation）、中心静脉压、有创血压、血常规、电解质、血气分析、$PetCO_2$、脑电双频指数（bispectral index，BIS）。

二、常见并发症

（一）呼吸系统

1. 保护性反射异常。

2. 舌后坠致上呼吸道梗阻，常见于麻醉药物残留。

3. 血液、分泌物或呕吐物堵塞气道。

4. 喉痉挛。

5. 气道水肿。

6. 低氧血症。

（二）循环系统

1. 血压波动。

2. 窦性心动过速或过缓。

（三）神经系统

1. 多可通过影像快速诊断，还需考虑麻醉药和生理因素的影响。

2. 注意气道、氧合和通气。

（四）疼痛

1. 头皮神经阻滞。

2. 多药联合可减少阿片类药物用量和副作用，如曲马多、非甾体抗炎药（nonsteroidal anti-inflammatory drug，NSAID）、环氧合酶 2（cyclooxygenase-2，COX-2）抑制剂、对乙酰氨基酚、类固醇、氯胺酮和加巴喷丁。

（五）恶心呕吐

预防性使用 5- 羟色胺 3 受体拮抗剂，地塞米松可能会抑制下丘脑 - 垂体轴。

（六）寒战

1. 物理复温。

2. 静脉注射曲马多（1mg/kg），哌替啶（12.5～25mg），可乐定（75μg）或硫酸镁（30mg/kg）。

（七）躁动

1. 首先保护患者。

2. 排除和治疗低氧血症、代谢或神经系统疾病。

3. 可能需镇静药或镇痛药。

（八）血栓栓塞

建议使用气动压力泵预防血栓。

三、出室标准

改良 Aldrete 评分≥9 分。

（张　炜　韩如泉）

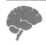

第二章

神经电生理

一、术中神经电生理监测技术

在神经外科手术中，术中监测应用的电生理技术主要包括体感诱发电位（somatosensory evoked potential，SEP）、运动诱发电位（MEP）、脑干听觉诱发电位（brainstem auditory evoked potential，BAEP）、肌电图（electromyogram，EMG）、脑电图（electroencephalography，EEG）等技术。

（一）术中神经电生理监测的术前评估

对于手术过程中存在神经系统损伤风险，须行术中神经电生理监测的患者，神经外科医师应在手术前根据患者病变的具体部位及临床症状，指导患者到专门的神经电生理机构进行术前评估。由相关专业人员选择准确、恰当的神经电生理技术对患者的感觉、运动、听觉传导通路及语言、认知水平等给予科学评价，对术中神经电生理监测工作进行科学指导。

（二）术中神经电生理监测方案的制订原则

神经电生理医师应根据术前评估与手术计划（包括具体的手术入路和手术方式等），针对术中易损神经或神经通路选择合理的监测技术，随后由神经电生理医师、神经外科医师与麻醉医师共同讨论，以确定最优的术中神经电生理监测方案。对局部有感染病灶；严重干扰手术操作；对麻醉药物有严重过敏反应等的患者进行监测。

（三）术中神经电生理监测结果的科学解释

术中神经电生理监测应以患者麻醉后稳定状态下的测

量数据为基线,监测过程中的任何改变均在与基线对比基础上产生。监测过程中,特别是在手术的关键步骤,一旦出现神经电生理监测指标的显著变化,应及时报告手术医师,如果改变持续存在或加重,则往往提示神经结构损伤。在解释术中神经电生理监测指标的变化时,应综合考虑麻醉因素(静脉麻醉药物、吸入麻醉药物、镇痛药物)、生理因素(体温、血压、氧含量、血液稀释等)、技术因素(来自电、声音等)和手术因素(手术操作直接造成的神经结构损伤或是手术操作间接造成的神经结构缺血)等的影响。

二、体感诱发电位监测

(一)定义

体感诱发电位(SEP)是通过电刺激周围神经(上肢腕部正中神经和下肢踝部胫后神经)的本体感觉成分,刺激产生的信号经脊髓后索向上传递,在感觉神经传导通路上不同部位所记录到的电活动。术中 SEP 监测即通过分析 SEP 波幅和潜伏期的改变,实现上行感觉神经传导功能完整性的监测技术。

(二)临床应用

脊髓、脑干、幕上等不同节段,在感觉神经传导通路中,传入神经元的突触改变均可对 SEP 产生影响,导致其潜伏期延长、波幅降低或成分丢失。因此,SEP 不仅可监测特殊的感觉神经传导通路,而且对远端神经结构的改变也非常敏感。所以术中 SEP 监测适用于:幕上中央沟附近和纵裂入路手术;中线及脑干附近手术;血管畸形和动脉瘤手术;颈动脉内膜切除术(carotid endarterectomy,CEA);脊髓手术和神经介入手术等。

(三)预警标准

SEP 的预警标准一般是波幅较基线水平降低 50% 或潜

伏期较基线水平延长 10%。

（四）影响因素及注意事项

1．吸入麻醉药对 SEP 的影响均与使用剂量（浓度）有关，吸入达到一定浓度时均可造成 SEP 的潜伏期延长、中枢传导时间（central conduction time，CCT）延长和波幅降低。

2．手术中辅助用药物，如降压药，可使 SEP 发生改变。

3．手术中人体的生理状态亦可对 SEP 的潜伏期和波幅造成较大的影响，包括体温、血压等。

三、运动诱发电位监测

（一）定义

运动诱发电位（MEP）系用电或磁刺激脑运动区或其传出通路，在刺激点下方的传出路径或效应器、肌肉记录到的电反应。根据所用刺激器及记录部位的不同，可分为：经颅电刺激运动神经诱发电位（transcranial electric stimulation motor evoked potential，TES-MEP）、经颅磁刺激运动诱发电位（transcranial magnetic stimulation motor evoked potential，TMS-MEP）、脊髓诱发电位（spinal cord evoked potential，SCEP）、下行神经源性诱发电位（descending neurogenic evoked potential，DNEP）等。

（二）临床应用

在使用适当的刺激方法、设置合适的刺激参数及保证一定的麻醉条件的情况下，MEP 监测可应用于脊髓脊柱外科手术、累及功能区及其附近的肿瘤、脑血管病手术、小脑脑桥角手术、颅底脑干手术等，在患者的脑脊髓功能出现不可逆性损害前发出警报，保证运动神经传导通路及其功能的完整性。

（三）预警标准

目前临床应用肌源性 MEP 作为手术中监测的预警标准

尚未完全统一。主流观点认为当波幅下降 20%～30% 应密切关注并查找原因；当波幅较基线水平降低 50% 或潜伏期较基线水平延长 10% 时，应立即向手术医师提出预警。

（四）影响因素及注意事项

1. 肌肉松弛药物和吸入麻醉药物对 MEP 监测的影响较大，其影响神经元间的突触联系、前角运动神经元及神经肌肉接头等运动传导通路的各个部分，从而引起 MEP 波幅的降低。

2. 为保证监测顺利进行，必须在手术中保持麻醉药物的稳定，避免静推等单次大剂量给药直接改变监测结果。

3. MEP 的引出成功与否还与刺激电极的位置、病变部位、手术切口、患者年龄及术前运动功能的评价密切相关。

四、功能区定位技术

（一）概述

神经电生理是功能区定位的"金标准"，相关技术可以对实现患者运动、感觉、语言等功能区的定位，有助于术者判断病变与功能区的位置关系，制订手术策略，有效避免手术导致的功能区损伤。

（二）临床应用

1. 位于中央区、辅助运动区、放射冠、内囊区或附近的大脑半球病变需要进行运动、感觉功能定位。

2. 在脑深部肿瘤如胶质瘤等手术的监测中，对肿瘤切除部位的边缘、白质区域、内囊及皮质放射进行皮质下电刺激，可定位运动传导束的边界，明确肿瘤与运动传导束的关系，确定切除范围。

3. 由于语言皮质定位的个体变异性，累及优势半球额叶中下回后部、侧裂周围区的皮质 / 皮质下病变，应当进行语言定位。

（三）功能区定位技术的相对禁忌证

1. 因发育原因，年龄小于 7 岁的儿童电刺激难以激发皮质，可在全麻下采用 SEP 定位中央区。

2. 优势半球胶质瘤的儿童患者不能耐受唤醒手术。

3. 术前即存在理解、阅读、复述、命名等言语障碍的患者不适于唤醒麻醉下定位技术。对无理解障碍且能够复述单个词的非流利性失语患者，可以通过测试判断其是否适合唤醒麻醉下定位。

（四）体感诱发电位皮质翻转技术

中央沟一直是划分皮质感觉区和运动区的解剖学界限。利用 SEP 在中央区位相倒置的特性，在手术中辨别感觉和运动皮质功能区边界是非常可靠、实用的方法。SEP 的中央区位相倒置具体是指电刺激外周神经（如正中神经）在中央后回可以记录到一个双相负 - 正诱发电位，在中央前回记录到一个相位完全倒置的双相正 - 负诱发电位。该方法简单易行，成功率高，是当前功能区病变手术中常用的监测方法。

（五）术中直接电刺激技术

术中直接电刺激技术能够实现在病变切除中全程实时监测皮质和皮质下功能区，是一种准确、可靠、安全的技术，已成为定位皮质和皮质下功能结构的"金标准"。运动功能区可以在全麻或唤醒麻醉下通过直接皮质电刺激运动诱发电位进行定位，其观察记录方法：一种是通过直接观察手术部位对侧的面部和肢体活动情况，在一定量的皮质刺激后，相应部的肌肉会出一个快速收缩；另一种方式是通过肌电图记录肌肉收缩情况。语言功能区的定位则要求在唤醒状态下进行，语言对刺激的反应主要表现为抑制作用，很可能是去极化阻滞使局部细胞群暂时失活所致。

术中暴露的整个皮质区都属于需要直接电刺激的范围，

如果直接电刺激下患者出现肌肉收缩或言语异常，则判断该处皮质为相关功能区，用数字标签标记，继续检查下一个区域，直至标记出术野全部功能区，明确病变与功能区关系，即可开始手术切除。如病变位置较深，可通过皮质下刺激明确病变切除的深部功能边界，其刺激方法和判定同皮质电刺激技术，应与切除肿瘤交替进行。

（六）影响因素及注意事项

1. 术中皮质电刺激可以诱发癫痫，大多数为局灶性，通常在 1～2s 内自行停止，且不发生扩散。如术中癫痫未自行停止，可用 4℃冰林格液快速冲洗受刺激的大脑皮质，癫痫症状常可在数秒内得到控制。

2. 相比其他术中监测技术，直接电刺激技术对手术医师、神经电生理医师及麻醉医师的合作要求更高，需要相关人员的密切配合。

五、脑干听觉诱发电位监测

（一）定义

当一定强度的声音刺激听觉感受器时，听觉系统就会发生一系列的电活动，称为脑干听觉诱发电位（BAEP）。由于其检查方法简单安全，现已广泛地应用于脑干功能的临床神经诊断和术中监测。

（二）临床应用

BAEP 可监测整个听觉通路功能状态，包括听神经颅外段、听神经颅内段、耳蜗核、上橄榄体、外侧丘系、下丘脑等，是脑干功能障碍的灵敏指标。听神经瘤（acoustic neuroma）、斜坡肿瘤等涉及脑干功能的手术，通过监测 BAEP 的改变，也可间接了解脑干受压或受牵拉的功能状态。即使手术同侧的听神经在手术前已被损害或在手术中损伤，仍可根据对侧 BAEP 的变化来了解脑干的功能状态。

（三）预警标准

一般来说，BAEP 波形的单侧改变多与手术操作有关，双侧改变则应考虑麻醉、技术因素、体位和体温等因素的影响。在监测全程中，任何大于基线 1ms 的潜伏期延长或波幅改变大于 50% 应查找原因，进行性潜伏期延长和 / 或波幅降低均应视为有重要意义的改变；此外，如果手术医师正在第Ⅷ对脑神经近脑干侧操作，同侧反应潜伏期突然延长 0.5～1.5ms，也应立即向手术医师做出预警。

（四）影响因素及注意事项

1. BAEP 对麻醉药物和镇静药物的作用保持相对稳定。

2. 体温降低可引起 BAEP 波潜伏期和波间期的明显改变，并呈线性相关。

3. 手术室中电干扰的因素对记录有一定的影响。

六、术中肌电图监测

（一）定义

术中肌电图（EMG）监测即在手术中应用 EMG 技术监测脑神经及周围运动神经的功能，是术中神经电生理监测技术最重要的进展之一。

（二）临床应用

1. 脑神经监测　最常用于小脑脑桥角手术中的面神经功能监测，即给面神经以机械或电刺激，在其支配的肌肉记录 EMG 活动。也可通过同样手段对其他脑神经运动功能进行监测，如动眼神经（下直肌）、滑车神经（上斜肌）、三叉神经（咀嚼肌）、舌咽神经（茎突咽肌）、副神经（斜方肌）和舌下神经（舌外肌）等。

2. 用于脊柱、脊髓手术及其他可能造成运动神经损伤的手术。

3. 手术中出现位置和结构上均发生变异的重要神经结

构时,可采用微量电刺激通过 EMG 辨认神经和对可疑组织进行区分和定性。

(三)预警标准

EMG 监测是实时和连续的,任何形式的肌电反应都说明神经受到一定程度的激惹或损伤。一般来说手术中 EMG 反应,可能是对神经的机械牵拉所致,也可能是神经断裂伤所致。

(四)影响因素及注意事项

肌松药的使用会使肌肉松弛,影响 EMG 监测的效果。因此,行 EMG 监测期间应禁用肌松药,或在严格的 4 个成串刺激(train of four ratio,TOF)肌肉松弛监测下应用。

（乔 慧 樊 星）

第三章

立体定向放射外科

一、概述

立体定向放射外科（stereotactic radiosurgery，SRS）的基本要素：

1. 立体定向引导下，单次高剂量精准聚焦照射、摧毁颅内小病灶或功能外科靶区，而几乎不损伤靶区周围脑组织的功能。

2. SRS 通过病变组织与正常组织所受射线剂量的差异达到治疗目的，有别于依靠射线敏感性治疗的常规放射治疗。

3. 治疗的生物学效应是造成靶区内细胞不可逆的损伤和延期的血管闭塞；使传统概念的抗射线病变成为可治。

4. 要求设备亚毫米级的精度，并强调治疗技术团队的综合能力。

SRS 设备以伽玛刀为代表，还包括射波刀等改良的直线加速器（X-刀）等，可分 1～5 次照射治疗。

二、治疗适应证

SRS 适合治疗颅内深在的、中 - 小型（直径 <3cm）、边缘清楚的病变，尤其是手术后残留或复发病灶。对不能承受开颅手术风险者，如高龄，较严重的基础疾病等，也可以考虑 SRS 治疗；患者的意愿也是重要的考虑因素。由于 SRS 受限于颅内解剖学特点和放射生物学的特征，当临床上需要立即解除肿物的占位性效应、或缓解肿瘤异常分泌造成不可逆损

伤时,SRS绝非首选的治疗。

还有一些探索性的临床适应证,包括眼科的青光眼、眼底的黄斑变性等,精神科的强迫症、戒毒等治疗。

三、治疗技术规范

绝大多数患者可门诊接受立体定向放射外科治疗。治疗前均通过专业医师详细问诊,深入分析病情,告知放射外科治疗的利弊。如果只有影像学诊断,没有肿瘤的病理资料,而首选伽玛刀治疗的患者,治疗前必须得到患者的知情同意。治疗的所有步骤要求严格完成双重检验,否则均会影响疗效。

伽玛刀的治疗步骤如下。

1. 戴立体定向头架　患者无须剃发,清醒坐位,对恐惧治疗的患者,可口服或肌注镇静剂。局部消毒,1%～2% 利多卡因皮下麻醉;以 4 个螺钉将头架固定在前额、后枕部的颅骨上;如手术后患者有颅骨缺损,可以 3 个螺钉固定。尽量将病灶位于头架的中心。如需要全麻的患者,必须经麻醉科医师会诊,并全程监测。

2. 定位影像扫描(MR、CT 或 DSA)　90% 以上为 MRI定位。患者的立体定向头架装上带扫描标识的图框,与扫描床以适配器衔接,水平仪检测,使患者头部的左右、前后呈水平位;根据病灶性质,选择不同的扫描序列,尽可能清晰显示病灶及周边组织。

(1)良性肿瘤:过肿瘤层面,上下有足够空间,强化的 T_1加权像(T_1 weighted image, T_1WI),2～3mm 无间隔轴位扫描。

(2)垂体腺瘤(pituitary adenoma):最好有垂体的动态扫描,以尽量辨明肿瘤和正常垂体。

(3)转移瘤:全颅薄层强化扫描,可以发现微小的或新的病灶。

（4）颅底肿瘤：除强化的 T_1WI 外，T_2 加权像（T_2 weighted image，T_2WI）、或 CT 骨窗相能更清晰展示颅底骨及耳蜗等结构；有时需要脂肪抑制相，鉴别术中填塞物与残存肿物。

（5）三叉神经痛：非强化的 3D-TOF 和 / 或 3D-CISS、3D-FIESTA 三维稳态进动快速成像序列扫描，更好显示三叉神经和周围相关微小血管。

（6）动静脉畸形（arteriovenous malformation，AVM）：做 T_1WI、T_2WI 和强化的 3D-TOF 序列扫描，必要时需要介入科医师协助数字减影血管造影（digital subtraction angiography，DSA）同时定位。

3. 制定治疗计划

（1）将所有定位影像和测量数据上传或输入计算机系统。

（2）勾画靶体积（target volume，TV）和需要避让的风险组织器官。

（3）根据病灶大小、形态和性质，选择合适的准直器，布置靶区射点，计算机治疗软件自动叠加出处方等剂量曲线（prescription isodose，PI），形成三维的处方等剂量曲线体积（prescription isodose volume，PIV），伽玛刀多习惯以 50% 的等剂量曲线包裹肿瘤。

（4）给出合适的处方剂量，计划软件根据设备钴源衰减系数自动算出需要治疗的时间。伽玛刀的处方剂量一般指靶区周边的剂量，它的确定多受肿瘤毗邻脑组织对射线耐受力的制约，并有一定的历史沿革。脑神经受损的风险与神经受照射的长度紧密相关，小肿瘤与相关脑神经接触少，可以选择允许范围内较大的剂量；反之，用较小的剂量。

4. 上机照射治疗　将患者置于治疗床上，立体定向头架与主机衔接，认真核对患者信息和治疗参数，按治疗计划对靶区实施定向照射；治疗过程中，医护人员通过视频监视和双向对讲系统与患者保持沟通。

5. 完成治疗后　患者离开机房，卸除头架，用纱布、绷带压迫止血。有放射线急性反应者，可静脉滴注甘露醇 125～250ml 和 / 或一次大剂量类固醇药物等能有效缓解症状；对头钉产生局部疼痛者，可口服止痛药缓解症状；大多数患者可在治疗后数小时内出院；数日后恢复治疗前的状态。

四、随诊和疗效分析

伽玛刀治疗的效果不是立即出现的，需要定期的临床和影像随诊。建议良性肿瘤，治疗后半年、1 年、2 年及之后的每年都进行随诊；治疗后临床症状体征平稳和 / 或改善，影像学上经照射治疗的肿瘤无增长、或逐渐皱缩即为治疗有效的标准。对恶性肿瘤治疗后数月、逐年及病情变化时随诊。脑转移灶往往治疗数月后在影像学上明显缩小，甚至消失，并伴随临床症状体征好转；但要警惕肿瘤的复发和新发病灶。

五、相关副作用及其处理原则

（一）早期放射反应

10%～20% 的患者照射治疗结束后，发生头痛、头晕，精神状况欠佳，恶心、呕吐，甚至癫痫发作等。防治措施包括治疗前与患者充分沟通、安慰，必要时可以使用镇静剂，治疗后脱水、利尿剂和类固醇激素的应用能有效缓解早期放射反应。还有一些靠近头皮的病灶，治疗后局部会脱发，一般半年后逐渐恢复。

（二）中 - 晚期并发症

一个规范的治疗中心，临床上发生中 - 晚期并发症的概率应该 <10%，其中部分为一过性。中 - 晚期并发症包括：

1. 放射线对正常组织的损伤　病灶周围的放射性水肿，多发生在 SRS 后数月至 1 年左右；常规的高压氧治疗和 / 或短期应用类固醇激素及脱水剂，可缓解症状。近年来发现抑制肿瘤血管生成的贝伐珠单抗（bevacizumab，BEV）对较严重的放射性水肿有显著疗效。但应用前一定做好评估，警惕出血、胃肠穿孔等严重的副作用。放射性的局部脑坏死（特别是对恶性肿瘤的反复照射治疗），而产生严重的高颅压症状，需要及时手术干预。

一些特定病变和部位的损伤，如垂体腺瘤治疗后发生新的一个或多个轴系的垂体功能低下，发生概率约 0～33%，发生高峰在 SRS 治疗后的 4～5 年，这需要内分泌科的协同诊疗。听神经鞘瘤治疗数年后，部分患者听力逐渐下降，这也包括随着患者年龄的增长，血管性因素掺杂其中。其他脑神经损伤的概率 0～3%，如为射线永久性的损伤，则难以恢复。另外，放射外科治疗 AVM 数年，甚至 10 年后，局部形成的"放射性肉芽肿"和囊性变，因此产生占位效应，引发严重的临床症状，需要开颅手术的处理，其发生率约 3%。

2. **治疗相关的间接并发症** 由于伽玛刀治疗并不真正将病变取出，一些病变接受射线照射和/或其自身的发展所产生的现象，如一些肿瘤的卒中，病理形态上的微出血、微囊变，还有 AVM 等待疗效期的再出血等，根据临床症状的程度，采用临床观察、药物和/或手术干预等适当的治疗。

3. **恶变或诱发新肿瘤** 伽玛刀以治疗的靶区小、散射线少及其致死性杀伤等为特点，世界范围内接受过伽玛刀治疗的患者已超过百万例；其引发肿瘤恶化或诱发新肿瘤的报道不过 50 例。诱发新肿瘤概率在治疗后 5～30 年内不超过 1‰；相比常规放射治疗的 10 年 2.0%，20 年 2.4% 要低得多。这些恶变肿瘤和诱发的新肿瘤，经手术切除、病理证实后，有些最终还需要射线的治疗。

治疗失败包括肿瘤继续生长或血管畸形不闭塞等。临床上总会有一些不可控的情况出现，要视具体情况，深入全面分析整个病程，给予多学科的诊疗意见，保证患者能得到进一步安全、有效的治疗。

　　总之，放射外科的基础研究和临床应用还在不断地进步。SRS 的疗效并非立竿见影，射线的作用将伴随患者终身，需要长期的临床随诊。

（刘阿力）

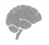

第四章

神经内镜技术概述

一、脑积水

传统治疗脑积水的方法多采用脑室 - 腹腔分流术，但存在分流管堵塞、感染等较多并发症，另外还可能导致分流管依赖以及心理障碍。目前，内镜下第三脑室底造瘘术（endoscopic third ventriculostomy，ETV）已经成为治疗梗阻性脑积水的首选方式。ETV 治疗梗阻性脑积水操作简便，重新构建的脑脊液循环通路较脑室 - 腹腔分流术更符合生理状态，没有分流手术的诸多缺点。

二、颅内囊肿及脑室内肿瘤

颅内囊肿包括不同部位蛛网膜囊肿（侧裂池、鞍上池、四叠体池、颅后窝）、脑室内囊肿以及透明隔囊肿等。应用神经内镜技术治疗颅内囊肿，通过一个微小的皮肤切口和一个颅骨钻孔，就可以使囊肿和蛛网膜下腔、脑池或脑室充分沟通，手术效果确切，损伤小。尤其在深部囊肿治疗方面，具有无可替代的优势，可以避免开颅显微镜手术的较大创伤。颅内囊肿均应首选神经内镜手术治疗。

另外，使用神经内镜手术技术切除脑室内肿瘤，由于内镜的视角广、清晰度高、需要的手术通道更微创，所以同样具有全切率高、手术创伤小、恢复更快等优点。

三、颅底疾病

使用内镜经鼻可直接显露从前颅底到鞍区、鞍上、斜坡、枕骨大孔等颅底中线区域以及眶内、海绵窦、翼腭窝、颞下窝、岩尖、咽旁间隙等侧颅底区域的病变。随着内镜设备的不断进步，可以获得高清晰度和高分辨率内镜下手术视野图像，其优势越来越明显，治疗疾病和手术范围不断扩大。

（一）垂体腺瘤

与传统的显微镜经蝶垂体腺瘤切除术比较，应用神经内镜经鼻手术治疗垂体腺瘤，可以明显扩大手术视野显露，视角更广泛，清晰度和分辨率更高，更加方便外科医师对于肿瘤的切除和重要结构的保护，从而增加手术安全性，提高手术质量。尤其在肿瘤广泛侵袭海绵窦或者向鞍上区域明显生长的情况下，神经内镜经鼻手术的优势更加明显，可以通过磨除蝶窦外侧壁骨质切开海绵窦或者经鼻 - 鞍底、鞍结节、蝶骨平台入路切除巨大的侵袭性垂体腺瘤。在垂体腺瘤切除手术中，内镜独特的近距离、多角度观察、分辨率高等优势体现在以下两个方面：①对于巨大垂体腺瘤或侵袭广泛的垂体腺瘤，位于显微镜观察死角的病变不再是使用刮圈等器械非直视操作，而是在内镜指引下广泛磨除肿瘤表面骨质，使用精细器械进行直视下操作，全切率高，手术损伤小；②对于垂体微小腺瘤，可以利用内镜近距离精细观察，明确瘤体和垂体的界限，从而在较小损伤正常垂体的前提下，全切肿瘤。

（二）颅底脊索瘤

颅底脊索瘤（chordoma）一般起源于颅底中线区域骨质。部分脊索瘤生长局限，侵袭范围小，手术相对简单和安全。部分脊索瘤侵入硬脑膜内，并和视神经、下丘脑、脑干、椎基底动脉系统以及脑神经粘连紧密，部分脊索瘤广泛侵袭中线区域以及中线旁区域骨质，并包裹、侵袭颅底骨质或周围走行的颈内动脉以及重要脑神经。由于该肿瘤起源于颅底骨质，是硬脑膜外起源肿瘤，所以使用神经内镜经鼻或经口入路更符合肿瘤的病理生理特点，应作为脊索瘤手术切除的首选方法。手术入路包括：①内镜经鼻入路，并以此为中心向周围扩展，适合位于蝶筛窦、中上下斜坡区域的肿瘤；②内镜经口咽入路，适合位于枕骨大孔、上位颈椎前方的肿瘤；③内镜与显微镜结合使用，适合生长范围广泛，单纯一种方法难以彻底切除的肿瘤。

（三）颅咽管瘤

随着内镜手术技术、颅底重建技术及设备的不断进步，越来越多的颅咽管瘤（craniopharyngioma）可以采用经鼻神经内镜微创手术技术切除（图4-0-1）。适合内镜经鼻切除的颅咽管瘤为鞍内型、鞍内鞍上型以及鞍上型颅咽管瘤。使用神经内镜下经鼻-鞍底、鞍结节、蝶骨平台入路到达鞍上区域切除颅咽管瘤，和传统显微镜技术比较，可以有效提高颅咽管瘤的全切率，并减小手术损伤。

（四）颅底脑膜瘤

颅底脑膜瘤（meningioma）基底位于肿瘤腹侧，血供主要也来源于肿瘤腹侧颅底硬脑膜，其相邻的重要血管和神经则位于肿瘤背侧，所以从肿瘤的腹侧切除颅底脑膜瘤更适合肿瘤的病理特点和生长方式。内镜经鼻手术用于切除颅底中线区域脑膜瘤的优势是可以首先切除肿瘤的基底，切断肿瘤的血供。目前主要应用于鞍结节脑膜瘤和斜坡中线区域脑膜瘤的切除。

（五）表皮样囊肿

颅底表皮样囊肿（epidermoid cyst）的显微手术常因镜下存在"死角"而使肿瘤难以全部切除。神经内镜能直接到达颅内深部，凭借良好的光源和不同角度的镜头，术者可观察到各种直线视野无法看到的死角病变，有助于切除残存在显微镜"死角"处的肿瘤，减少肿瘤复发。

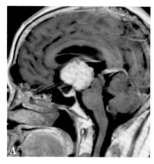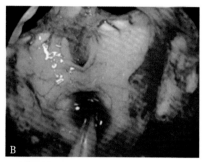

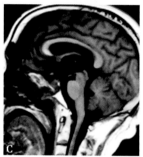

图4-0-1　内镜切除巨大颅咽管瘤

A. 巨大实质性颅咽管瘤手术前磁共振影像,箭头指向为手术路径;
B. 术中经鼻腔切除肿瘤后,可见双侧室间孔、三脑室壁以及中脑导水管上口;C. 手术后磁共振影像提示肿瘤全切。

四、脑脊液鼻漏

使用神经内镜经鼻腔修补脑脊液鼻漏具有微创、直视下操作、术中漏口判断准确、无面部瘢痕、不易感染等优点,已成为治疗脑脊液鼻漏的首选治疗方法。

五、颅内血肿

神经内镜手术技术可用于治疗外伤性和自发性脑室内出血、脑实质内血肿、慢性硬脑膜下血肿等。较传统治疗方法,手术创伤更小。

六、三叉神经痛

使用神经内镜进行微血管减压术（microvascular decompression，MVD）具有锁孔开颅、对脑组织牵拉轻微、照明清楚、寻找责任血管确切、能够多角度观察等优点。

七、侧颅底疾病

使用神经内镜经鼻入路切除眼眶内病变，尤其是邻近眼眶内侧壁的病变，具有无可替代的独特优势，可以避免额-眶开颅的较大损伤。神经内镜经鼻切除海绵窦内的垂体腺瘤、三叉神经鞘瘤、侵袭翼腭窝和颞下窝的肿瘤、侵袭岩尖和咽旁间隙的肿瘤，同样具有微创、手术后恢复快等优点。

（张亚卓　桂松柏）

第五章

神 经 介 入

第一节　缺血性脑血管病

缺血性脑血管病是因颈部或脑部血液循环障碍导致脑组织缺血、缺氧而引发的急性神经功能缺损综合征，约占全部卒中的80%。

一、颅内大血管急性闭塞

颅内大血管急性闭塞占前循环急性缺血性脑卒中的1/3。静脉溶栓再通有效的药物——阿替普酶除了有严格的时间窗限制外，其对大血管闭塞的溶栓再通率仅为13%～18%。随着技术材料以及筛选策略的不断更新，机械取栓已成为前循环颅内大血管闭塞致急性缺血性脑卒中的一线治疗（图5-1-1）。

1. **诊断标准**　颅内大血管闭塞会导致相应供血区缺血甚至梗死，可出现言语障碍、感觉障碍、视力障碍、肢体瘫痪及昏迷等表现。平扫CT能够通过血管改变（大脑中动脉高密度征）、脑组织形态学改变（脑肿胀：脑回增粗、脑沟变浅）或密度改变（局部脑实质低密度区：岛带征阳性、壳核低密度、灰白质交界区变模糊）提示超急性期脑梗死。

如需精准明确大血管闭塞，需要进行血管影像学检查：磁共振血管成像（magnetic resonance angiography，MRA）、CT血管造影（computed tomography angiography，CTA）、数字减影血管造影（DSA）。在客观条件无法实施无创血管造

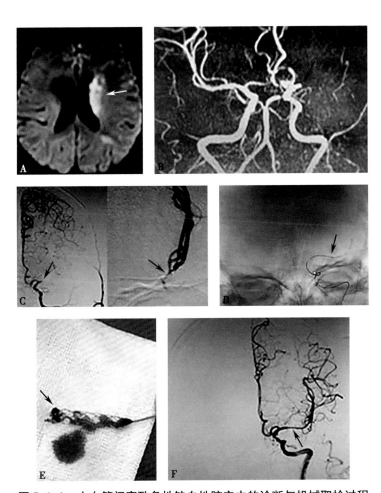

图 5-1-1　大血管闭塞致急性缺血性脑卒中的诊断与机械取栓过程
A. 磁共振提示为急性脑梗死病灶,箭头为梗死部位;B. MRA 提
示左侧大脑中动脉 M1 远端未见显影,提示闭塞,箭头为闭塞部位;
C. DSA 诊断左侧大脑中动脉 M1 段闭塞远端未见显影,提示闭塞,
箭头为闭塞部位,同时进行闭塞远端后微量造影;D. 取栓支架送
至闭塞部位,箭头为机械取栓支架;E. 实施机械取栓术后所取到的
血栓,箭头为血栓;F. 机械取栓成功后,DSA 造影提示原闭塞部位
(箭头)成功再通。

影评估时，建议通过平扫 CT 排除颅内出血后，如根据患者症状考虑为大血管闭塞，可快速进行全脑血管数字减影血管造影评估血管闭塞情况及侧支循环代偿。

2. 机械取栓治疗　根据患者发病时间、闭塞血管部位以及发病机制的不同，实施介入治疗有所差异。

（1）发病 6h 内，符合以下标准时，强烈推荐机械取栓治疗：卒中前改良 Rankin 量表（modified Rankin scale，mRS）评分 0～1 分；缺血性卒中由颈内动脉或大脑中动脉（middle cerebral artery，MCA）M1 段闭塞引起；年龄≥18 岁；美国国立卫生研究院卒中量表（National Institutes of Health Stroke Scale，NIHSS）评分≥6 分；Alberta 卒中项目早期 CT 评分（Alberta stroke program early CT score，ASPECTS）≥6 分。

（2）发病时间在 6～16h 的前循环大血管闭塞患者，当颈内动脉（internal carotid artery，ICA）颅内段或大脑中动脉 M1 段闭塞；梗死核心体积＜70ml（梗死体积必须是使用 Rapid 软件在磁共振弥散成像或 CT 灌注成像上自动得出）；缺血组织/梗死体积≥1.8；缺血半暗带体积≥15ml 时，强烈推荐机械取栓治疗。

（3）发病时间在 16～24h 患者，卒中前 mRS 评分 0～1 分；缺血性卒中由颈内动脉或大脑中动脉 M1 段闭塞引起；年龄≥18 岁；NCCT/DWI＜1/3 的 MCA 供血区；存在临床 - 梗死不匹配表现，具体标准（梗死体积必须是使用 Rapid 软件在磁共振弥散成像或 CT 灌注成像上自动得出）：≥80 岁，NIHSS 评分≥10 分，梗死体积＜21ml；＜80 岁，NIHSS 评分≥10 分，梗死体积＜31ml；＜80 岁，NIHSS 评分≥20 分，31ml＜梗死体积＜51ml，推荐使用机械取栓治疗。

（4）推荐首选支架取栓装置进行机械取栓；也可酌情首选使用当地医疗机构批准的其他取栓或抽吸装置。

（5）机械取栓后，再通血管存在显著狭窄时，建议密切观察,如狭窄 > 70%、狭窄影响远端血流[改良脑梗死溶栓（mTICI）< 2b 级]或导致反复闭塞时,可以考虑血管成形术（球囊扩张）和 / 或支架置入。

（6）大脑中动脉 M2 或 M3 段闭塞的患者,可以考虑在发病 6h 内（至股动脉穿刺时间）进行机械取栓治疗。

（7）大脑前动脉（anterior cerebral artery,ACA）、椎动脉（vertebral artery）、基底动脉（basilar artery）、大脑后动脉（posterior cerebral artery,PCA）闭塞患者,可以考虑在发病 6h 内（至股动脉穿刺时间）进行机械取栓。

（8）在机械取栓过程中,可以考虑对串联病变（颅外和颅内血管同时闭塞）进行介入治疗。

（9）高龄单纯性大血管闭塞患者可以选择介入治疗。

二、颈动脉狭窄

颈动脉狭窄（carotid artery stenosis,CAS）是导致前循环脑卒中发作的主要原因之一,其发生卒中风险主要取决于是否存在症状和狭窄程度,但也受到对侧病变、侧支循环程度、斑块形态等特征的影响。

1. **诊断标准**　颈动脉狭窄可表现为无症状性颈动脉狭窄与症状性颈动脉狭窄,症状性颈动脉狭窄可表现为局灶性视网膜和半球神经功能缺失症状,可出现短暂性或永久性的单眼盲、单侧无力、感觉障碍以及言语障碍等表现。

颈动脉狭窄的无创检查手段包括:颈动脉超声、MRA 和 CTA,这些检查可以作为大多数颈动脉狭窄患者的初步评价手段,而基于导管技术的数字减影血管造影（DSA）是评价颈动脉病变的"金标准",可确定主动脉弓类型、大血管结构及血管迂曲程度、颅内侧支代偿等状况（图 5-1-2）。

获得病变影像后,有三种方法可评价颈动脉狭窄的狭窄程度（图 5-1-3）,但由于每种方法所参照的节段不同,导致狭窄程度的估计值存在差异，目前多采用北美症状性颈动脉内膜切除试验（North American Symptomatic Carotid Endarterectomy Trail，NASCET）法。狭窄程度分为轻度（颈动脉内径狭窄＜30%），中度（颈动脉内径狭窄 30%～69%），重度（颈动脉内径狭窄 70%～99%），闭塞前状态（狭窄＞99%）。

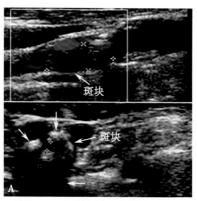

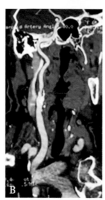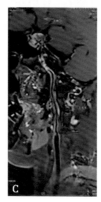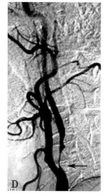

图 5-1-2　不同检查手段对颈动脉狭窄的判定

A. 颈动脉彩色多普勒超声，箭头为斑块及狭窄所在位置；B. CTA 显示颈动脉狭窄部位的正位像，箭头为狭窄位置；C. 磁共振显示颈动脉狭窄的侧位像，箭头为次全闭塞位置；D. DSA 显示颈动脉狭窄的侧位像，箭头为狭窄位置。

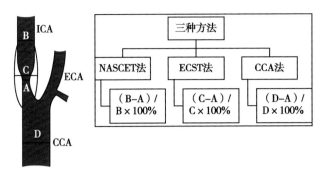

图 5-1-3 颈动脉狭窄程度的评价方法

NASCET：北美症状性颈动脉内膜切除试验；ECST：欧洲颈动脉外科试验；CCA：颈总动脉；ICA：颈内动脉；ECA：颈外动脉。

2. 介入治疗 当缺血性脑卒中或短暂性脑缺血发作（transient ischemic attack，TIA）有行颈动脉支架植入指征时，排除禁忌证后，应在 2 周内进行手术（图 5-1-4）。

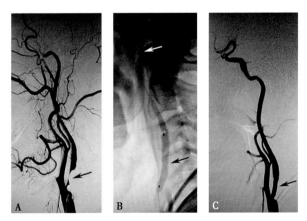

图 5-1-4 颈内动脉起始处狭窄支架植入过程

A. DSA 所示颈内动脉狭窄，箭头为狭窄部位；B. 远端保护伞到位及球囊成形，白色箭头为保护伞位置，黑色箭头为充盈球囊；C. 颈内动脉狭窄部位支架植入术后影像，箭头为支架位置。

（1）症状性颈动脉狭窄：对于近期发生短暂性脑缺血发作或 6 个月内发生缺血性脑卒中合并同侧颈动脉颅外段重度狭窄患者，若预计围手术期并发症 <6%，可行颈动脉支架植入术。对于近期发生短暂性脑缺血发作或 6 个月内发生缺血性脑卒中合并同侧颈动脉颅外段中度狭窄患者，若预计围手术期并发症 <3%，可行颈动脉支架植入术。而对于颈动脉狭窄程度 <50% 的患者，不推荐行颈动脉支架植入术。

（2）无症状单侧颈动脉重度狭窄患者：围手术期并发症风险 <3%，总生存期 >5 年，可行颈动脉支架植入术；无症状双侧颈动脉中度狭窄，需要行全麻重大手术者，为预防发生术中脑缺血可在术前行优势侧支架植入术。

三、椎动脉颅外段狭窄

椎动脉是锁骨下动脉的第一个较大的分支，大多发自锁骨下动脉的上 - 后壁，2%～5% 发自主动脉弓，椎动脉颅外段狭窄（extracranial vertebral artery stenosis，ECVAS）所致椎基底动脉缺血占后循环脑卒中的 20%～25%，其发病机制呈多样性，包括动脉 - 动脉栓塞和动脉狭窄或对侧椎动脉缺失导致的血流动力学损伤。

1. **诊断标准** 椎动脉颅外段狭窄最常见的症状是行走不稳，共济失调、眩晕、恶心、呕吐、跌倒发作等表现，少数患者若存在迷路动脉缺血，可伴有耳鸣。椎动脉起始段进行影像检查比较困难，彩色多普勒超声检查（color Doppler ultrasonography）可提供重要的诊断信息和血流动脉力学信息，而 CTA 和 MRA 的发展，提高了椎动脉起始段的可视性，可以快速诊断椎动脉起始处狭窄。但是 DSA 仍是量化椎动脉颅外段狭窄程度、评估颅内外侧支循环的"金标准"。

2. **介入治疗** 椎动脉颅外段缺血首先应该进行药物治疗，但目前对于药物治疗方案缺少相关循证医学证据，临床上一般基于动脉粥样硬化心血管疾病的治疗原则实施治疗。

当最佳内科治疗不能预防后循环缺血症状时,则可考虑进行介入治疗(图5-1-5)。因此当患者在内科治疗下仍有缺血事件发生且狭窄率>70%时,可考虑进行介入治疗。如果考虑后循环缺血事件为椎动脉开口栓子脱落引起,即使狭窄率不足50%也可进行介入治疗。对于无症状患者,大部分不需要治疗,但是对于优势侧椎动脉或仅有单支椎动脉起始处狭窄率>70%时,可实施介入治疗以降低其远期脑卒中风险。

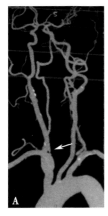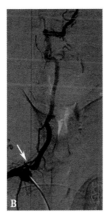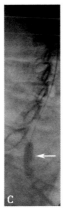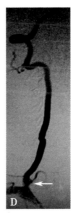

图5-1-5 椎动脉起始处狭窄支架植入过程

A. CTA显示患者右侧椎动脉起始处重度狭窄,箭头为狭窄所在位置;B. DSA显示患者右侧椎动脉起始处重度狭窄,箭头为狭窄所在位置;C. 右侧椎动脉起始处狭窄球囊成形过程,箭头为充盈球囊;D. 右侧椎动脉起始处狭窄支架成形过程,箭头为支架位置。

椎动脉起始处治疗时应注意以下几点。

(1)使用球囊扩张式支架较好,近年来一些研究提示药物涂层支架可降低远期再狭窄发生率,因此对于椎动脉狭窄或支架内再狭窄的患者,可考虑使用药物涂层支架。

(2)支架一定要骑跨在锁骨下动脉和椎动脉内,突入锁骨下动脉的支架适宜长度为2mm。

（3）对于迂曲的锁骨下动脉，如果导引导管不稳定，可采用双导丝技术。

四、锁骨下动脉狭窄

锁骨下动脉是后循环系统的重要供血血管，锁骨下动脉狭窄（subclavian artery stenosis，SS）是引起后循环卒中的重要原因之一。老年人 SS 常合并其他动脉狭窄疾病，合并冠状动脉、颈动脉、下肢动脉疾病的比例分别高达 50%、29% 和 27%。

1. **诊断标准** 临床上锁骨下动脉狭窄很少引起症状，如果严重狭窄或闭塞，可引起上肢缺血症状，表现为患肢无力、麻木、发凉、脉弱或无脉。此外，也可引起锁骨下动脉盗血综合征（subclavian artery steal syndrome），出现眩晕、视觉障碍、步态不稳、一过性轻度运动障碍及头痛等表现。

超声可观察血管管腔、管壁和血流速度，结合血流频谱进行综合分析和判断，可作为 SS 筛查的首选方法。MRA 或 CTA 能提供锁骨下动脉的高分辨率图像，和直接动脉内造影相比，对 SS 诊断的灵敏度和特异度高达 90% 以上，是常用且可靠的方法。造影剂增强的 MRA 对动脉的显影更清楚，能动态显示血流方向，对侧支和窃血显示更直观。CTA 可以显示血管腔大小、形态、血流及管壁特征。应用多种后处理技术可以多角度旋转，多方位观察血管的形态、管壁、斑块的性质、狭窄的部位与程度、管腔闭塞及侧支血管等。DSA 仍是目前诊断血管狭窄的"金标准"方法，可提供血管狭窄程度、部位、形态、范围等信息，并动态观察椎动脉血流方向。

2. **介入治疗** 对于 SS 狭窄率≥70% 和 / 或跨狭窄收缩压差≥20mmHg 者，如伴有下述情况时，建议行介入治疗：

（1）有症状患者：存在锁骨下动脉盗血综合征和上肢远端缺血的症状和体征。

（2）无症状患者：计划使用患侧内乳动脉行冠状动脉旁

路移植术；已使用患侧内乳动脉行冠状动脉旁路移植术，如锁骨下动脉近段狭窄导致心肌相应部位缺血；血液透析患者使用患侧人工动静脉瘘（arteriovenous fistula，AVF）进行透析治疗；双侧 SS 无法通过上肢血压测量准确反映中心动脉实际血压。

五、颅内动脉粥样硬化性狭窄

颅内动脉粥样硬化性狭窄（intracranial atherosclerotic stenosis，ICAS）是导致缺血性卒中重要原因之一。2014 年中国颅内动脉粥样硬化研究（Chinese intra cranial athero sclerosis study，CICAS）结果显示中国缺血性卒中或短暂性脑缺血发作（TIA）患者中颅内动脉粥样硬化发生率为 46.6%，伴有 ICAS 的患者症状更重、住院时间更长，卒中复发率更高，且随狭窄程度的增加复发率升高。

1. **诊断标准** ICAS 基于狭窄的病变部位及累及区域，而出现相应供血区的临床症状体征，但如果侧支循环代偿好可无临床症状，部分病例可表现为短暂性脑缺血发作。主要临床症状包括：偏瘫、偏身感觉障碍、同向性偏盲、双眼凝视、优势侧半球受累可出现失语、非优势侧半球受累可出现体象障碍、象限盲以及延髓背外侧综合征（又称 Wallenberg 综合征）、闭锁综合征、基底动脉尖综合征等症状。彩色经颅多普勒超声（transcranial Doppler，TCD）检查对评估颅内外血管狭窄、闭塞、血管痉挛或者侧支循环建立的程度有帮助，同时对于预后判断有参考意义。MRA 作为无创检查应用广泛，但对小血管显影不清，而高分辨磁共振可显示血管内狭窄处斑块位置、形态以及管壁结构等信息；CTA 可以显示血管腔大小、形态、血流及侧支代偿。DSA 是诊断颅内动脉粥样硬化性狭窄的"金标准"，不但可以检查血管狭窄程度、部位、形态、范围等信息，还可以动态观察血流分级及侧支代偿。

2. **介入治疗** 介入治疗是症状性 ICAS 的治疗手段之一（图 5-1-6），可以在严格筛选的患者中开展。严格的术前评估，筛选能够通过手术获益的患者非常重要。术前评估包括：患者临床状况，缺血性卒中病因分型，血管情况（狭窄率、位置、长度、形态、成角、斑块性质、钙化分级、血流分级、路径、远端导丝着陆区、病变与分支关系、合并其他血管病变等），脑侧支循环等。

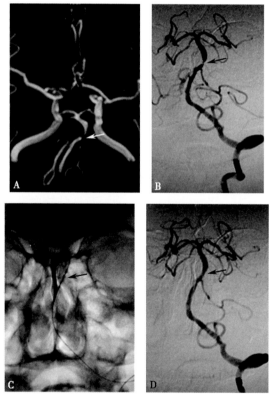

图 5-1-6 基底动脉狭窄的诊断与治疗过程
A. MRA 诊断基底动脉中段狭窄，箭头为狭窄部位；B. DSA 诊断基底动脉中段狭窄，箭头为狭窄部位；C. 狭窄部位球囊成形术，箭头为充盈的球囊；D. 支架成形后 DSA 造影，箭头为支架所在位置。

症状性 ICAS 介入治疗目前尚缺乏高级别研究证据支持与指南，对于部分高危患者基于以往研究结论做了共识推荐：

（1）对于症状性 ICAS 狭窄率≥70%，强化药物治疗无效或脑侧支循环代偿不良，责任血管供血区存在低灌注的患者，是介入治疗的适应证，治疗手段主要有球囊血管成形术、球囊扩张式支架置入术、自膨式支架置入术。根据患者的具体病变及路径特点选择合适的介入治疗方式。手术时机建议在 ICAS 患者在急性缺血性卒中 2 周后行介入治疗可能是安全的。

（2）但对于＞80 岁或预计总生存期＜2 年；合并严重全身系统性疾病或不适合 / 不耐受双联抗血小板药物治疗；本次卒中或 TIA 发作之前存在严重神经功能障碍（mRS 评分≥3 分）或影像学检查显示大面积梗死；2 周内曾发生严重心肌梗死；烟雾病（moyamoya disease）、活动期动脉炎、不明原因等非动脉粥样状况的患者不建议行介入治疗。

（缪中荣）

第二节 出血性脑血管病

脑出血（cerebral hemorrhage）是由原发性非外伤原因引起的脑实质或蛛网膜下腔出血（subarachnoid hemorrhage，SAH），占急性脑血管病的 20%～30%。

一、颅内动脉瘤

颅内动脉瘤（intracranial aneurysm，IA）是颅内动脉由于先天异常或后天损伤等因素导致局部的血管壁损害，在血流动力学负荷和其他因素作用下，颅内动脉壁上逐渐扩张形成的异常膨出。

动脉瘤一旦破裂应尽早治疗,介入治疗已经成为一线的治疗手段。目前关于症状性未破裂颅内动脉瘤(unruptured intracranial aneurysm, UIA)应积极治疗已达成共识。无论动脉瘤的大小,只要引起相关神经系统症状和体征都应积极手术治疗。

对于直径>5mm 的无症状未破裂颅内动脉瘤建议进行干预。如动脉瘤直径<5mm,应根据动脉瘤的形态、位置、数量和患者情况等综合判断,对于伴有子囊、多发、位于前交通动脉、后交通动脉和后循环、预期寿命>10 年、伴有动脉瘤性蛛网膜下腔出血(aneurysmal subarachnoid hemorrhage, aSAH)病史,有家族史或需长期口服抗凝及抗血小板药物的动脉瘤患者推荐积极干预。

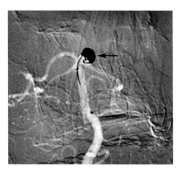

图 5-2-1　基底动脉顶端动脉瘤单纯弹簧圈栓塞
DSA 检查,箭头所示为弹簧圈。

目前颅内动脉瘤的介入治疗主要包括单纯弹簧圈栓塞(图 5-2-1)、球囊辅助栓塞、支架辅助栓塞和血流导向装置等方法。

二、脑动静脉畸形

脑动静脉畸形(bAVM)是一团发育异常的病理血管,由一支或几支动脉供血,动脉不经毛细血管床直接向静脉引流,形成直接交通。

在多数情况下,介入治疗可作为 bAVM 的重要治疗方法,尤其是对于外科手术风险较大的位于颅内深部、功能区及破裂并伴有动脉瘤的畸形团。在部分病例中,介入治疗可以完全治愈病变,在有些病例中,介入治疗可以精确去除 bAVM 所合并的动脉瘤、瘘等高出血风险因素,减少 bAVM

体积和降低血液流速,为手术和精确放射治疗创造条件。

1. 破裂 bAVM 鉴于破裂 bAVM 的再出血风险以及致残率和致死率较高,应给予积极治疗。动脉入路是介入治疗 bAVM 的传统方法,对于动脉入路栓塞无法实现、外科手术又无法切除的 bAVM,可以选择静脉入路治疗。

2. 未破裂 bAVM 目前未破裂 bAVM 是否需要治疗仍存争议。国内外研究表明,穿支动脉供血、畸形相关性动脉瘤和幕下、深部、小型、高流量动静脉瘘以及单一引流静脉、深静脉引流、引流静脉狭窄、引流静脉迂曲扩张等是 bAVM 自发性出血的高危因素。因此,具有这些血管构筑特征的 bAVM 应给予积极治疗。

三、颈内动脉海绵窦瘘

颈内动脉海绵窦瘘(carotid-cavernous fistula,CCF)主要指颈动脉和海绵窦之间的动静脉交通。CCF 多数由外伤造成,其临床表现主要与瘘口、流量的大小和引流静脉有关。可表现为搏动性眼球突出、颅内血管杂音、眼结膜充血水肿、眼球运动障碍、视力障碍、头痛、鼻出血及颅内出血以及神经功能障碍等。全脑血管造影是诊断 CCF 唯一可靠的"金标准",可以明确 CCF 瘘口的位置、大小、引流情况、侧支代偿(图 5-2-2)。

血管内栓塞治疗 CCF 主要方法有经动脉途径和经静脉途径两种。治疗的基本原则是封闭瘘口、保持颈内动脉通畅。

绝大部分 CCF 可经颈内动脉途径栓塞,最常用的是球囊栓塞,简单、经济、效果好。球囊栓塞成功的标准为:①球囊位于海绵窦内,颈内动脉腔外;②海绵窦不再显影;③颈内动脉血流通畅;④血管杂音消失。

经静脉途径栓塞治疗适用于:①瘘口小,经动脉途径导管无法到位;②经动脉球囊栓塞,未能将瘘口完全闭住,导管

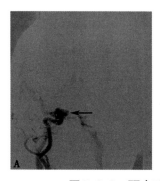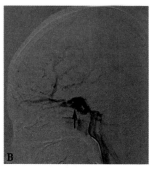

图 5-2-2　颈内动脉海绵窦瘘造影

A、B. 颈内动脉正侧位造影，示右侧颈内动脉海绵窦瘘，
箭头所示为瘘所在位置。

再无法进入瘘口；③多种原因导致球囊闭塞瘘口近侧的颈内
动脉，而远侧仍有血液向瘘口逆向充盈，经动脉导管无法通
过前、后交通动脉到达瘘口。除此之外，还有经动脉途径弹
簧圈栓塞方法等。

四、硬脑膜动静脉瘘

硬脑膜动静脉瘘（dural arteriovenous fistula，DAVF）是指
动静脉直接交通发生在硬脑膜及其附属物大脑镰和小脑幕等
的一类脑血管性疾病，颅内、外动脉直接与颅内静脉窦沟通，也
称硬脑膜动静脉畸形（dural arteriovenous malformation，DAVM）。

DAVF 的临床表现复杂多样，主要与瘘口部位、静脉引
流方向及流量有关。表现为颅内杂音、头痛、蛛网膜下腔出
血、神经功能障碍等。

DAVF 进展可以引起一系列严重的症状，因此一经确诊
应积极早期介入治疗。尤其是伴有出血史、有难以忍受的颅
内血管杂音、进行性神经功能缺失者、局部压迫症状者和颅
内压（ICP）增高者更应早期治疗。血管内栓塞手术方式包括
动脉入路和静脉入路，以及两种方式联合应用。目前较常用

的是动脉入路和静脉入路。经股动脉穿刺，微导管在高速血流的影响下较易进入瘘口进行栓塞治疗。经静脉入路 DAVF 栓塞术适用于无法经动脉入路栓塞或经动脉入路无法完全栓塞患者，由于静脉入路需要逆行阻塞瘘的部位和出路，会引起静脉 / 静脉窦栓塞后血流动力学改变，因此术前应仔细评估栓塞静脉 / 静脉窦的功能。

五、颅内动脉夹层及夹层动脉瘤

颅内动脉夹层（intracranial arterial dissection，IAD）是指各种原因使血液成分通过破损的颅内动脉内膜进入血管壁，导致血管壁间剥离分层形成血肿，或颅内动脉壁内自发性血肿，造成血管狭窄、闭塞或破裂的一种疾病。如果形成瘤样突起，则称为颅内夹层动脉瘤（intracranial dissecting aneurysm，IDA）。

IAD 病变可以表现为头痛、缺血性或出血性症状，体积较大的夹层病变还可对脑组织或脑神经产生压迫，进而引起相应的症状。

1. **破裂 IDA**　Hunt-Hess 分级 I～IV 级能耐受手术的患者，建议尽早行介入治疗；部分 Hunt-Hess 分级 V 级的患者，建议先给予生命支持治疗，病情稳定后再考虑介入治疗。

2. **未破裂 IDA**　无任何相关症状，且形态规则、体积较小的未破裂 IDA，不推荐抗血小板药物治疗；有新发症状可随时行影像学复查，无症状者可每 6 个月定期行影像学复查；有缺血相关症状的患者，建议口服抗血小板药物治疗；对于反复缺血发作，或伴有神经系统（特别是脑干）压迫症状，或 IDA 影像学随访中出现体积增大或形态学变化，建议行介入治疗，以减少缺血发作、减轻症状以及降低破裂风险。

（杨新建）

第六章

神经导航技术

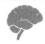

　　神经导航（neuro-navigation）又称无框架立体定向（frameless stereotactic），是微创神经外科技术重要组成部分。其以强大的图像处理软件和计算机运算为核心，通过红外线遥感技术获取术中患者头部和手术进程的位置信息，对比 CT、MRI 等高清晰度的图像资料，计算并显示手术的实时进程，明确病变准确位置、操作进程及病变与周围结构的关系。神经导航系统使神经外科手术定位更准确、最大限度切除病变并避免损伤正常脑组织，广泛应用于脑血管病、肿瘤、活检、脑内异物取出、脊髓／脊柱病变等手术，目前已经成为神经外科中心的常规手术设备。

　　目前神经导航用途主要有以下几个方面。

　　1. 手术前结合多模态影像学资料，应用神经导航工作站，重建病灶与功能区、纤维束等重要结构，评估手术风险。

　　2. 手术前定位颅脑病灶部位和颅脑重要解剖标志，形成三维模拟图像，设计手术入路，协助准确、安全开颅。

　　3. 手术中精准定位占位病灶，确定切除路径及切除范围；利用功能磁共振导航确定重要脑功能区及纤维束；确定重要解剖结构位置，避免损伤。

　　4. 神经导航与术中影像（如术中 MRI、术中超声）融合，实时了解病灶切除状态。

一、神经导航系统的组成

以红外导航为例介绍导航系统的组成。

1. **照相机阵列**　红外线发射器与照相机集成在一起,向术野方向发射红外线,可被聚光反射标记反射至照相机。照相机捕捉并量化红外线信号,将数字信息传入计算机工作站,进一步在系统进行处理。

2. **计算机工作站**　以强大的三维图像处理软件为核心,加上 DICOM(医学数字成像和通信)编译软件及脑、脊髓、功能神经外科导航软件。

3. **参考环**　是任何导航系统的必要组成部分,在数据注册后,可通过与框架立体定向相同的技术,使患者与术前扫描相匹配。

4. **导航探针**　导航探针包含激活的 LED(发光二极管)或反应区域,由此发出或将红外光反射到摄像区。使用者可以利用导航探针术前确定肿瘤位置、肿瘤边缘、重要的解剖、切口位置和范围。

二、神经导航方法
(一)术前准备

1. **获得影像资料**　应符合导航系统薄层轴位扫描,并将标准 DICOM 格式影像数据资料输入导航系统,对于靠近功能区的病变,同时可行功能磁共振成像(functional magnetic resonance imaging, fMRI)及弥散张量成像(diffusion tensor imaging, DTI)扫描,脑肿瘤患者应行增强扫描。

2. **影像资料处理**　将患者的多模态影像资料录入导航系统工作站;分别进行头皮、病变、血管及脑室等结构的三维建模,根据 fMRI 及 DTI 进行功能区及功能纤维束的三维重建,设计手术入路。

3. **应用导航工作站进行术前评估**　随着功能磁共振成

像、脑磁图（magnctoencephalography，MEG）、DTI 及经颅磁刺激（transcranial magnetic stimulation，TMS）等功能神经影像的进展，无创功能区成像成为标准术前评估内容。功能成像可用于术前评估体感、运动、语言、视觉，了解病灶与功能区的关系，判断优势语言区。这些技术可用于：①通过了解病灶与功能区的位置关系，评估手术预后。②制订手术方案，确定手术入路和手术范围。③选择手术中辅助脑功能保护技术，根据病灶与体感、语言和认知功能区的接近程度，决定是否应用术中功能区电生理定位或者唤醒手术。由于刺激任务或计算方法的不同可能使处理结果产生差异，fMRI 的个体化成像并非完全可靠。可结合术中皮质电刺激以明确功能区位置。

（二）开颅前准备

1. 注册 患者全麻后安装头架，将头部参考环安装固定于头架上，确保头部与参考环位置相对固定，且二者距离不可太远（一般小于 30cm）。校对照相机的角度及距离，与参考环及头部之间无屏障。利用面部扫描仪或有线探针对患者进行扫描注册，扫描应主要利用眶周及鼻部进行注册。

2. 设计手术入路 手术前在神经导航工作站可以获得头皮、颅骨、病灶、血管、脑功能激活区、脑白质纤维束和脑室结构三维图像，选择最理想的个体化手术入路。

实时导航下应用探针在患者头部描出病灶投影设计手术入路。选择入路原则：①避开功能区。②尽可能选择路径短的手术入路。③尽量利用脑自然沟、裂，缩小皮瓣面积或采用微骨孔入路，减少脑组织暴露。

注册成功后拆除术野内有菌设备，包括头部参考环、探针及定位标记。

（三）术中导航

1. 头皮常规消毒铺巾，安装无菌的头部参考环，配备无菌的有线或无线探针。

2. 翻开骨瓣前根据需要可在骨窗四周应用微钻磨四孔作为精确定位点，探针依次注册。如头部、参考环移位，通过对四点再注册给以纠正。

3. 开颅后首先对于肿瘤边界、功能区、纤维束等目标位置进行定位。

4. 实时导航探查病灶位置及毗邻的功能区、纤维束等重要解剖结构位置，力争处理病变时对脑组织损伤最小。

三、神经导航存在的问题及对策

脑漂移影响导航效果仍是未完全解决的问题，可采用以下方法减少脑漂移的影响：骨缘进行精确定位点注册后，可纠正因钻孔、体位变化、头架移位等造成的漂移；根据手术需要尽量少用或不用脱水剂，缓慢释放脑脊液；将鞍结节、嗅神经、视神经、颈内动脉、内听道等作为参考标志；避免过早开放脑室；脑干、第四脑室底深部脑结构相对固定，漂移影响不明显；在漂移前先定位或切除功能区病灶，尽量保护正常脑组织。此外，动静脉畸形或其他伴有癫痫的血管病骨窗设计要足够大。可将术中实时影像（如术中 MRI、术中超声）融入神经导航，进行实时影像导航。

（王　嵘　焦玉明）

第七章

复合手术技术

以神经血管疾病为主要研究对象,诞生和发展了以手术为主要干预手段的血管神经外科(vascular neurosurgery)和神经介入外科(neurointerventional surgery)。然而,单纯显微外科手术或单纯介入手术存在瓶颈,某些复杂神经血管疾病仍然难以获得安全、微创且有效的诊治。随着血管神经外科与介入的技术进步和临床需求的凸显,神经血管复合手术应运而生。

一、基础设施与设备
(一)复合手术室

血管疾病复合手术室(hybrid operating room,HOR)是集外科手术室功能、介入导管室功能和信息集成功能为一体的新型手术操作空间。神经血管复合手术室应满足目标患者人群和多学科神经血管医师治疗组的需求,应符合手术室标准和导管室标准,应方便使用影像资料和其他信息,从而实现显微外科和血管内介入手术的过渡和转换。

必备配置如下:

(1)空间大小:复合手术室内设备多且活动性强,手术室所需空间一般应大于常规手术室,一般要求纯手术间的使用面积大于70m²。在设定手术间时,应预留一部分空间以便纳入未来更多的血管内治疗、显微外科或其他治疗相关设备。

（2）储藏室及控制室：神经血管外科复合手术室必须配备有充足的（无菌及非无菌的）储藏室，来储藏显微外科设备、体外循环设备和介入器材等。经屏蔽的控制室也应该包含足够的空间放置所有的手术系统和数据存储系统，便于非无菌的工作人员回顾及处理术中影像数据。

（3）吊塔：复合手术室移动设备较多，地面上的管道线路等会给移动设备带来不便，所以要尽量多利用吊塔来提供电力、气体通路及放置小型设备等，例如：麻醉塔和外科设备塔。

（4）显示屏设置：神经血管复合手术室背后的理念是影像指导，因此手术室必须配有足够的高质量平面屏幕电视监视器，或利用透视、或利用外科显微镜，为所有手术人员提供术前和术中影像。另外十分重要的是，所有手术相关人员都应能看到患者的生命体征及其他术中监测参数。比如手术时往往要控制血压，实时生命体征的可视化就十分重要，突然变化的生命体征往往提醒术者可能存在潜在的并发症。

（5）血管造影和介入系统：血管造影和介入系统是复合手术室内最为重要的设备。该系统由 C 臂及手术台构成，能在不移动手术台的情况下进行术中 2D/3D 造影成像。该系统大大方便了血管内治疗与外科手术间的切换，几乎不影响术中麻醉的施行，这对于复杂神经血管病变手术而言十分重要。

（6）可透线床板与头架及其附加系统：碳纤维手术台不但能透过射线，并且有足够的强度承受患者及介入设施的重量。碳纤维手术台的另一个优势在于对患者和术者的射线暴露少，且图像质量高。对于介入手术，操控台最好在手术台旁，便于简单调控手术台、透视角度和选择有关的功能。对于神经外科手术，手术台最好能在各个平面移动，包括侧向倾斜、头高脚低位。理想情况下，头架应内置有可透过射线的牵开器系统。除了手术台旁操控台，必须有另外的可供麻醉医师或巡台护士控制术中手术台位置的控制通道，以防手术台旁操控台被器械护士台阻挡。

（7）显微镜：神经血管复合手术室要配备高质量的显微镜，为整个手术室提供实时闭路成像。荧光造影技术可以成为有益补充但非必须。

（8）术中电生理监测系统：在颅内动脉瘤夹闭或血管内治疗术中，电生理监测可分析血供情况，指导断流时间，调整手术方式及选择动脉瘤夹大小及夹闭位置。其在脊髓血管疾病中也有应用。

（二）手术团队人员配置和术中工作位置

1. **手术医师团队**　具有神经外科、神经介入、神经影像专业背景的临床医师团队是神经血管复合手术的主要执行者。同时具备神经外科、神经介入科、神经影像科专业背景的临床手术医师是最佳选择；若不可求，则侧重具备两项专业背景的医师；倘均不能实现，则团队成员必须包括各专业背景医师。术中工作位置：神经介入医师位于手术床右侧；外科手术主刀医师位于头侧，助手位于床头右侧或左侧。

2. **麻醉医师、技师和护士团队**　神经血管复合手术还需要熟悉复合手术流程的麻醉医师、放射技师和护士团队来配合。护士团队包括神经血管外科手术护士和神经介入护士。麻醉医师位于手术床左侧后部；手术护士位于手术床左侧前部或右侧前部；介入护士活动于手术床尾侧。

二、围手术期管理

（一）术前讨论

神经血管复合手术作为较新的手术模式，在手术适应证、禁忌证和手术模式转换等方面尚缺乏统一的规范,故术前个体化讨论制度尤为重要。在团队领导主持下,重点讨论的内容包括:①在明确手术指征后,确定单纯外科手术或单纯介入手术的难点;②确定介入医师和外科医师各自希望对方提供的帮助;③确定介入和外科手术的步骤;④确定技师要提供的后处理图像;⑤确定外科体位对随后造影和介入操作不便利的影响和解决方案。

此外,也需要征求麻醉医师、放射技师、护士和其他手术人员的意见,因为复合手术室的效率及效能最终需要依靠一个训练有素小组的协调工作,要为这个小组提供一个方便工作的环境。

(二)手术间布局

复合手术室布局较标准神经外科手术室更为复杂,要合理放置手术显微镜、神经电生理监测设备、神经导航设备和超声设备等外科辅助工具,要为麻醉、神经生理监测及术中切换神经影像学工具的护士提供足够的空间。器械护士台和其他设备所占的空间也需要考虑进去。不同手术对手术室布局的要求稍有不同,但保证患者的整个过程安全,术者操作方便、快捷是共同的。

(三)无菌管控

神经血管复合手术常常涉及介入与外科手术的术式转换,故尤为强调无菌观念和无菌套的使用。C形臂增强器必须使用无菌套。在术式切换时,动脉穿刺区需用无菌贴膜固定留置鞘,而头颈部手术区在造影时需遮挡无菌单。有些手术术式切换时,因需改变体位而重新铺单。

(四)药物应用

1. **肝素** 对于介入手术,术中肝素不可或缺。在转换头颈部外科手术时,先前团注的肝素,需要用适量鱼精蛋白中和。当监测的激活全血凝固时间(activated clotting time of

wholc blood, ACT)值小于 120s 时,进行外科手术。对于在特定的血管部位保留球囊导管者,外科手术期间仅用 500U∶500ml 的肝素生理盐水以 40ml/h 的速率持续加压灌注。

2. 抗血小板药　行血管内支架植入术前,需要标准的双联抗血小板治疗。抗血小板药在介入手术中是不受限制的,但在开颅手术时有所顾忌,这是目前在神经血管复合手术时遇到的最大难点。一般认为,单一抗血小板药物应用条件下开颅是可以接受的,但同时实施支架植入则血栓形成可能性较高。为防止支架内血栓形成,可采用双联抗血小板治疗,但开颅手术术中出血较多,术后迟发性血肿发生率较高。

三、复合手术模式

1. 一期复合手术　在一次手术安排中,利用介入和外科技术完成了手术治疗。

2. 延迟复合手术　在≥2 次的手术安排中,利用介入和外科技术完成了手术治疗。

四、临床应用

1. 血管神经外科术中影像评价(血管神经外科手术 + 术中造影)　见图 7-0-1。

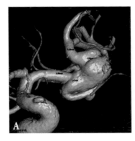 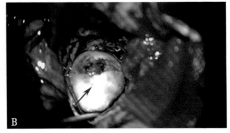

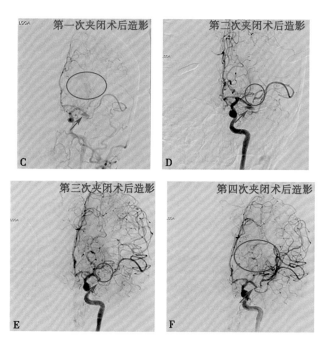

图 7-0-1 血管神经外科手术 + 术中造影

A. 左侧大脑中动脉分叉部复杂动脉瘤；B. 开颅暴露动脉瘤（箭头）；C、D、E、F. 分别为第一至四次夹闭后造影评价，最终夹闭满意（箭头）。

2. 血管神经外科术后介入补救 见图 7-0-2。

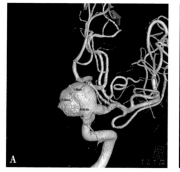
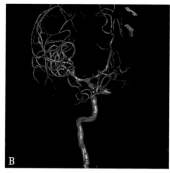

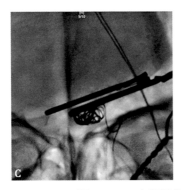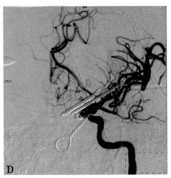

图 7-0-2　血管神经外科术后介入补救

A. 左侧颈内动脉后交通段巨大动脉瘤；B. 实施动脉瘤夹闭术后，海绵窦内仍有残留；C. 残留动脉瘤实施弹簧圈栓塞；D. 术后造影，效果满意。

3. 神经介入手术并发症的外科补救　见图 7-0-3。

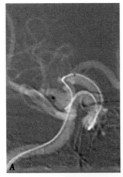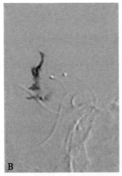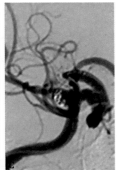

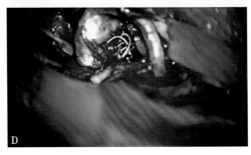

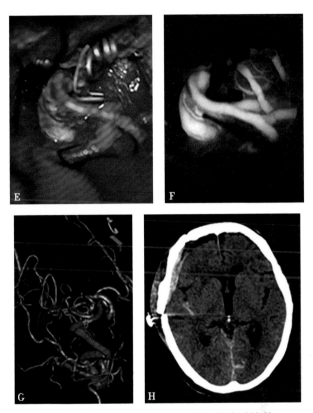

图 7-0-3　神经介入手术并发症的外科补救

A. 右侧大脑中分叉部动脉瘤，拟行支架辅助弹簧圈栓塞术；B. 术中微导丝突出动脉瘤外，微管造影验证；C. 快速填塞弹簧圈，阻断供血；D. 即刻转换行开颅手术，暴露动脉瘤及载瘤动脉，清除弹簧圈；E. 实施动脉瘤夹闭；F. 术中荧光造影提示动脉瘤夹闭满意；G. 术中 3D 造影验证夹闭满意，载瘤动脉血供恢复；H. 术后头部 CT 示治疗效果良好。

4. **复杂脑血管病复合手术**　如症状性颈内动脉闭塞（internal carotid artery occlusion，ICAO），头颈副神经节瘤（paraganglioma），复杂、难治性硬脑膜动静脉瘘与动静脉畸形，脑膜瘤等富血供脑瘤等复合手术（图 7-0-4，图 7-0-5）。

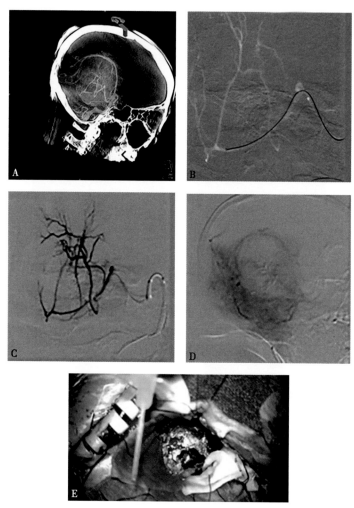

图 7-0-4 巨大脑膜瘤供血动脉栓塞后切除复合手术

A. 双容积成像；B. 微导管超选入肿瘤供血动脉，拟行血管栓塞；C. 栓塞后减影可见供血动脉栓塞满意；D. 经导引导管造影提示原肿瘤位置基本无染色；E. 转换开颅术中分块切除肿瘤，基本无出血。

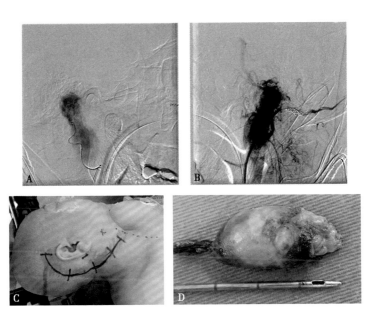

图 7-0-5 颈静脉球瘤供血动脉栓塞后切除复合手术
A. 微管造影提示微导管到位；B. 导引导管造影；C. 设计切口；
D. 肿瘤完整切除，术中出血 200ml。

对于复杂神经血管疾病，复合手术室往往能最大限度地发挥外科手术与血管内治疗各自的优势，强强联合之下，设计出最优的、侵入性较小的、一站式手术方案。

（曹 勇 仇汉诚）

第八章

手术中超声技术

一、术中超声检查方法

（一）检查技术

1. **仪器** 颅脑术中超声常用的探头为小凸阵探头、冰球棍形探头、笔式探头等，频率 5～12MHz。探头的选择根据骨瓣大小、病变深度、手术切口的位置而定。

2. **探头的无菌处理** 严格遵守无菌操作的原则，介入性专用探头可用消毒药水浸泡进行消毒。经甲醛、环氧乙烷或消毒药水消毒的探头可直接使用。在紧急需要术中引导或数台手术同时需要引导的情况下，无菌塑料套则是一种安全又便捷的方法。

3. **检查前准备** 术前了解患者病史，并全面复习影像学资料（CT、MRI、DSA），了解患者手术体位及手术切口的位置，以更好地理解术中超声所探测到的颅内结构。

4. **扫查方法** 神经外科应用术中超声，一般采用三步扫查法，即切开硬脑膜前、后各扫查一次，病灶切除后再扫查一次。在硬脑膜外扫查，主要是确定病变的边界以及病变与周围毗邻关系，探头扫查时在硬脑膜上滑动、侧动、旋转。剪开硬脑膜后，在脑表面直接扫查，主要是为了确定病变与脑表面脑沟回的位置关系，确定最佳手术入路，扫查时动作需轻柔，尽量避免滑动和旋转探头，以防止脑挫伤。术后扫查主要是为了明确病变切除范围，确定有无病变残留，有无颅内血肿等手术损伤。

超声扫查时首先确认探头的扫查方位，根据病变深度合理调节仪器，然后对术野进行纵断和横断的系列扫查，常用的扫查方法主要有以下两种。

（1）直接扫查法：即探头和被扫查部位直接接触，在脑表面直接进行扫查。

（2）间接扫查法：探头和被扫查部位不直接接触，而是通过水等中间介质进行扫查。如在探头和被扫查部位之间放置水囊，或术中将手术残腔内注满水，将探头置于水中，不与残腔接触。

（二）正常颅脑声像图

1. 经大脑皮质横切面 此切面以大脑镰为标志，大脑镰位于大脑纵裂内贯穿中线分隔两侧大脑半球，在声像图上表现为条带状强回声。当颅内肿瘤性疾病压迫大脑镰时，可引起受压处大脑镰偏离中线，形成弧形强回声。大脑镰旁为两侧大脑半球，切面图上可见沟回密布。脑沟表现为弯曲线样高回声，脑回为位于脑沟之间的低回声带，形态不规则。

2. 经丘脑、基底节区横切面 此切面侧脑室体部消失，前角呈三角形，后角呈八字形或弯曲三角形伸入枕叶。侧脑室前角多表现为无回声，后角内因充满脉络丛组织常呈偏强回声，可在偏强回声周围见窄带样无回声。侧脑室前角的前上壁为胼胝体膝，后角的外侧壁为胼胝体压部，分别联系两侧大脑半球额叶及枕叶皮质。声像图中表现为均匀的偏低回声区，呈"八"字形。侧脑室前角的外侧壁可见长椭圆形的尾状核头，回声较周围脑回略高。前角与后角之间可见呈卵圆形的背侧丘脑，回声与尾状核头相似（图8-0-1）。

3. 经中脑、第三脑室横切面 此切面以偏低回声的心形中脑为标志。中脑后方偏强回声区为小脑，小脑两侧及后方的条带状强回声分别为小脑幕和大脑镰。侧脑室下角位于颞叶底，少见无回声区，常只表现为偏强回声（脉络丛）。

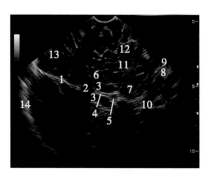

图 8-0-1　经丘脑、基底节区横切面

1. 大脑镰；2. 胼胝体膝；3. 侧脑室前角；4. 透明隔；5. 穹窿柱；
6. 尾状核头；7. 背侧丘脑；8. 侧脑室脉络丛；9. 侧脑室后角；
10. 胼胝体压部；11. 豆状核；12. 岛叶；13. 额叶；14. 颅骨。

4. 经侧脑室前角、基底节区冠状切面　此切面以大脑镰和两侧侧脑室前角为标志。侧脑室前角呈三角形无回声，其顶为胼胝体干，表现为均匀的偏低回声，略呈"一"字形。侧脑室外侧为基底节区及岛叶（图 8-0-2）。

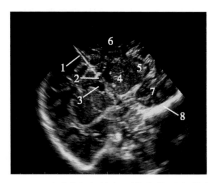

图 8-0-2　经侧脑室前角、基底节区冠状切面

1. 大脑镰；2. 胼胝体干；3. 侧脑室前角；4. 基底节区；5. 岛叶；
6. 额叶；7. 颞叶；8. 颅骨。

5. **经小脑正中矢状切面**　此切面以清晰显示第四脑室为标志。第四脑室位于脑桥和延髓的背侧,形如帐篷,尖指向后。脑桥和延髓的腹侧邻枕骨大孔前方的斜坡。小脑蚓的前下方为小脑扁桃体,小脑与延髓之间可见呈无回声的小脑延髓池(枕大池)(图8-0-3)。

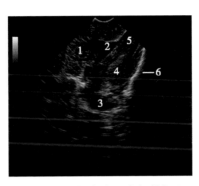

图8-0-3　经小脑正中矢状切面

1. 小脑;2. 第四脑室;3. 大脑脚;4. 脑桥;5. 延髓;6. 斜坡。

(三)术中超声在颅内肿瘤中的应用

1. **颅内肿瘤的诊断、定位和边界确定**　术中超声可清晰显示颅内结构,对颅内病变进行精确定位,明确病变周围的解剖关系,对于大部分病变可以确定其边界,这对体积小、位置深或靠近重要功能区病变的定位及确定边界尤为重要;术中超声根据病变发生部位、回声特点,可初步作出诊断,尤其是判断病变的物理性质(囊、实性)并了解其与周围血管的位置关系;在术中超声的引导下,神经外科医师可快速、准确地发现病变,并确定最佳皮质入路,最大限度地减少手术副损伤。

2. **监测手术过程,判断肿瘤切除情况**　对于皮质下深部病变行经皮质或脑沟入路时,可利用术中超声实时监测,了解进入深度、距病变距离、调整进入角等,从而减少手术损伤。

二、常见疾病的超声表现

（一）脑血管性疾病

术中超声可准确观察颅内动静脉畸形的范围、边界、供血动脉、引流静脉，同时可以观察病灶与周围大血管的关系，指导手术入径，并确定术后有无残余。

术中超声可以准确确定颅内海绵状血管瘤（cavernous hemangioma）的大小、位置等。超声引导下置入定位针可准确切除病灶，并可减少不必要的颅脑损伤。

1. 颅内动静脉畸形

（1）病灶为回声不均匀的强回声，伴或不伴有低回声区，边界欠清，相邻脑组织回声稍增强，无明显边界。

（2）在彩色多普勒血流成像上表现为彩色镶嵌的血管团，形态不规则，边界清晰。

（3）供血动脉较正常动脉明显增粗，走行弯曲，流速增加，彩色血流信号明亮，血流方向指向畸形血管团。多普勒频谱呈高速低阻型，收缩期与舒张期流速均增高，以舒张期增高明显，频谱增宽，不规整，频窗消失；较正常血管血管阻力指数（resistance index，RI）明显降低。

（4）引流静脉粗大，流速增加，血流方向为离开畸形血管团；多普勒频谱于收缩期出现类动脉样波峰。

（5）术中超声可以实时获得 AVM 的血供信息（图 8-0-4），实时观察其充盈过程，从而区分供血动脉与引流静脉，明确供血动脉的数目，及其与正常血管的关系。

2. 颅内海绵状血管瘤

（1）脑实质内均匀强回声，边界清，形态规则。

（2）彩色多普勒一般不能探及其内的血流信号。

（3）如伴有出血，则其周边可见脑组织水肿带。

（4）如伴有钙化则后方可见声影。

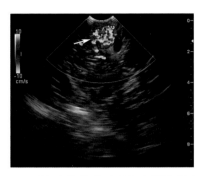

图 8-0-4　脑动静脉畸形彩色多普勒超声图像

3．**血管母细胞瘤**　根据肿瘤实性与囊性部分的比例不同血管母细胞瘤（hemangioblastoma）声像图可分为三型：实质型、囊结节型、囊实质型。

（1）实质型：肿瘤实质部分占 95% 以上，声像图表现为强回声实性结节，边界清晰，呈圆形或椭圆形，结节周边及内部可探及异常丰富血流信号，可根据血管走行及位置区分肿瘤内供血动脉、引流静脉。

（2）囊结节型：肿瘤实质部分占 5% 以下，声像图表现为以囊性病变为主，边界清晰，形态规则或不规则，部分囊腔内可见分隔。囊壁上可见等 - 强回声小结节，结节内可探及异常丰富血流信号（图 8-0-5）。

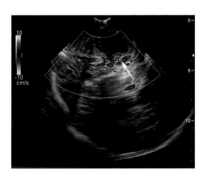

图 8-0-5　血管母细胞瘤（箭头）超声表现

（3）囊实质型：肿瘤实质部分占 5%～95%，声像图表现为边界清晰的囊实混合性病灶，实质内可见一个或多个大小不等的囊性病变，实质部分可探及较丰富血流信号。

（二）脑胶质瘤

术中超声在脑胶质瘤定位、定性、确定肿瘤边界、引导手术入路、确定残余肿瘤及瘤周水肿方面具有重要作用，是手术中不可缺少的辅助检查手段。

胶质瘤的级别和病理特征不同，其声像图表现亦不同。

1. 多表现为不均匀强回声，由于肿瘤浸润性生长，多显示为边界不清晰（图 8-0-6）。

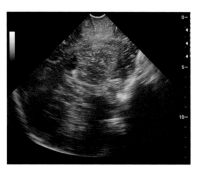

图 8-0-6 脑胶质瘤超声图像

2. 恶性程度较高，生长速度较快的胶质瘤常见囊变及坏死，肿瘤生长活跃区可见较丰富血流信号。

3. 部分肿瘤周围可见指样水肿带，水肿组织回声较肿瘤组织回声略偏低，且沿脑回向外伸展表现为"手指样"。

（三）脑膜瘤

术中超声在定位位置较深且直径较小的脑膜瘤，实时引导手术入路发挥着重要作用，可减少手术对周围正常脑组织的损伤并大大缩减手术时间。对于多发性脑膜瘤，术中超声可实时定位并不受脑组织漂移的影响。

1．多表现为边界清晰的偏强回声结节,因肿瘤内部出血、坏死、囊变等改变。

2．部分肿瘤内可见不规则无回声及低回声区。

3．纤维型脑膜瘤超声表现为内部回声强、均匀,边界清晰,形态规则,部分可见病灶后方伴条带状声影。

（四）转移瘤

超声表现为强回声结节,内部回声常不均匀,可伴不规则的坏死及囊变,部分甚至以囊性病变为主,周边仅见厚环状强回声带,肿瘤边界清晰,形态多呈类圆形或椭圆形,瘤周常伴有大片水肿带,多数肿瘤内部血供不丰富。

（何　文）

第九章

术中荧光显示技术

本章介绍术中显像技术，包括荧光造影及肿瘤显像。

一、吲哚菁绿

吲哚菁绿（indocyanine green，ICG）是一种近红外荧光三碳菁绿染料，在体内不能被代谢，经静脉注射后，能迅速与血浆蛋白结合，然后被肝细胞摄取，通过肠道排出。ICG 分子量很大，因此不能自由通过血脑屏障，而是积累在血管或通过实体瘤的高通透性和滞留效应（enhanced permeability and retention effect，EPR）对血脑屏障缺损的肿瘤染色。

1. ICG 静脉注射 1～2s 后绝大多数（95% 以上）迅速与血浆蛋白结合，血浆半衰期 3～4min，在肠道内不进行重吸收，且不进入肠肝循环，因此短期内可进行重复血流评估，而无药物蓄积作用产生的影响。ICG 血管造影推荐剂量为 0.2～0.5mg/kg，日最大剂量不应超过 5mg/kg。

2. 造影时首先清理术野，将希望观察的目标血管或病变组织显露清楚，调整好显微镜的观察角度、焦距、放大倍率，显微镜切换到荧光造影模式，将配置的 ICG 溶液（成人用 25mg 溶于 2ml 的无菌注射用水中）经肘正中静脉或中心静脉导管快速推注，15～20s 后，血管即开始显影，可以清晰地观察到动脉期、毛细血管期、静脉期血管影像，能显示管径小于 1.0mm 的细小血管。

3. 少数患者出现不同程度的过敏反应，严重者可出现休克。出现过敏反应后，可立刻给予甲泼尼龙 40mg 静注。因此术前必须确认患者无碘、贝壳类食物及其他严重过敏史，未妊娠。

术中 ICG 造影能有效地预防因动脉瘤夹位置不当所致动脉瘤颈夹闭不完全、载瘤动脉及其远端分支血管狭窄的发生，对提高手术治疗效果、减少手术意外具有重要意义。ICG- 视频血管造影（video angiography，VA）的静脉期图像有助于术中保护静脉引流，在手术治疗血管畸形过程中有重要意义。

ICG 荧光造影是一种新的术中血管造影技术，方法简单易行，准确性高，有广阔的应用前景。当然它也有不足的一面，如准确性不及 DSA，观察血管仅限于显微镜直视范围内的血管，被观察的血管必须直接、充分暴露于术野，不能有任何遮挡，动脉壁钙化会影响其观察结果。另外，ICG 血管造影只能提供形态学影像，血流动力学信息差，对血流量不能提供定量信息。

二、荧光素钠

实时荧光引导手术（fluorescence-guided surgery，FGS）是一种可以用来提升肿瘤边缘可视化，精确脑胶质瘤手术切除范围的技术，其利用特定波长激发光照射，激发肿瘤自身荧光、滞留的荧光分子或细胞摄取的外源性荧光物质发出荧光，引导术者对肿瘤进行精准切除。

荧光素（fluorescein）是一种呈绿色荧光的合成有机化合物，其作为一种荧光示踪物被广泛应用于多个领域，其中也包括在医学方面的用途。荧光素钠（fluorescein sodium，FLS）是荧光素的一种水溶性盐的形式，其激发峰位于 460～490nm，发射峰位于 510～530nm。由于高级别胶质瘤、脑转移瘤、脑脓肿和脑挫裂伤等病变会导致血脑屏障的完整性受损，局部通透性增加，使血管中的部分物质易于渗透至脑组织间隙中。静脉内注射的荧光素钠可通过上述原理，在局部血脑屏障破坏部位通过渗透作用进入脑组织，从而使血脑屏障受损脑区有荧光着色。这一原理与 MRI 对比增强剂钆相似，因此 FLS 通常在 MRI 上呈现明显强化的高级别胶质瘤中同样具有良好的显示效果。

然而，FLS 在肿瘤手术中的主要生物学局限是其非特异性的积累，以致手术损伤区域非内稳态血管会积累荧光，并且水肿的组织也会有绿色荧光积累。任何血液淤积和血脑屏障破坏都将产生类似的效果。

多数患者在使用荧光素钠后出现皮肤、黏膜和尿液的一过性黄染，但皮肤发黄可在 6～12h 后消退，尿液发黄多在 24～36h 后恢复正常，并不会引起患者不适，更不会引起其他严重后果。此外，可通过术前荧光素钠皮试和术中严密监测患者生命体征等措施进一步降低不良反应的发生率，提高其使用的安全性。

FLS 对恶性胶质瘤的识别和肿瘤边界判断上具有较高的灵敏度和特异度，各项研究显示，其灵敏度与特异度分别为 79%～94% 与 88%～100%。并且与传统的白光显微镜下手术相比，荧光素钠引导手术能显著提高恶性胶质瘤的手术全切率，提高肿瘤切除程度。

三、5- 氨基酮戊酸

5- 氨基酮戊酸（5-aminolevulinic acid, 5-ALA）是血红蛋白的前体，它本身不具有光敏性，但在一系列酶作用下生成具有强光敏作用的原卟啉IX（protoporphyrin IX，PpIX），5-ALA 能够通过已被胶质瘤破坏的血脑屏障进入肿瘤细胞中，同时由于胶质瘤中亚螯合物酶活性很低，原卟啉不能有效地转变成血红素，导致 PpIX 在肿瘤组织中选择性积累。在波长为 407nm 左右的光线激发下，PpIX 发散出波长为 635～705nm

的红色光，它能够被荧光显微镜接收显示。

术前至少应用 3d 地塞米松，麻醉诱导前 2.5～3.5h 嘱患者口服 5-ALA，常规剂量为 20mg/kg。切除肿瘤时调暗手术室灯光，以便于观察荧光。除了必要的光暴露防护措施外，5-ALA 荧光引导手术的实施与传统的胶质瘤切除没有太大差别。

目前，临床主要依据术后 72h 内复查的 MRI 与术前 MRI 比较的结果判断胶质瘤全切程度。对于高级别胶质瘤，主要观察指标是 T_1WI 增强像上强化病灶切除的程度。定义肿瘤全切常用的指标有 2 个：增强肿瘤完全切除（complete resection of enhancing tumor，CRET），指术后 72h 内复查 MRI 强化病灶全部切除无残留；全切（gross total resection，GTR），指病灶大体上全切，允许有很少量的强化病灶残留。美国癌症综合网络（National Comprehensive Cancer Network，NCCN）和欧洲神经肿瘤学会（European Association of Neuro-Oncology，EANO）推荐采用 CRET 定义肿瘤全切。

5-ALA 术中识别胶质瘤边界的灵敏度为 70%～95%，特异度为 43%～100%。MRI 上的对比度增强与 5-ALA 诱发的荧光有很强的相关性，荧光强度也与肿瘤分级、细胞增殖、代谢显像和毛细血管密度有关。有研究发现，5-ALA 在低级别胶质瘤中的灵敏度和特异度均低于高级别胶质瘤。除了高级别胶质瘤和相对较少的低级别胶质瘤外，大约 80% 的脑膜瘤和一些转移性肿瘤也可显示可视的 5-ALA 荧光，在术中能够协助术者更好地定位肿瘤，提高肿瘤的全切除率，并且延长术后肿瘤复发的时间。但可视的 PpⅨ荧光告知外科医师的只是肿瘤暴露的表面，肿瘤在脑表面以下超过 0.25mm 或在血液中将不会被检测到。

使用 5-ALA 48h 后，患者的 NIHSS 评分可能恶化，还可能出现呕吐、中度低血压、氨基转移酶升高以及光敏反应等不良反应。

　　虽然 5-ALA 在Ⅲ期随机对照临床试验中显示出能提高胶质瘤的 CRET 率（65% *vs.* 36%）并显著延长患者无进展生存期（5.1 个月 *vs.* 3.6 个月）的优势，但两组患者的总生存期差异无统计学意义（15.2 个月 *vs.* 13.5 个月）。

（叶　迅）

第十章

颅 脑 损 伤

第一节 概 述

一、颅脑损伤患者的院前急救

颅脑损伤（TBI）患者院前急救的一般原则：中度至重度 TBI 院前急救管理的目标是防止继发性脑损伤（例如由于低血氧、低血压、低血糖或插管后过度通气），从而改善患者预后。院前急救包括：①快速的患者评估，②预防继发性脑损伤的干预措施，③早期运输（现场时间少于 15min），④直接运输到合适的创伤救治机构。

（一）现场评估

确保现场安全并穿戴适当的个人防护设备是第一步。

1. 对患者的初步评估和管理要等到现场安全后再进行。

2. 如果患者被困，请与其他救援人员一起制订救援计划并确保安全。

（二）患者评估

应使用结构化评估，着重于识别和管理危及生命的伤害，主要包括如下内容：

1. **气道** 评估在限制颈椎运动情况下能否保持气道畅通。

2. **呼吸** 评估呼吸频率和方式，并评估胸部创伤情况。

3. **循环** 识别重大的外出血和机体灌注情况。测量血压和心率。如果无法测量血压，也可以评估外周脉搏或毛细血管充盈时间。

4. **功能障碍** 记录血糖，格拉斯哥昏迷评分（GCS），瞳孔大小和反应性，以及癫痫发作或局灶性运动障碍的证据。

5. **暴露** 脱下衣服以评估可能危及生命的伤害。避免体温过低或体温过高。

（三）防止继发性损伤

要特别注意监测缺氧、低血压、低血糖和／或换气过度，这些情况已明确会引起继发性损伤，应予以相应处置。中度或重度 TBI 的院前治疗应着重于保持血氧饱和度在 90% 以上、收缩压在 90mmHg 以上，并防止过度换气。

二、急诊处理

急性颅脑创伤的急诊室处理应遵循三原则。①及时：医师要尽快接诊患者。②准确：医师要能够最短时间完成对患者的伤情做出正确的判断。③有效：在正确判断的基础上，给患者及时实施有效的治疗。

1. TBI 患者须接受加强创伤生命支持（advanced trauma life support，ATLS）原则指导的初始复苏。如有必要，立即进行气管内插管、液体复苏、吸氧和镇静。目的是使患者稳定到可以进行头部计算机断层扫描（CT），以诊断头部创伤的性质并判断是否有需要神经外科手术纠正的病损。

2. 对于严重 TBI 患者，应快速气管插管，这不仅可以保护呼吸道，而且能避免缺氧。如果条件允许，应在插管给药前先进行神经系统查体。

3. TBI 患者若存在全身性低血压非常危险，应寻找低血压的原因，并进行补液扩容治疗。难以纠正的低血压预示着 TBI 患者的预后差。

4. 对于颅内高压的患者，可采用过度换气以暂时稳定颅内压。将患者的 $PaCO_2$ 降低至 30mmHg，这样可通过脑血管收缩使颅内压（ICP）暂时降低。但随之而来的是脑血流减少，因此这一方法只能暂时采用。

5.在重型 TBI 患者或病情恶化患者中，使用渗透性利尿剂（通常为 0.25～1g/kg 的甘露醇）静脉治疗，可通过减少脑水肿来改善患者的状况。

6.巴比妥类药物或依托咪酯，可减少大脑的代谢需求使患者受益。

7.重型 TBI 患者可短期预防使用抗癫痫药，以减少伤后癫痫发作的发生率。

三、影像学检查

通常与中度至重度闭合性 TBI 相关的病理变化包括：创伤性弥漫性轴索损伤、轴内和轴外出血、局灶性皮质挫伤和缺氧缺血性损伤。开放性或穿透性 TBI 会观察到直接破坏颅脑结构。其他现象还包括颅骨骨折和弥漫性脑肿胀。这些在 CT 或 MRI 上都会有所表现。

TBI 患者在影像上可观察到脑外出血（血肿）包括：硬脑膜下血肿、硬脑膜外血肿、蛛网膜下腔出血；脑实质内出血性病变：局灶性皮质挫伤、脑实质内血肿、轴索损伤、组织撕裂出血；脑内非出血性病变：脑水肿、缺氧缺血性损伤和弥漫性轴索损伤。

TBI 中最常用的成像方法是 CT，MRI 有时也采用。对有些患者的检查可能需要一些特殊成像方法，包括颅骨 X 射线、DSA、CTA、MRA、MRV 等。这些检查手段中的每一种都有其自身的原理，优点和局限性。这些检查方法应该根据可能损伤的情况选择并尽早完成，以不延误诊断和治疗。

四、合并其他系统严重损伤

在诊治 TBI 患者时，也要注意致伤机制能否造成其他系统和部位的损伤，要根据致伤机制和患者症状体征进行检查,避免遗漏,延误治疗。

1. **应遵循"救命第一,功能第二"的原则** 即在多处伤、多部位伤同时存在的情况下,应优先处理危及生命的损伤,在挽救患者生命或生命体征平稳前提下,再进行脏器修复或功能重建手术。

2. **遵循"快速处理"原则** 即在院内最短时间内,使这类患者得到确定性治疗,保证患者院内是"零通过时间"。

3. **遵循"损害控制"原则** 即快速开、关体腔,快速确定性止血,控制污染,ICU进一步复苏或行脏器功能支持,后期再分期分批进行修复及功能重建手术。

4. **遵循"个体化救治"原则** 因多发伤患者存在个体差异,伤情有轻有重,病理生理变化表现不一,在救治时应根据具体伤情制订相应的措施,达到最佳的治疗效果。

（刘伟明　刘佰运）

第二节　头皮损伤

一、头皮血肿

头皮遭受暴力打击后可以导致头皮血肿,血肿多见于皮下组织内、帽状腱膜下层及骨膜下层。不同部位的血肿表现及处理原则不同。

1. 由于组织内纤维分隔的限制,皮下组织内血肿往往较局限,但局部张力高,疼痛明显,血肿周围软组织水肿明显,触之较硬,中心部柔软,易误诊为颅骨凹陷骨折(depressed fracture of skull)。治疗以冷敷及局部压迫为主,体积较大的血肿可待血肿液化后行穿刺抽吸。

2. 帽状腱膜下层前界达眉弓,后界达枕外隆凸与上项线,两侧到颞弓部,内部主要是疏松结缔组织,走行有连接头皮、板障及静脉窦的导血管。帽状腱膜下层出血时血肿受到的阻力小且可向四周扩散，血肿量往往较大，严重者导致失血性休克（儿童患者应尤其注意）。帽状腱膜下血肿（subgaleal hematoma）张力低，触之波动明显。血肿的处理强调冷敷和加压包扎以止血，体积较大的血肿可先行穿刺抽吸后行加压包扎。如果血肿增大或 1 周后未见明显吸收者，可穿刺抽吸并加压包扎。

3．骨膜下血肿（subperiosteal hematoma）位于骨膜与颅骨之间，多伴有颅骨骨折，出血多源于颅骨板障或骨膜剥离。由于骨膜在骨缝处与颅骨紧密连接，血肿扩散受限，边界常止于骨缝。骨膜下血肿忌用加压包扎，以防血肿经骨折线流入颅内形成硬脑膜外血肿。

二、头皮裂伤

头皮裂伤常由锐器切割或钝器砸伤导致。锐器伤导致的伤口整齐，污染轻；钝器伤的伤缘不整，伴皮肤挫伤或明显的污染。

1．头皮全层裂伤可见伤口裂开，如伤及头皮动脉可严重出血。头皮血供丰富，应尽快止血，只要能及时彻底清创就可以有效地预防头皮裂伤后感染发生。

2．整齐无缺损的伤口应尽早清创缝合，注射破伤风抗毒素血清。即使在伤后 24h 也可在应用抗生素的前提下行一期清创缝合。

3．少数超过 24h 但伤口污染／感染不严重，也可以酌情直接清创缝合。

4．对于不规则、伴有组织坏死及缺损的伤口，应清创后去除异物并剪除坏死组织，尝试分离松解帽状腱膜下层后缝合伤口，或者向周围延长伤口后缝合伤口。

三、头皮撕脱伤

因头皮受到强烈的牵拉,头皮由帽状腱膜下方部分或全部撕脱,损伤和出血严重时常发生休克。治疗时应首先防止失血性休克,立即用大块无菌棉垫、纱布压迫创面,加压包扎。防止疼痛性休克,使用强镇痛剂,并注射破伤风抗毒素。

1. 在无菌、无水和低温密封下保护撕脱头皮,并随同伤者一起送往有治疗条件的医院。

2. 根据创面条件和头皮撕脱的程度,选择相应手术方法,达到消灭创面、恢复和重建头皮血运的目的,最大限度地提高头皮存活率。

3. 头皮撕脱伤的处理方法取决于伤后时间、撕脱头皮的大小和存活情况、颅骨是否裸露以及创面有无感染等。主要有以下几种方法:

(1)皮瓣有蒂与正常头皮相连且血供良好,则清创并原位缝合。

(2)若皮瓣完整脱落无污染,且伤后时间小于 6h,则可将撕脱的皮瓣经清创后行原位血管吻合,使皮瓣复位再植。

(3)如果皮瓣损伤或污染严重但骨膜完整,则可行自体植皮。

(4)对于颅骨完全裸露者,可以在颅骨外板上多处钻孔,使板障血管暴露便于肉芽长出,待裸露的颅骨被覆盖后行二期植皮。

(刘伟明　刘佰运)

第三节　颅 骨 骨 折

颅骨骨折是指外力作用所致颅骨结构改变。颅骨分成颅盖骨和颅底骨。颅骨骨折的危险性在于颅骨骨折同时并发的脑膜、脑组织、颅骨血管以及脑神经等的损伤，特别是颅骨骨折线跨越硬脑膜中动脉或大静脉窦所引起的颅内血肿，或引起的脑脊液漏或并发感染等。颅骨骨折按骨折部位分为颅盖骨折与颅底骨折；按骨折形态分为颅骨线性骨折和颅骨凹陷骨折；按骨折与外界是否相通，分为开放性骨折和闭合性骨折。

一、颅盖骨线性骨折

颅盖部的线性骨折发生率最高，约占颅盖骨折的 2/3 以上，主要发生在致伤物运行速度慢，与头部接触面积较大，致伤力的方向呈斜行和切线方向，而不与颅骨平面垂直的情况。

1. 患者多有明确的头部外伤史，骨折局部头皮有挫伤或血肿。

2. 颅骨 X 线片和 CT 扫描，骨折线呈线状或星形放射状，骨折线走行多与外力的方向一致。

3. 骨缝分离也属于线性骨折。

4. 单纯线性骨折无需特殊处理。

5. 骨折线通过硬脑膜血管沟、静脉窦时应警惕发生硬脑膜外血肿。

6. 骨折线通过鼻窦和岩骨时应警惕发生脑脊液漏。

二、颅骨凹陷骨折

多见于致伤物速度快、与头部接触面积小或暴力直接打击头部。常见于颅盖骨折，好发于额骨及顶骨，多呈全层凹陷，少数仅为外板凹陷。成人颅骨凹陷骨折多为粉碎性、以着力点为中心的放射状骨折；婴幼儿可呈乒乓球样颅骨凹陷骨折，一般为闭合性。颅骨 X 线片、CT 扫描可发现颅骨凹陷骨折，并了解合并脑损伤情况。

多数颅骨凹陷骨折应采取手术清创、清除骨片对脑组织压迫,恢复局部血液循环,修补硬脑膜以及减少癫痫发生。

（一）手术适应证

1. 合并脑损伤或大面积的骨折片陷入颅腔深度超过 1cm 者;导致颅内压增高,有脑疝可能者,应急诊行去骨瓣减压术。

2. 因骨折片压迫脑重要部位引起神经功能障碍,如偏瘫、癫痫等,应行骨折片复位或去除手术。

3. 位于大静脉窦处的颅骨凹陷骨折,手术应慎重,如未引起神经体征或颅内压增高,即使陷入较深也不宜手术;必须手术时,术前和术中都需作好处理大出血的准备。

4. 开放性骨折的碎骨片易感染,需全部去除;硬脑膜如果破裂应缝合或修补。

（二）手术禁忌证

1. 非功能区的轻度颅骨凹陷骨折。

2. 静脉窦区颅骨凹陷骨折,无脑受压症状及静脉回流障碍。

3. 婴幼儿无明显局灶症状者。

三、颅底骨折

约占颅骨骨折 1/3,多为颅盖骨骨折延伸到颅底。颅底与硬脑膜粘连紧密,骨折时易使硬脑膜撕裂,颅底与鼻窦相邻,骨折后极易使蛛网膜下腔与外界相通,形成开放性骨折。颅底骨折根据发生部位可分为颅前窝骨折、颅中窝骨折和颅后窝骨折,颅底骨折的临床特点见表 10-3-1。

（一）诊断

1. 依靠头部外伤病史,有典型临床表现,如瘀斑、脑脊液漏、脑神经损伤等。

2. 怀疑脑脊液漏时,可收集流出液作葡萄糖定量检测来确定。

表10-3-1 颅底骨折的临床特点

骨折部位	迟发黏膜瘀斑	脑神经损伤	脑脊液漏	合并脑损伤
颅前窝骨折	眼睑、球结膜下	Ⅰ、Ⅱ	鼻漏、眼漏	额极、额底
颅中窝骨折	颞肌下	Ⅱ、Ⅲ、Ⅳ、Ⅴ、Ⅵ、Ⅶ、Ⅷ	鼻漏、耳漏	颞极、颞底、垂体、下丘脑
颅后窝骨折	耳后、乳突下、枕下、咽后壁	Ⅸ、Ⅹ、Ⅺ、Ⅻ	乳突、胸锁乳突肌皮下	小脑、脑干、延髓

3. 头部 X 线片和 CT 检查,可显示颅内积气,仅 30%～50% 能显示骨折线。

4. CT 骨窗检查可显示颅前窝或视神经管骨折,表现为视神经管狭窄。

5. MRI 可见视神经挫伤伴水肿,视交叉和视神经受压。

（二）治疗

1. 合并脑脊液漏时应预防颅内感染,不可堵塞或冲洗鼻道、耳道等脑脊液漏的通道。

2. 取头高位卧床休息,避免用力咳嗽、打喷嚏。

3. 绝大多数漏口在伤后 1～2 周内自行愈合,如超过 1 个月仍未愈者,可考虑行手术修补脑膜封闭漏口。

4. 若 CT 薄层冠状扫描或 MRI 薄层扫描见脑组织疝入骨折线或鼻旁窦内时,也可早期行手术修补。

5. 由于骨片压迫或水肿、出血使视神经管通道狭窄,压迫视神经,出现继发性视神经损伤者,部分视力丧失且逐渐加重时,应争取在早期行神经管减压。

（刘伟明　刘佰运）

第四节 创伤性脑损伤

一、脑震荡

脑震荡是一种临床综合征，其特征是由于机械力或创伤导致大脑功能的立即和短暂改变，包括精神状态和意识水平的改变。一些脑震荡患者不伴有意识丧失。脑震荡患者可以合并其他头部损伤，脑震荡一般是指常规 CT、MRI 检查未见异常的创伤性脑损伤。

脑震荡患者常常不能记住受伤前或受伤后即刻发生了什么。脑震荡会影响记忆力、判断力、反应能力、语言能力、平衡感和肌肉协调性。脑震荡的症状如下：失忆、头痛、意识丧失、平衡问题、视物重影或模糊、对光或噪声敏感、恶心、感觉无精打采、注意力或记忆力问题、反应慢、烦躁。

在大多数情况下，一次脑震荡不会造成永久性的伤害。在第一次脑震荡后不久发生的第二次脑震荡，可能会造成较为严重后果，甚至残疾或死亡。

头部受伤的人可能会遭受持续数周或数月的副作用。这被称为脑震荡后综合征。症状包括记忆力和注意力问题、情绪波动、性格变化、头痛、疲劳、头晕、失眠和过度嗜睡。脑震荡后综合征患者应该避免那些会使他们有反复脑震荡风险的活动。运动员在出现这些症状时不应重返赛场。反复遭受脑震荡的运动员应该考虑停止参加这项运动。

脑震荡的标准治疗方法是休息。对于头痛，可以对症治疗。

二、脑挫裂伤

脑挫裂伤是脑挫伤和脑裂伤总称，多呈点片状出血。脑挫伤指脑组织遭受破坏较轻，软脑膜尚完整者；脑裂伤指软脑膜、血管和脑组织同时有破裂，伴有外伤性蛛网膜下腔出血。

（一）临床表现与诊断要点

1．检查患者时应详细询问头部受伤经过，特别注意受伤机制和严重程度。

2．意识障碍是脑挫裂伤最突出临床表现，严重程度是衡量伤情轻重指标。

3．神经系统定位体征依损伤的部位和程度而不同。功能区受损时可出现瘫痪、失语、视野障碍、感觉障碍、局灶性癫痫、脑神经损伤以及脑膜刺激征等神经系统阳性体征。

4．脑挫裂伤同时伴有不同程度脑水肿和外伤性蛛网膜下腔出血，头痛常较严重，患者可因头痛躁动不安。伤后早期恶心呕吐可能与第四脑室底部呕吐中枢受脑脊液冲击、蛛网膜下腔出血脑膜刺激或前庭系统受刺激有关，若脑挫裂伤急性期已过仍呕吐不止，需警惕继发颅内出血。

5．腰椎穿刺脑脊液呈血性，含血量与损伤程度有关；颅内压增高者应高度怀疑有颅内血肿或严重脑水肿。颅内压明显增高或脑疝迹象时禁忌腰椎穿刺。

6．头部 X 线片可发现有无骨折及骨折部位、类型。

7．头部 CT 扫描脑挫裂伤表现为低密度和高、低密度混杂影像，挫裂伤区呈点片状高密度区，严重者可伴有脑水肿和脑肿胀。MRI 扫描对诊断脑挫裂伤敏感性优于 CT，表现为脑挫裂伤灶长 T_1、长 T_2 水肿信号及不同时期出血信号。

（二）非手术治疗措施

包括密切观察病情变化，动态复查 CT；保持呼吸道通畅；减轻脑水肿，降低颅内压。对症处理高热、躁动、癫痫等。

下列情况可考虑手术治疗：①患者意识障碍逐渐加深，保守治疗无效；② CT 提示脑水肿严重，中线移位明显；③脑挫裂伤合并颅内血肿容量超过 30ml；④颅内压监测压力持续升高，其他方法难以控制。

（三）脑挫裂伤手术方式

开颅探查、去骨瓣减压、碎化坏死脑组织清除等。

三、弥漫性轴索损伤

弥漫性轴索损伤是一种特殊的颅脑损伤类型，可导致患者死亡、植物人状态或严重神经功能障碍。致伤机制是外伤使头部产生旋转加速度或角加速度，脑组织内部发生剪应力作用，脑组织受压及回位过程中神经轴索和小血管损伤。多见于车祸，也可见于坠落伤，锐器颅脑损伤患者较少见。

（一）临床表现与诊断要点

1. 头部有加速性损伤病史。

2. 伤后大多即刻昏迷，昏迷程度深，持续时间长，极少出现中间清醒期，这是弥漫性轴索损伤的典型临床特点。

3. 无明确的神经系统定位体征，部分患者出现瞳孔变化，可表现为双侧瞳孔不等大，单侧或双侧散大，瞳孔对光反射消失，以及同向斜视、眼球分离或强迫下视。

4. CT 和 MRI 扫描可见大脑皮质的髓质交界处、神经核团和白质交界处、胼胝体、脑干有单发或多发无占位效应出血灶及脑弥漫性肿胀、蛛网膜下腔出血，中线结构无明显移位。

5. 严重弥漫性轴索损伤患者脑干诱发电位潜伏期有明显延长。

（二）分型

根据患者昏迷的时间和程度，将弥漫性轴索损伤分为 3 种类型。

1. **轻型** 伤后昏迷 6～24h，清醒后有记忆力减退和逆行性遗忘，无肢体运动障碍，少数患者出现短期的去皮质状态。

2. **中型** 最为常见，伤后昏迷数天至数周，常伴有颅底骨折，伤后偶尔出现脑干体征和去皮质状态，清醒后有明显的记忆力减退、逆行性遗忘和轻度肢体运动障碍。

3. **重型**　为最严重的一种类型,伤后昏迷数周或更长,出现明显的脑干体征、去皮质状态和去大脑强直。

（三）治疗

1. 严密观察患者的生命体征、瞳孔、颅内压、血氧饱和度,病情变化时,复查头部 CT。

2. 保持呼吸道通畅,必要时做气管切开和呼吸机辅助呼吸。

3. 使用止血药、抗生素,维持水电解质平衡;使用甘露醇、呋塞米和人血白蛋白等药物控制脑水肿;尼莫地平及纳洛酮保护神经元。

4. 冬眠低温治疗降低脑组织氧耗量,减轻脑水肿。

5. 高压氧治疗增加血氧含量,改善缺血、缺氧。

6. 治疗并发症。

7. 手术治疗。对于一侧大脑半球肿胀和水肿引起脑中线结构移位,出现一侧瞳孔散大时应及时去骨瓣减压。

四、脑干损伤

脑干损伤是指伤后立即出现脑干症状,可分为脑干震荡、脑干挫伤及出血等。单纯原发性脑干损伤较少见,一般多伴有脑其他部位各种性质的损伤。

（一）临床表现与诊断要点

1. 有颅脑损伤机制及病史。

2. 伤后立即出现昏迷,持续时间长,恢复慢,很少出现中间好转期或中间清醒期。

3. 瞳孔和眼球运动变化　中脑损伤患者眼球固定,瞳孔大小、形态变化无常,瞳孔对光反射消失;脑桥损伤时双侧瞳孔极度缩小,眼球同向偏斜。

4. 延髓损伤时患者呼吸、循环功能紊乱,可伴有高热。

5. 脑干损伤患者早期即出现去大脑强直或交叉性瘫痪、

锥体束征阳性、脑神经功能障碍等体征。

6. 自主神经功能紊乱，出现顽固性呃逆、呼吸衰竭或消化道出血等。

7. CT 和 MRI 扫描显示脑干呈点状出血区、脑干肿胀，周围脑池受压或闭塞。

8. 脑干听觉诱发电位表现为损伤平面下各波正常，而损伤水平及其上各波则异常或消失。

（二）治疗

轻度脑干损伤可按照脑挫裂伤治疗；重症患者死亡率高，救治困难，常采用以下措施：

1. 生命支持及神经重症治疗，注意避免或防止出现继发性脑损伤。

2. 注意气道保护，昏迷时间较长，可考虑行气管切开。

3. 注意营养支持，吞咽困难患者应采用鼻饲。

4. 早期神经康复治疗和高压氧治疗。

5. 加强护理，积极防治并发症。

（刘伟明　刘佰运）

第五节　创伤性颅内血肿

创伤性颅内血肿形成后，随血肿体积不断增大，临床症状会进行性加重，进而引起颅内压增高，导致脑疝形成，危及生命。创伤性颅内血肿是临床上常见的继发性脑损伤的主要类型，早期及时血肿清除，可在很大程度上改善预后。

一、血肿分类
（一）根据血肿的来源与部位分类
临床上根据血肿的来源与部位，将血肿分为：

1. 硬脑膜外血肿。

2. 硬脑膜下血肿。

3. 脑内血肿。

4. 多发性颅内血肿。

（二）根据血肿症状出现的时间分类

1. **急性血肿**　伤后 72h 以内出现症状者。

2. **亚急性血肿**　伤后 3d～3 周内出现症状者。

3. **慢性血肿**　伤后 3 周以上出现症状者。

二、硬脑膜外血肿

硬脑膜外血肿，是指出血积聚于硬脑膜外腔与颅骨之间。硬脑膜外血肿出血来源与颅骨损伤关系密切。当颅骨骨折或颅骨在外力作用下瞬间变形，位于骨沟内的硬脑膜动脉或静脉窦随之撕破，引起出血或骨折端板障出血。在血肿形成过程中，除原出血点外，由于血肿的体积效应不断使硬脑膜与颅骨分离，又可撕破另外一些小血管，使血肿不断增大，最终出现颅内压增高和脑受压的症状。

（一）诊断

1. 临床表现

（1）头部外伤史：由于硬脑膜外血肿出血来源的特点，病史通常在伤后数小时，一般在 1～2d 内。

（2）意识障碍：意识改变受原发性脑损伤及其后的血肿形成的继发脑损伤的影响，常见有如下几种类型：①原发性脑损伤较轻，如脑震荡，有一过性意识障碍。而血肿形成得不是很快，因此在脑疝形成前有一段数小时的清醒期，形成受伤后立即昏迷—清醒—再昏迷过程。②原发性脑损伤较重，加之血肿形成较为迅速，此时无中间清醒期，仅表现为意识障碍进行性加重。③原发性脑损伤甚轻或原发性脑损伤很局限，不存在原发昏迷，只当血肿增大脑疝形成后出现昏迷。

（3）头皮血肿或挫伤：往往在血肿形成部位有受力点所造成的头皮损伤。

（4）瞳孔变化：在血肿形成后的早期，患侧瞳孔一过性缩小，随后扩大，瞳孔对光反射迟钝或消失；同侧眼睑下垂。晚期对侧瞳孔亦散大。

（5）锥体束征：早期血肿对侧肢体力弱，逐渐进行性加重。晚期出现双侧肢体的去大脑强直。

（6）生命体征：表现为进行性血压升高、脉搏缓慢以及体温升高。

（7）其他：昏迷前有头痛、烦躁不安；呕吐、尿失禁和癫痫等。

2. 辅助检查

（1）头部 X 线平片：约 90% 的硬脑膜外血肿病例伴有颅骨骨折。

（2）头部 CT 扫描：该项检查可明确是否有血肿形成，血肿定位，计算出血量，中线结构有无移位及有无脑挫伤等情况，骨窗像对骨折的认识更加明了。典型表现为颅骨内板与脑表面之间的双凸镜形密度增高影。

（二）治疗

1. 非手术治疗　仅用于病情稳定的小血肿，适应证如下。

（1）患者意识无进行性恶化。

（2）无神经系统阳性体征或原有神经系统阳性体征无进行性加重。

（3）无颅内压增高症状和体征。

（4）除颞区外，大脑凸面血肿量 <30ml，颅后窝血肿 <10ml，无明显占位效应（中线结构移位 <5mm）、GCS>8 分，没有局灶损害症状和体征者。治疗方法基本同脑挫裂伤。但特别需要严密动态观察患者意识、瞳孔和生命体征变化，动态行头部 CT 复查。若发现病情变化或血肿增大，应立即行手术治疗。

2. **手术治疗适应证**

（1）有明显颅内压增高症状和体征的颅内血肿。

（2）CT 扫描提示明显脑受压的颅内血肿。

（3）幕上血肿量 > 30ml，颞区血肿量 > 20ml，幕下血肿量 > 10ml。

（4）患者意识障碍进行性加重或出现昏迷。

3. **手术方法** 根据血肿部位采取相应区域骨瓣开颅，清除血肿和彻底止血，悬吊硬脑膜，骨瓣原位复位固定。对于巨大硬脑膜外血肿、中线移位明显、瞳孔散大的患者，可采用标准去大骨瓣减压和硬脑膜减张缝合。

三、急性硬脑膜下血肿

急性硬脑膜下血肿（acute subdural hematoma）是指颅内出血，血液积聚于硬脑膜下腔。硬脑膜下血肿是颅内血肿中发生率最高者，同时可为多发或伴发其他类型颅内血肿。

急性硬脑膜下血肿是指伤后 3d 内出现血肿症状者。多数伴有较重的对冲性脑挫裂伤和皮质的小动脉出血，伤后病情变化急剧。

（一）诊断

1. **临床表现**

（1）临床症状较重，并迅速恶化，尤其是特急性血肿，伤后仅在 3h 内可出现双侧瞳孔散大、病理性呼吸的濒死状态。

（2）意识障碍：意识障碍的变化中有中间清醒或好转期者少见，多数为原发性昏迷与继发性昏迷相重叠，或昏迷的程度逐渐加深。

（3）颅内压增高的症状出现较早，其间呕吐和躁动比较多见，生命体征变化明显。

（4）脑疝症状出现较快，尤其是特急性硬脑膜下血肿一侧瞳孔散大后不久，对侧瞳孔亦散大，并出现去大脑强直，病理性呼吸等症状。

（5）局灶症状较多见，偏瘫、失语可来自脑挫伤和 / 或血肿压迫。

2. 辅助检查

（1）头部 X 线平片：半数病例伴有颅骨骨折。

（2）头部 CT 扫描：在脑表面呈新月形或半月形高密度区，有助于诊断。

（二）治疗

1. 非手术治疗

（1）出血量较少，无进行性意识恶化。

（2）血肿厚度 <10mm，中线移位 <5mm，GCS 评分大于 9 分的急性硬脑膜下血肿，可暂行非手术治疗，但应严密观察病情及动态 CT 复查，必要时手术治疗。

2. 手术治疗适应证

（1）急性硬脑膜下血肿 > 30ml，颞部 > 20ml，血肿厚度 >10mm，或中线移位超过 5mm，应行手术治疗。

（2）硬脑膜下血肿 <30ml，颞部 <20ml、血肿厚度 <10mm，或中线移位 <5mm，GCS 评分小于 9 分的急性硬脑膜下血肿，可暂行非手术治疗，并严密观察病情。若出现进行性意识障碍加重，GCS 评分下降 >2 分，应立即手术治疗。

3. 手术方法 具有手术指征的急性硬脑膜下血肿（尤其是昏迷患者），应采用标准大骨瓣开颅清除血肿。根据术中颅内压情况决定保留骨瓣或去骨瓣减压，硬脑膜原位缝合或减张缝合。

四、慢性硬脑膜下血肿

慢性硬脑膜下血肿（chronic subdural hematoma）为伤后 3 周以上出现血肿症状者，好发于老年患者。血肿大多广泛覆盖大脑半球的额叶、顶叶和颞叶。血肿有一黄褐色或灰色结缔组织包膜,血肿内容早期为黑褐色半固体的黏稠液体,晚期为黄色或清亮液体。

（一）诊断

1. 临床表现

（1）病史多不明确,可有轻微外伤史,或已无法回忆。

（2）慢性颅内压增高症状常于受伤1～3个月后逐渐出现头痛、恶心、呕吐、复视、视物模糊、一侧肢体无力和肢体抽搐等。

（3）精神和智力症状表现为记忆力减退、理解力差、智力迟钝、精神失常,有时误诊为神经症或精神病。

（4）局灶性症状由于血肿压迫所导致轻偏瘫、失语、同向性偏盲、视神经盘（又称视神经乳头）水肿等。

2. 辅助检查

（1）实验室检查:主要注意凝血及血小板检查了解凝血功能是否正常。

（2）神经影像检查:①头部X线,可显示脑回压迹,蝶鞍扩大和骨质吸收。②头部CT扫描,颅骨内板下可见一新月形、半月形混杂密度或等密度阴影,中线移位,脑室受压。③头部MRI扫描对其可进一步确诊。

（二）治疗

1. 非手术治疗　对不适合手术的患者,可个体化选择采用阿托伐他汀等药物治疗。

2. 中药治疗

3. 手术治疗

（1）颅骨钻孔闭式引流术（首选）。

（2）骨瓣开颅血肿清除术:①闭式引流术未能治愈复发者;②血肿内容为大量血凝块;③血肿壁厚,引流后脑组织不能膨起者,手术旨在将血肿清除及大部分血肿壁一并切除。

五、脑内血肿

脑内血肿多发生在脑挫裂伤最严重的伤灶内,常见的血肿部位有额叶底部、颞极以及颅骨凹陷骨折的深处,有时可与硬脑膜下血肿伴发,老年人好发于脑深部白质内。

(一)诊断

1. 临床表现

(1)头部外伤史受伤机制多为对冲伤。

(2)意识障碍:意识障碍呈进行性加重,或伤后持续性昏迷,很少有中间清醒期。如血肿破入脑室,意识障碍则更加明显。如系颅骨凹陷骨折所致脑内血肿,则患者可能有中间清醒期。

(3)颅内压增高症状一般较明显。

(4)局灶体征与血肿所在部位有密切关系,可见有偏瘫、失语、癫痫等。

2. 辅助检查

(1)实验室检查:同慢性硬脑膜下血肿的检查方法。

(2)神经影像检查:①头部 X 线平片,除外颅骨骨折,特别是颅骨凹陷骨折。②头部 CT 扫描,在脑挫伤灶附近或脑深部白质内见到圆形或不规则高密度或混杂密度血肿影,即可诊断。③头部 MRI,可以在急性期后进一步明确诊断。

(二)治疗

1. 非手术治疗

(1)无明显临床症状的脑内小血肿。

(2)脑挫裂伤伴脑内血肿患者,如果无明显意识改变和神经功能损害表现,药物能有效控制高颅压,CT 未显示明显占位效应者,可暂行非手术治疗,但需严密观察病情变化及动态 CT 复查。

2. 手术治疗适应证

(1)脑挫裂伤脑内血肿患者出现进行性意识障碍和神经

功能障碍,药物无法控制高颅压,CT出现明显占位效应者,应行手术治疗。

（2）出现意识障碍的额颞顶叶挫裂伤合并脑内血肿体积＞20ml,中线移位＞5mm,伴基底池受压者,应行手术治疗。

（3）有ICP监测,经过保守治疗后ICP仍大于25mmHg者。

3. 手术方法

（1）对于局限性脑内血肿患者,依据病情采用相应骨瓣或标准大骨瓣开颅清除血肿,彻底止血,术中根据颅内压情况决定保留或去骨瓣减压,使硬脑膜原位缝合或减张缝合。

（2）对于额颞顶叶广泛脑挫裂伤合并脑内血肿,CT出现明显占位效应的患者,应提倡采用标准大骨瓣开颅清除血肿、彻底止血,并行去骨瓣减压,硬脑膜减张缝合。个别脑水肿、肿胀致恶性脑膨出者,联合内减压。

六、迟发性外伤性颅内血肿

迟发性外伤性颅内血肿（delayed traumatic intracranial hematoma,DTIH）是指头部外伤后首次头部影像学检查未发现血肿,经过一段时间后重复CT扫描发现的血肿;或原出血处逐渐扩大形成的血肿。迟发性血肿可发生在硬脑膜外、硬脑膜下和脑实质内,短者伤后数小时至数日,长者数周甚至数月。降低迟发性外伤性颅内血肿病死率和致残率的关键在于早期诊断和治疗。

（一）诊断

1. 临床表现 出现以下情况,可考虑本病的可能。

（1）严重的临床症状,剧烈头痛、频繁呕吐、烦躁不安及有意识障碍,但是CT所显示的脑损伤却较轻微,少量出血、单纯颅骨骨折、蛛网膜下腔出血（SAH）等。

（2）经恰当的治疗后伤者意识状态无好转或一度好转后又恶化。

（3）观察及治疗过程中出现新的神经系统损害表现，如偏瘫、失语、瞳孔散大等，此外还包括：①出现局限性癫痫发作；②伤后或术后患者长时间处于低意识水平，或减压窗外膨明显且张力较高；③ ICP 监测持续升高或一度平稳后突然升高。

2. 辅助检查

（1）首选 CT 扫描，早期复查有助于及时发现原来无血肿区的新的血肿。

（2）复查凝血功能，如有异常，则出现迟发性血肿的概率增加，需更加密切监测患者。

（二）治疗

1. 早期发现，及时行血肿清除手术。

2. 小血肿无手术指征，可采用保守治疗；但必须严密观察病情和进行 CT 监测。

3. 积极防治并发症。

4. 对并发脑疝病情严重者，清除血肿的同时可行标准大骨瓣减压术。

5. 如血肿发生在颅后窝且并发急性脑积水、急性颅内压增高者，应行脑室穿刺外引流术，随即行血肿清除术。

（徐　珑　刘佰运）

第六节　开放性颅脑损伤

开放性颅脑损伤（open craniocerebral injury）除头部开放创伤外，常有不同程度的脑损伤、出血、水肿、感染等继发损害。而与闭合性脑损伤相比较，除了损伤原因不同外，因有创口存在，所以具有可致失血性休克、易致颅内感染等特点。

一、诊断

（一）临床表现

1. **病史**　询问受伤时间、致伤物种类及经过何种处理。

2. **头部创口检查**　应仔细检查创口大小、形状、有无活动性出血、有无异物及碎骨片，脑组织或脑脊液流出。

3. **意识障碍**　取决于脑损伤部位和程度。局限性开放伤未伤及脑重要结构或无颅内高压患者，通常无意识障碍；而广泛性脑损伤、脑干或下丘脑损伤，合并颅内血肿或脑水肿引起颅内高压者，可出现不同程度的意识障碍。

4. **局灶性症状**　依据脑损伤部位不同，可出现偏瘫、失语、癫痫、同向偏盲、感觉障碍等。

5. **颅内高压症状**　创口小、创道内血肿和／或合并颅内血肿以及广泛性脑挫裂伤而引起严重颅内压升高者，可出现头痛、呕吐、进行性意识障碍，甚至发生脑疝。

（二）辅助检查

1. **实验室检查**

（1）血常规检查了解失血、失液情况。

（2）腰椎穿刺主要了解有无颅内感染和颅内压情况，但要慎重。

2. **神经影像检查**

（1）头部 X 线检查：了解颅骨骨折的部位、类型、颅内金属异物或碎骨片嵌入的位置等情况。

（2）头部 CT 扫描：对诊断颅内血肿、脑挫裂伤、蛛网膜下腔出血、脑中线移位、脑室大小形态等有意义；亦可显示颅内异物以及颅骨骨折。

二、治疗

（一）非火器性颅脑损伤

1. **及时清创处理，预防感染**　应尽早清除挫碎组织、异物、血肿,修复硬脑膜及头皮创口,将有污染的开放性伤道变为清洁的闭合性伤道,为脑损伤的修复创造有利条件。

2. **清创手术** 尽可能在伤后 6～8h 内行清创,但清创时间多取决于患者伤后来院就诊时间。目前应用抗生素的条件下,早期清创缝合时间最晚可延长至 48h。清创完毕后应缝好硬脑膜与头皮。伤道与脑室相通时,应清除脑室内积血,留置脑室引流管。如果脑组织膨胀,术后颅内压仍高,可以不缝硬脑膜,并视情况做外减压(颞肌下减压或去骨瓣减压术)。伤后 24h 内,肌内注射破伤风抗毒素或破伤风人免疫球蛋白。

3. **特殊伤的处理** 钢钎、钉、锥等刺入颅内形成较窄的伤道,有时因致伤物为颅骨骨折处所嵌顿,在现场急救时不要贸然将其拔除,特别是伤在静脉窦所在处或鞍区等部位时,仓促拔出致伤物可能引起颅内大出血或附加损伤引起不良后果。接诊后应行头部正侧位及必要的特殊位置的 X 线平片,了解伤道以及致伤物大小、形状、方向、深度、是否带有钩刺以及伤及的范围。如果异物近大血管、静脉窦,可进一步行脑血管造影、CTA 等查明致伤物与血管等邻近结构的关系。根据检查所获取的资料,分析可能出现的情况,研究取出致伤物方法。尽早做好充分准备再行手术。

4. **静脉窦损伤的处理** 首先要做好充分输血准备。上矢状窦损伤时,应先在其周边扩大颅骨骨窗,再取出嵌于静脉窦裂口上的骨片,同时立即以棉片压住窦的破口,并小心检查窦损伤情况。小的裂口用止血海绵或辅以生物胶即可止住,大的破裂口则需用肌筋膜片覆盖于裂口处,缝合固定,亦可取人工硬脑膜修补静脉窦裂口,以达到妥善止血。

(二)火器性颅脑损伤

火器性颅脑损伤的处理包括及时合理的现场急救、快速安全的转送,以及在有专科医师和设备的医院进行早期彻底清创和综合治疗。

其中,颅脑穿透伤伤情较重,分为 3 种类型。①非贯通伤:仅有射入口,致伤物停留在伤道末端,无射出口。②贯通伤:投射物贯通颅腔,有入口和出口,形成贯通伤道,多为高速枪伤所致,脑损伤广泛而严重,是火器性颅脑损伤最严重者。③切线伤:投射物与头部呈切线方向擦过,飞离颅外,射入口和射出口相近,头皮、颅骨、硬脑膜和脑组织浅层皮质呈沟槽状损伤,所以又称沟槽伤。

1．现场急救与转送。

2．早期清创处理,清创目的是把创道内污染物如毛发、泥沙、碎骨片、弹片异物、坏死碎化的脑组织、血块等清除,经清创后使创道清洁、无异物、无出血、无坏死脑组织,然后进行修补硬脑膜,缝合头皮,由开放伤变为闭合伤。清创要求早期和彻底,同时尽可能不损伤健康脑组织,保护脑功能。伤后 24h 内,应肌内注射破伤风抗毒素或破伤风人免疫球蛋白。

3．术后处理应定时观察意识、瞳孔,生命体征的变化和神经系统体征。观察有无继发性出血、脑脊液漏,必要时行 CT 动态观察。加强抗感染、抗脑水肿、抗休克治疗,术后常规抗癫痫治疗,加强全身支持治疗;昏迷患者保持呼吸道通畅,吸氧并加强全身护理,预防肺炎、褥疮和泌尿系统感染。

（徐 珑 刘佰运）

第七节　儿童颅脑损伤

一、头皮血肿
（一）帽状腱膜下血肿
帽状腱膜下血肿是儿童常见的一种头皮血肿。由于帽状腱膜下层为蜂窝组织层,是一疏松的组织间隙,发生血肿时可向四周扩展,甚至可蔓延至全头皮下,因此血肿面积一般较大,不受颅缝限制,触之柔软而有明显波动感。婴幼儿巨大帽状腱膜下血肿可引起贫血,甚至失血性休克。帽状腱膜下层常有导血管与颅内静脉窦相通,如发生感染可引起颅内感染。

1. **诊断** 头部 CT 示头皮下高密度影,如一侧头皮下血肿常呈新月形,大范围血肿可扩展至整个帽状腱膜下而呈环形。血肿边界清晰,使头皮与颅骨分离,CT 值为 60~100HU,如为开放性创伤,其中可见气体影。血肿下方的颅骨可伴有颅骨骨折。

2. **治疗** 血肿较小者可加压包扎,待其自行吸收;若血肿较大,则应在严格皮肤准备和消毒下穿刺抽吸,然后再加压包扎。经反复穿刺加压包扎血肿仍不能缩小者,需注意是否有凝血障碍或其他原因。对已有感染的血肿,需切开引流。

(二)骨膜下血肿

儿童颅骨的骨膜与颅骨粘连较松,易于剥离,故创伤后易出现骨膜下血肿。常发生于婴幼儿。颅骨外膜在颅骨缝处则粘连紧密,因而颅骨骨膜下血肿常局限于某一块颅骨范围内,不超越颅缝,面积较小,张力较高、质硬,可有或无波动感。常伴有血肿下方的颅骨骨折。

1. **诊断** 头部 CT 示血肿局限于某一骨块范围内,呈圆形或球形高密度影,也可呈新月形,边缘较清晰而锐利,一般不跨越颅缝界限,常局限于两个颅骨骨缝之间。

2. **治疗** 处理原则与帽状腱膜下血肿相似,但对于伴有颅骨骨折者不宜强力加压包扎,以防血液经骨折缝流入颅内,引起硬脑膜外血肿。

二、颅骨骨折

此部分内容主要为发生于儿童脑外伤后的几种特殊类

型的颅骨骨折,与成人外伤性颅骨骨折重复的内容并不在此重复。

(一)颅骨生长性骨折

颅骨生长性骨折(growing fracture of skull)也可称为外伤性软脑膜囊肿(post-traumatic leptomeningeal cyst,PTLMC)。发病率低,仅占颅骨骨折 0.05%~0.6%,特点为骨折线增宽和硬脑膜撕裂。平均发病年龄<1 岁,90% 以上的病例均在 3 岁前发病,多数在外伤后 6 个月内发病。个别患者仅出现骨缝增宽,并不形成帽状腱膜下肿物,并可在数月后病情稳定不再进展,被称为假性生长性骨折(pseudogrowing fracture)。

1. 诊断

(1)临床表现:临床多表现为头皮肿物(通常为帽状腱膜下),少部分患者仅诉头痛。

(2)头部 CT(颅骨表面重建)或头部正侧位 X 线平片:增宽的骨折线,骨折边缘呈"火山口样"隆起。

2. 治疗

(1)手术治疗为首选治疗,关键是修补硬脑膜缺损,术中需明确所有的硬脑膜缺损范围,切除或打通位于骨折下方的囊肿或脑穿通畸形,硬脑膜要连续严密缝合达到密闭程度。可以用自体移植的颞浅筋膜来修补大的硬脑膜缺损。如颅骨缺损较大,则应考虑在硬脑膜修补处上方覆盖一些颅骨(周围骨板重塑以覆盖原缺损区域),严重者可二期修补颅骨。如果下方的硬脑膜完全正常,则残留的颅骨缺损区可以自行愈合。常规缝合头皮。

(2)观察:假性生长性骨折的患儿尚未出现头皮肿物前可定期复查,暂不考虑手术干预。

(二)儿童颅骨凹陷骨折

颅骨凹陷骨折好发于低龄儿童,部位常见于额顶骨,其中 1/3 为闭合性骨折。形成原因为儿童颅骨较薄、易变形。

由于头部外伤形成的头皮肿胀或皮下血肿往往使此病漏诊，因此CT检查十分必要。

1. 简单的颅骨凹陷骨折 由于脑组织发育引起的颅骨重塑可以消除颅骨畸形，因此年幼患儿可采取保守观察的方法，并非一定需要手术治疗。以下情况建议采取手术干预：①明确存在硬脑膜破裂损伤；②经保守观察，年长儿童持续存在由于颅骨凹陷骨折引起的外观缺陷；③引起局灶性神经功能障碍。

2. 儿童乒乓球样骨折（"Ping-pong ball" fracture） 属于青枝骨折的一种表现形式，在颅骨冲击部位形成凹陷，与儿童（通常见于新生儿）颅骨具有可塑性的特点有关。除非以下情况，一般情况无需采取手术干预：①影像学检查发现颅内骨折碎片；②合并神经功能障碍（罕见）；③有高颅压表现；④存在脑脊液漏；⑤凹陷颅骨长期无法复位。

手术方法：病灶周围小切口，伸入骨撬将凹陷骨板撬起复位，失败者需扩大切口将凹陷骨板取下后复位固定。

三、儿童脑外积液

创伤性硬脑膜下积液，亦可称为"硬脑膜下水瘤"，因无法确定积液在硬脑膜下还是蛛网膜下，因此也被称为脑外积液（extra-axial fluid collections），主要是创伤时造成脑表面、视交叉池或外侧裂（sylvian fissure）池等处的蛛网膜撕裂，脑脊液经瓣状破口进入硬脑膜下腔，而不能回流，继而液体积聚较多，覆盖脑表面。好发于老年人及儿童，部位以额颞叶最为常见。

1. 临床表现 婴儿发病平均时间约为4月龄。少量的积液临床无明显症状和体征。量大者，急性期可出现昏睡、头痛、恶心、呕吐等高颅压症状（如前囟扩大或张力增高）；亚急性和慢性患者可有发育迟缓、前额隆起、易激惹、癫痫、头围扩大，可伴有视物模糊、复视和视神经盘水肿等，并同时产生语言障碍或局限性的肢体运动及感觉障碍。积液通常色黄，蛋白质成分多。

2. **影像学检查**　头部 CT 可见一侧或两侧颅骨内板下的新月形脑脊液密度影，少数可呈半月形或双凸形，多数在额叶，也可表现为大脑前纵裂或侧裂增宽、脑池扩张，脑室通常大小正常或轻度扩张，可有脑室受压变形。头部 MRI 表现：病变信号类似脑脊液。

3. **鉴别诊断**

（1）脑萎缩：脑萎缩产生的硬脑膜下腔不含有黄色的、蛋白增高的液体。巨脑畸形患儿伴有硬脑膜下积液时往往预示脑萎缩。

（2）硬脑膜下血肿：新鲜出血时 CT 为高密度，且通常为单侧，而硬脑膜下积液常双侧发生。硬脑膜下血肿常表现为癫痫、囟门张力增高、呼吸障碍、低血压、视网膜出血。

4. **治疗**　无症状者无须治疗，需要定期复查。临床症状不严重者多数病例可自愈。单纯钻孔引流后临床症状通常可改善，但复发的现象比较常见，多次复发者可采用硬脑膜下 - 腹腔分流术。

5. **预后**　预后效果往往取决于合并的脑损伤而非硬脑膜下积液本身。

（徐　珑　刘佰运）

第八节　创伤性脑损伤神经重症监护治疗

重型颅脑创伤的预后很大程度上取决于对原发性和继发性损伤的认识。神经重症监护能够为创伤性脑损伤患者提供最佳的治疗环境。通过有效的重症治疗和监护，重型颅脑创伤的死亡率和致残率可以明显降低。

一、脑功能监测

1. **颅内压监测** 因为颅内压增高和创伤关系极度密切,与预后不良直接相关。ICP 持续超过 20mmHg 的时间是影响重型颅脑损伤患者预后的重要指标,尤其是 ICP 维持 20mmHg 以上的时间越长,预后不良的可能性越大。因此,对于重型颅脑损伤的重症监护治疗,颅内压监测是关键核心技术。

适应证:重型颅脑损伤患者(GCS<9 分)。禁忌证:①清醒患者;②凝血功能障碍。并发症:整体上风险可控。主要并发症包括:感染、出血、失效、位置不佳等。

优先推荐脑室型颅内压探头,测量颅内压增高同时可放出脑脊液协助减压。

2. **脑灌注压监测** 脑灌注压(CPP)为颅内压和平均动脉压计算所得的间接监测指标。CPP 可反映脑血流量(CBF),而 CBF 与继发性脑损伤密切相关。为保证脑血流灌注,应避免 CPP<50mmHg。计算公式:脑灌注压(CPP)= 平均动脉压(MAP)-颅内压(ICP)。

3. **其他辅助监测指标** 主要包括:经颅多普勒超声(TCD)、颈静脉血氧饱和度(jugularn venous oxygen saturation,$SjVO_2$)、脑组织氧分压(partial oxygen pressure of brain tissue,$PbtO_2$)监测、局部脑血流量(regional cerebral blood flow,rCBF)监测、脑微透析等技术方法。

二、系统监测和管理

1. **呼吸系统监护和气道管理** 颅脑创伤,尤其是重型颅脑创伤,无论手术与否,都容易发生呼吸功能障碍。呼吸系统监护和气道管理至关重要。

(1)呼吸道管理:对于昏迷患者,保持呼吸道通畅,注意吸痰，防止误吸，舌后坠者放置口咽通气道。

（2）人工气道：包括气管内插管和气管切开置管两种类型。一般主张抢救或需插管时间较短者，首选气管插管；需保留较长时间气管内插管者考虑行气管切开。

（3）呼吸支持：若患者自主呼吸不能维持正常气体交换，即需机械通气。机械通气适应证：面罩吸氧后血气 $PaCO_2 >$ 8kPa（60mmHg）、$PaO_2 <$ 8kPa（60mmHg）；$PaO_2/FiO_2 <$ 150；呼吸急促（呼吸频率 $>30\sim35$ 次 /min）、肺活量体重指数 $<15ml/kg$、潮气量 < 正常量的 1/3、潮气量 / 无效腔量 >0.6 及最大吸气负压 $<-2.5kPa（-25.5cmH_2O）$。

2. 循环系统监测　重型颅脑创伤患者原则上都应行持续心电监测。中枢神经系统损伤、休克状态、脱水药物的使用、体温波动等因素都会引起心率或心律的变化。治疗原则上首先针对原发病治疗，辅助以对症处理。

3. 液体及电解质平衡维持

（1）液体维持：治疗原则为防止体内水分过多引起脑水肿，同时应补充血容量，避免过度脱水，维持循环系统稳定。注意整体出入量平衡。出现尿崩症者，可临时使用去氨加压素。

（2）低钠血症：常见类型有抗利尿激素分泌失调综合征（syndrome of inappropriate secretion of antidiuretic hormone，SIADH）及脑性耗盐综合征（cerebral salt wasting syndrome，CSMS）。治疗上以维持出入量平衡、对症补充为主。需要注意，过量快速纠正低钠血症可导致脑桥中央髓鞘溶解、脑出血或充血性心力衰竭，应尽量避免。

（3）高钠血症：多因补充水分不足或排出水分太多导致。应针对病因迅速纠正。

（4）低钾血症：颅脑创伤患者可能因为限水、进食差、呕吐、利尿、长期脱水等情况出现低钾血症。治疗上应明确病因,及时补充,尽量采用口服途径补钾。不能口服必须静脉补钾者,应注意浓度和滴注速度,及时监测。

4. 营养支持 在无消化道出血等禁忌证情况下,颅脑损伤后 7d 内应逐步恢复到基本热卡的营养支持治疗。逐渐从肠外营养过渡到肠内营养。

5. 预防深静脉血栓 深静脉血栓形成(deep venous thrombosis,DVT)是重型颅脑创伤的常见并发症之一。建议对于短期内无法正常下地活动的患者,完善双下肢血管超声。无明确禁忌证者,使用间断气泵防止深静脉血栓形成。低分子肝素有增加颅内出血的风险,须与血管外科商议,谨慎使用。

(徐 珑 刘佰运)

第九节 脑损伤后期常见并发症及处理原则

一、创伤性脑脊液漏

常见创伤性脑脊液漏包括鼻漏、耳漏、眼漏及伤口漏。颅骨骨折后,硬脑膜及蛛网膜撕裂,硬脑膜缝合不完整、术后伤口不延迟愈合、伤口感染及脑膨出均可造成脑脊液漏。由于蛛网膜下腔与外界相通,易发生逆行性感染,从而有诱发颅内感染风险。

(一)临床表现与诊断

主要临床表现为伤后鼻腔或耳道反复流出血性或清亮液体,低头时流量增加,并可伴发头痛。流出液行葡萄糖定量分析,其含量在 1.7mmol/L 以上,即可确诊为脑脊液。头部 X 线平片和 CT 多可见颅底骨折。

(二)治疗

1. 保守治疗 多数患者采用保守治疗可以痊愈。取头高位卧床休息，鼻腔与耳道不冲洗，避免紧张、咳嗽、喷嚏及用力，避免脑脊液加速流失，运用甘露醇等降压药物为漏口愈合创造条件，限制饮水量和食盐摄入量，预防便秘。同时应用抗生素预防逆行性颅内感染。CT 或 MRI 先排除梗阻性脑积水情况下，可通过腰椎穿刺或持续腰池引流促进漏口愈合，但应高度警惕继发颅内感染的风险。

2. **手术治疗**　创伤性脑脊液漏经保守 4 周不愈者，可考虑采取开颅手术或经鼻内镜手术修复漏口。术前需通过 CT、MRI 尽可能确定漏口位置，必要时行 CT 脑池造影协助确定。

二、创伤性脑积水

多见于重型脑挫裂伤合并蛛网膜下腔出血，是伤后病情加重与预后不良的重要因素。主要是由于破入脑室的血块影响脑脊液循环，或血性脑脊液妨碍脑脊液的吸收所导致的。

（一）**诊断**

急性脑积水主要表现为颅内压进行性升高，患者持续昏迷，意识障碍好转后又加深；慢性脑积水者主要表现为常 / 低压性脑积水，可持续脑昏迷数月，也可发生智力障碍，精神症状，行走不稳及尿失禁等。头部 CT 或 MRI 显示脑室系统扩大，室旁水肿。需要鉴别的是创伤后迟发性脑室扩大也可能是由于脑萎缩所致（脑外积水），原因可能是弥漫性轴索损伤，不表现为"真性"脑积水。

（二）**治疗**

1. **保守治疗**　患者创伤后有脑室扩大但没有临床症状，日常活动行为良好者，可以保守治疗，临床观察。

2. **手术治疗**

（1）高压性脑积水和常 / 低压性脑积水的手术指征：①症状和体征，有头晕头痛症状，并伴有典型或不典型的"三主征"，或意识障碍持续，或患者神经功能康复期好转后又加重。②影像学表现为脑室扩大，室旁水肿，Evans 指数＞0.3。③腰椎穿刺放液试验阳性。

（2）明确手术指征者，应及时施行脑脊液分流手术：首选脑室 - 腹腔分流术，其他还有腰池 - 腹腔分流术和脑室 - 心房分流术。尽量采用可调压力型分流管。当脑积水合并颅骨缺损时，根据患者情况可考虑同期或分期行分流和颅骨修补手术。

（3）手术效果评估：包括格拉斯哥预后评分（Glasgow prognostic score, GOS）；功能障碍评分（DRS）；神经行为评分（NRS）；日常生活活动能力（ADL）评分；其他特殊功能评定（认知，运动，语言，智力，记忆力等）。

（4）分流手术并发症：20%～30% 分流手术会出现并发症，包括感染，堵管，颅内出血，过度引流，分流装置问题等。其中感染和堵管最为常见，特别是感染后果最为严重，一旦感染，极少有带管治愈的。因此提高手术无菌条件（包括手术室无菌环境，人员和物品的无菌消毒，对患者的无菌消毒等）至关重要。

三、颅骨缺损

随着去骨瓣减压手术的普及应用，重型颅脑创伤后颅骨缺损十分常见，大面积颅骨缺损改变了颅腔内正常压力、颅内血液及脑脊液循环，打破了颅内原有的生理平衡，易造成脑组织变形、移位，脑室扩大，影响脑脊液的产生、吸收及循环，从而形成脑积水、脑膨出等并发症。颅骨缺损修补术不仅起到修复整形、脑组织保护的作用，还可改善缺损部位脑组织的供血障碍和脑脊液循环异常，使患者获得心理安全，也能够改善如头痛、头晕、恶心等一些神经症状。

（一）手术适应证、手术时机和禁忌证

1. 适应证

（1）颅骨缺损直径＞3cm。

（2）缺损部位有碍美观。

（3）引起长期头晕、头痛等症状并难以缓解。

（4）脑瘢痕形成伴癫痫发作者，可以同时切除病灶。

（5）颅骨缺损致严重精神负担，影响工作与学习者。

2. 手术时机　颅骨修补手术时机的选择应根据具体情况决定。

（1）外伤性单纯颅骨凹陷骨折碎骨片摘除术后、颅骨良性病变摘除术后可同期手术完成颅骨修补。

（2）开放性颅脑创伤所致颅骨缺损，应在早期清创术后，酌情早行颅骨修补术。

（3）对于去骨瓣减压术造成的颅骨缺损，颅骨修补术应在颅压下降后，并切口愈合良好后尽早施行，大部分术后3～6个月符合条件。

（4）对于有术区感染的患者，建议控制感染1年后方可行颅骨修补术。

3. 禁忌证

（1）局部头皮有感染者。

（2）颅内存在感染灶。

（3）颅内压增高者。

（4）缺损区头皮菲薄者。

（5）全身状况差，严重营养不良，重要脏器功能衰竭者。

（二）修补材料

理想的颅骨修补材料应有足够的强度、质量轻、可透过射线、无磁性、易消毒、不导热、易于固定、价格便宜及可诱导骨形成生长。目前还没有一种材料达到这些标准，故应根据患者个体情况、经济、修补部位考虑选用。常用材料有：

1. **自体骨移植**　优点包括：并发症少、组织相容性好、费用合理。缺点：无论体外还是体内保存的自体颅骨瓣都存在着颅骨吸收变小、无菌骨坏死、不易保存、容易感染风险。

2. **人工合成材料**　应用较广的是钛合金板。优点是相对安全、质量轻、强度高、易固定、塑形满意。尽量采用基于术前三维重建CT的数字化颅骨塑形技术，可为患者精确设计并预制出个体化的修补钛合金头骨，这项技术实现了钛合金头骨与缺损部位的精确结合。

3. **其他**　其他的合成材料还包括硅胶、甲基丙烯酸甲酯（有机玻璃）、羟基磷灰石、氧化铝陶瓷和聚醚醚酮（polyetheretherketone，PEEK）。

（三）术后并发症

颅骨缺损修补术后较常见的并发症有皮下积液/积血、硬脑膜外血肿、感染、骨瓣松动下陷、钛钉松脱、材料裸露等。

头皮下积液/积血和硬脑膜外血肿是最常见的并发症，皮下积液/积血和硬脑膜外血肿的发生与术中残留硬脑膜外无效腔、局部渗血、脑脊液漏以及修补材料的组织相容性等有关，预防发生的方法除了仔细术中止血外，术后顺畅有效的血液引流也十分重要。

另一严重并发症是感染，预防感染要求术中严格无菌操作外，术后常规预防应用抗生素，同时注意改善患者的营养状态。一旦发生感染，要及时去除人工骨。

四、创伤后癫痫发作

1. 创伤后癫痫发作（post-traumatic epileptic seizure，PTS），可分为即刻癫痫发作（伤后24h内）、早期癫痫发作（伤后1周内）和晚期癫痫发作（伤1周以后）。

2. 危险因素主要有脑皮质及额颞叶损害，包括：硬脑膜下血肿、颅骨骨折等。

3. 严重颅脑损伤的患者（典型表现为长时间的意识丧失，CT上表现为颅内血肿或脑挫裂伤，和颅骨凹陷骨折）可应用预防性抗癫痫药物治疗，应在伤后尽早用药以减少伤后早期癫痫发作的风险。

4. 不推荐在外伤7d以后常规预防性应用苯妥英钠、卡马西平或丙戊酸来减少创伤后晚期癫痫发作的风险。

（徐　珑　刘佰运）

第十一章

颅 脑 肿 瘤

第一节　总　　论

一、神经系统肿瘤分类

WHO 中枢神经系统（CNS）肿瘤分类 2021 年第五版（表 11-1-1、表 11-1-2）首次推出整合了组织学表型和基因表型的 CNS 肿瘤分类，将原先的 7 大类肿瘤拆解为 12 大类肿瘤，变动最大的是神经上皮起源肿瘤中的胶质瘤和胚胎性肿瘤。

表 11-1-1　WHO 中枢神经系统肿瘤分类（第五版）

胶质瘤、胶质神经元肿瘤和神经元肿瘤
成人弥漫性胶质瘤
星形细胞瘤，*IDH* 突变型
少突胶质细胞瘤，*IDH* 突变伴 *1p/19q* 联合缺失
胶质母细胞瘤，*IDH* 野生型
儿童弥漫性低级别胶质瘤
弥漫性星形细胞瘤，伴 *MYB* 或 *MYBL1* 改变
血管中心性胶质瘤
青少年多形性低级别神经上皮肿瘤
弥漫性低级别胶质瘤，伴 *MAPK* 信号通路改变
儿童弥漫性高级别胶质瘤
弥漫性中线胶质瘤，伴 *H3 K27* 改变
弥漫性半球胶质瘤，*H3 G34* 突变型
弥漫性儿童型高级别胶质瘤，*H3* 及 *IDH* 野生型
婴儿型半球胶质瘤

局限性星形细胞胶质瘤

　毛细胞型星形细胞瘤

　具有毛样特征的高级别星形细胞瘤

　多形性黄色星形细胞瘤

　室管膜下巨细胞型星形细胞瘤

　脊索样胶质瘤

　星形母细胞瘤，伴 *MN1* 改变

胶质神经元肿瘤和神经元肿瘤

　神经节细胞胶质瘤

　婴儿促纤维增生性神经节细胞胶质瘤 / 婴儿促纤维增生性星形细胞瘤

　胚胎发育不良性神经上皮肿瘤

　具有少突胶质细胞瘤样特征及簇状核的弥漫性胶质神经元肿瘤

　乳头状胶质神经元肿瘤

　形成菊形团的胶质神经元肿瘤

　黏液样胶质神经元肿瘤

　弥漫性软脑膜胶质神经元肿瘤

　神经节细胞瘤

　多结节及空泡状神经元肿瘤

　小脑发育不良性神经节细胞瘤（又称 Lhermitte-Duclos 病）

　中枢神经细胞瘤

　脑室外神经细胞瘤

　小脑脂肪神经细胞瘤

室管膜瘤

　幕上室管膜瘤

　幕上室管膜瘤，*ZFTA* 融合阳性

　幕上室管膜瘤，*YAP1* 融合阳性

　颅后窝室管膜瘤

　颅后窝室管膜瘤，*PFA* 组

　颅后窝室管膜瘤，*PFB* 组

　脊髓室管膜瘤

　脊髓室管膜瘤，伴 *MYCN* 扩增

　黏液乳头状型室管膜瘤

　室管膜下瘤

脉络丛肿瘤

脉络丛乳头状瘤

非典型脉络丛乳头状瘤

脉络丛癌

胚胎性肿瘤

髓母细胞瘤

髓母细胞瘤分子分型

髓母细胞瘤，*WNT* 活化型

髓母细胞瘤，*SHH* 活化 /*TP53* 野生型

髓母细胞瘤，*SHH* 活化 /*TP53* 突变型

髓母细胞瘤，非 *WNT*/ 非 *SHH* 活化型

髓母细胞瘤组织学分型

其他类型的中枢神经系统胚胎性肿瘤

非典型畸胎样 / 横纹肌样肿瘤

筛状神经上皮肿瘤

有多层菊形团的胚胎性肿瘤

中枢神经系统神经母细胞瘤，*FOXR2* 活化型

伴 *BCOR* 内部串联重复的 CNS 肿瘤

CNS 胚胎性肿瘤

松果体肿瘤

松果体细胞瘤

中等分化松果体实质肿瘤

松果体母细胞瘤

松果体区乳头状肿瘤

松果体区促纤维增生性黏液样瘤，*SMARCB1* 突变型

脑神经和椎旁神经肿瘤

神经鞘瘤

神经纤维瘤

神经束膜瘤

混合型神经鞘瘤

恶性黑色素性神经鞘瘤

恶性外周神经鞘瘤

副神经节瘤

脑（脊）膜瘤

　脑（脊）膜瘤

间叶性非脑膜上皮来源的肿瘤

　软组织肿瘤

　　成纤维细胞和肌成纤维细胞来源的肿瘤

　　　孤立性纤维性肿瘤

　　血管来源的肿瘤

　　　血管瘤和血管畸形

　　　血管母细胞瘤

　　横纹肌来源的肿瘤

　　　横纹肌肉瘤

　　　尚未明确的分类

　　　颅内间叶性肿瘤，*FET-CREB* 融合阳性

　　　伴 *CIC* 重排的肉瘤

　　　颅内原发性肉瘤，*DICER1* 突变型

　　　尤因肉瘤

　软骨及骨肿瘤

　　成软骨性肿瘤

　　　间叶性软骨肉瘤

　　　软骨肉瘤

　　脊索肿瘤

　　　脊索瘤（包含差分化型脊索瘤）

黑色素细胞肿瘤

　弥漫性脑膜黑色素细胞肿瘤

　　脑膜黑色素细胞增多症和脑膜黑色素瘤

　局限性脑膜黑色素细胞肿瘤

　　脑膜黑色素细胞瘤和脑膜恶性黑色素瘤

淋巴和造血系统肿瘤

　淋巴瘤

　　CNS 淋巴瘤

　　　CNS 原发性弥漫大 B 细胞淋巴瘤

　　　免疫缺陷相关的 CNS 淋巴瘤

　　　淋巴瘤样肉芽肿病

续表

血管内大 B 细胞淋巴瘤

CNS 各种罕见淋巴瘤

硬脑膜黏膜相关淋巴组织淋巴瘤

CNS 其他低级别 B 细胞淋巴瘤

间变性大细胞淋巴瘤（ALK⁺/ALK⁻）

T 细胞及 NK/T 细胞淋巴瘤

组织细胞肿瘤

Erdheim-Chester 病

Rosai-Dorfman 病

幼年型黄色肉芽肿

朗格汉斯细胞组织细胞增生症

组织细胞肉瘤

生殖细胞肿瘤

成熟畸胎瘤

未成熟畸胎瘤

畸胎瘤伴体细胞恶变

生殖细胞瘤

胚胎性癌

卵黄囊瘤

绒毛膜癌

混合性生殖细胞肿瘤

鞍区肿瘤

造釉细胞型颅咽管瘤

乳头型颅咽管瘤

垂体细胞瘤，鞍区颗粒细胞瘤和梭形细胞嗜酸细胞瘤

垂体腺瘤 /PitNET

垂体母细胞瘤

CNS 的转移性肿瘤

脑和脊髓实质的转移性肿瘤

脑膜的转移性肿瘤

表 11-1-2 不同中枢神经系统肿瘤中关键的基因、分子及信号通路改变

肿瘤类型	基因 / 分子特征改变 *
星形细胞瘤，*IDH* 突变型	*IDH1, IDH2, ATRX, TP53, CDKN2A/B*
少突胶质细胞瘤，*IDH* 突变伴 1p/19q 联合缺失	*IDH1, IDH2, 1p/19q, TERT* 启动子，*CIC, FUBP1, NOTCH1*
胶质母细胞瘤，*IDH* 野生型	*IDH* 野生型，*TERT* 启动子，7 号和 10 号染色体，*EGFR*
弥漫性星形细胞瘤，伴 *MYB* 或 *MYBL1* 改变	*MYB, MYBL1*
血管中心性胶质瘤	*MYB*
青少年多形性低级别神经上皮肿瘤	*BRAF, FGFR* 家族
弥漫性低级别胶质瘤，伴 *MAPK* 信号通路改变	*FGFR1, BRAF*
弥漫性中线胶质瘤，伴 *H3 K27* 改变	*H3 K27, TP53, ACVR1, PDGFRA, EGFR, EZHIP*
弥漫性半球胶质瘤，*H3 G34* 突变型	*H3 G34, TP53, ATRX*
弥漫性儿童型高级别胶质瘤，*H3* 及 *IDH* 野生型	*IDH* 野生型，*H3* 野生型，*PDGFRA, MYCN, EGFR*（甲基化组）
婴儿型半球胶质瘤	*NTRK* 家族，*ALK, ROS, MET*
毛细胞型星形细胞瘤	*KIAA1549-BRAF, BRAF, NF1*
具有毛样特征的高级别星形细胞瘤	*BRAF, NF1, ATRX, CDKN2A/B*（甲基化组）
多形性黄色星形细胞瘤	*BRAF, CDKN2A/B*
室管膜下巨细胞型星形细胞瘤	*TSC1, TSC2*
脊索样胶质瘤	*PRKCA*
星形母细胞瘤，伴 *MN1* 改变	*MN1*
神经节细胞胶质瘤	*BRAF*
胚胎发育不良性神经上皮肿瘤	*FGFR1*
具有少突胶质细胞瘤样特征及簇状核的弥漫性胶质神经元肿瘤	14 号染色体（甲基化组）
乳头状胶质神经元肿瘤	*PRKCA*
形成菊形团的胶质神经元肿瘤	*FGFR1, PIK3CA, NF1*

续表

肿瘤类型	基因 / 分子特征改变*
黏液样胶质神经元肿瘤	*PDFGRA*
弥漫性软脑膜胶质神经元肿瘤	*KIAA1549-BRAF* 融合，*1p*（甲基化组）
多结节及空泡状神经元肿瘤	*MAPK* 通路
小脑发育不良性神经节细胞瘤	*PTEN*
脑室外神经细胞瘤	*FGFR*（*FGFR1-TACC1* 融合），*IDH* 野生型
幕上室管膜瘤	*ZFTA*，*RELA*，*YAP1*，*MAML2*
颅后窝室管膜瘤	*H3 K27me3*，*EZHIP*（甲基化组）
脊髓室管膜瘤	*NF2*，*MYCN*
髓母细胞瘤，*WNT* 活化型	*CTNNB1*，*APC*
髓母细胞瘤，*SHH* 活化型	*TP53*，*PTCH1*，*SUFU*，*SMO*，*MYCN*，*GLI2*
髓母细胞瘤，非 *WNT*/ 非 *SHH* 活化型	*MYC*，*MYCN*，*PRDM6*，*KDM6A*（甲基化组）
非典型畸胎样 / 横纹肌样肿瘤	*SMARCB1*，*SMARCA4*
有多层菊形团的胚胎性肿瘤	*C19MC*，*DICER1*
中枢神经系统神经母细胞瘤，*FOXR2* 活化型	*FOXR2*
伴 *BCOR* 内部串联重复的 CNS 肿瘤	*BCOR*
松果体区促纤维增生性黏液样瘤，*SMARCB1* 突变型	*SMARCB1*
脑（脊）膜瘤	*NF2*，*AKT1*，*TRAF7*，*SMO*，*PIK3CA*；*KLF4*，*SMARCE1*，*BAP1* 亚型；*H3K27me3*；*TERT* 启动子，*CDKN2A/B*（WHO 3 级）
孤立性纤维性肿瘤	*NAB2-STAT6*
脑膜黑色素细胞肿瘤	*NRAS*（弥漫性）；*GNAQ*，*GNA11*，*PLCB4*，*CYSLTR2*（局限性）
造釉细胞型颅咽管瘤	*CTNNB1*
乳头型颅咽管瘤	*BRAF*

　　* 在此列中，诊断性分子标志物列于最前；对无诊断性分子标志物的肿瘤类型，最常见的分子变异列于最前。大多数肿瘤类型都具有特征性的甲基化谱，表中"甲基化组"表示甲基化检测对此类肿瘤标志物具有特定的诊断学意义。*H3* 代表一个基因家族（包含 *H3F3A*、*HIST1H3B* 等）。

二、颅脑肿瘤的临床表现和治疗原则

（一）幕上肿瘤临床表现

1. **由颅内压升高产生症状、体征** 包括头痛、恶心 / 呕吐和视神经盘水肿。

2. **局灶功能缺失** 运动感觉障碍、言语障碍、视觉障碍等。

3. **癫痫**

4. **精神状态异常** 嗜睡、淡漠、意识模糊、情绪低落等。

5. **认知功能障碍** 执行功能下降、决策缓慢、记忆力下降、默认网络改变、空间认知障碍。

（二）幕下肿瘤临床表现

1. 脑积水导致颅内压升高症状和体征包括头痛、恶心 / 呕吐、视神经盘水肿、步态不稳、眩晕和复视。

2. 小脑半球病变产生肢体共济失调、辨距不良、意向性震颤。

3. 小脑蚓部病变产生步距增宽、躯干性共济失调、蹒跚步态。

4. 脑干受累产生脑神经、长传导束功能障碍。

（三）治疗原则

颅脑原发性和转移性肿瘤具有明显异质性，预后与治疗策略明显不同。制订规范化和个体化的临床治疗方案，一定需要多学科诊疗模式（multi-disciplinary treatment，MDT）。

颅脑肿瘤目前主要治疗措施包括手术、放射治疗、化疗以及对症治疗。免疫和靶向治疗对颅脑原发或转移恶性肿瘤的治疗作用会越来越重要。

手术治疗是颅脑肿瘤的最基本治疗方法，手术治疗目的包括切除肿瘤、解除占位征象、获得病理组织和分子病理、明确诊断、降低肿瘤负荷，为后续综合治疗提供条件。手术方式包括：立体定向活检、开颅活检、部分切除和完全切除。手术原则是最大范围地安全切除,决定肿瘤手术切除程度因素包括:①患者的年龄和 KPS 评分;②与大脑功能区的关系;③手术解决肿瘤占位效应的可能性;④肿瘤的可切除程度(肿瘤的部位与数目);⑤复发脑肿瘤患者距离上次手术的时间。应用手术辅助技术有助于肿瘤最大范围地安全切除,这些技术包括术中功能神经导航、术中超声、术中 MRI、荧光引导、神经电生理监测及唤醒麻醉下术中脑功能定位等。

(江 涛 张 伟)

第二节 原发性脑肿瘤

一、星形细胞瘤

(一)流行病学

星形细胞瘤(astrocytoma)是指起源于脑星形胶质细胞的肿瘤,是最常见的脑胶质瘤。据文献报告我国脑胶质瘤发病率为 5/10 万～8/10 万。而星形细胞瘤占脑胶质瘤的 21.2%～51.6%,占颅内肿瘤的 13%～26%。

(二)临床表现

1. 男性发病率高于女性,中青年患者多于老年患者,高峰年龄为 30～40 岁。

2. 星形细胞瘤可发生在中枢神经系统的任何部位,一般成年多见于大脑半球和丘脑底节区,儿童多见于幕下。幕上者多见于额叶及颞叶,顶叶次之,枕叶最少。亦可见于视神经,丘脑和第三脑室旁;幕下者则多位于小脑半球和第四脑室,亦可见于小脑蚓部和脑干。

3. 星形细胞瘤在发病初期一般无特异性症状,临床症状主要取决于病灶的大小、发生部位及占位效应的程度等。随着肿瘤的不断生长占据颅腔内空间,并可能引发脑水肿和 /

或脑积水,均可造成颅内压增高,出现头痛、呕吐、视力下降、记忆力下降等;相关功能区肿瘤往往引起偏瘫、偏盲、偏身感觉障碍、癫痫发作等;视路、丘脑、脑干等部位的肿瘤常常伴随视力下降、内分泌功能紊乱、脑神经受损等相应表现。

(三)诊断和鉴别诊断

1. 星形细胞瘤的分级、分型及影像学诊断详见表 11-2-1。

表 11-2-1　星形细胞瘤的分级、分型及影像学诊断

分级	分型	影像学表现
1 级星形细胞瘤	多形性黄色星形细胞瘤和毛细胞型星形细胞瘤等	多形性黄色星形细胞瘤多见于颞叶,位置表浅,有囊变及壁结节。增强扫描,壁结节及邻近脑膜有强化。毛细胞型星形细胞瘤以实性为主,常见于鞍上和小脑半球
2 级星形细胞瘤	弥漫性星形胶质细胞瘤;少突星形细胞瘤	弥漫性星形胶质细胞瘤 MRI 信号相对均匀,长 T_1,长 T_2 和 FLAIR 高信号,多无强化
3 级星形细胞瘤	间变性星形细胞瘤	当 MRI/CT 表现似弥漫性星形细胞瘤伴强化时,提示间变性脑胶质瘤可能性大
4 级星形细胞瘤	胶质母细胞瘤;弥漫性中线胶质瘤	胶质母细胞瘤特征为不规则形周边强化和中央大量坏死,强化外可见水肿。弥漫性中线胶质瘤常发生于丘脑、脑干等中线结构,MRI 表现为长 T_1、长 T_2 信号,增强扫描可有不同程度的强化

FLAIR:液体抑制反转恢复序列。

2. 最终诊断依靠术后的分子病理诊断。

3. 鉴别诊断如下:

(1)原发中枢神经系统淋巴瘤(primary central nervous system lymphoma,PCNSL):占原发性颅内肿瘤的 0.5%～1.5%,以幕上多见,好发部位依次为大脑半球、胼胝体及基底节、丘脑等。CT 平扫呈等或略高密度,强化均匀明显。MRI 中 T_1WI 与 T_2WI 均为低信号,强化明显如棉花样,周围

多伴脑水肿。

（2）转移瘤：占颅内肿瘤的 12%～21%，男性以肺癌最常见，女性以乳腺癌居多。临床表现很像脑原发性肿瘤，但往往有系统肿瘤史，吸烟史，发展迅速，或伴有症状性癫痫。MRI 可见单发或多发低密度或等密度病灶，多呈类圆形，体积较小，周围脑组织水肿明显。增强后多见边界清楚的环形强化，也可为均匀或不均匀强化灶。

（3）血管外皮细胞瘤：少见的血管性肿瘤，病程多在 1 年内，好发于 40～45 岁，男性多见。症状与体征取决于病灶的部位与体积。CT 上多为等密度或高密度，增强程度高于胶质瘤。

（4）黑色素细胞瘤：常合并蛛网膜下腔出血或瘤内出血，弥漫性黑色素瘤（melanoma），CT 与 MRI 可表现为软脑膜弥漫性增厚与增强；MRI T_1WI 等或高信号，T_2WI 低信号，病灶均匀增强；恶性黑色素瘤：根据瘤内出血的程度，MRI 信号多变。

（四）治疗

1. **手术**　手术往往是胶质瘤治疗的第一步。手术不仅可以提供最终的病理诊断，而且可以迅速去除大部分的肿瘤细胞，缓解患者症状，并为下一步的其他治疗提供便利。

2. **放射治疗**　在接受外科手术治疗后，对于高级别胶质瘤患者，往往需要进一步的放射治疗。对于低级别胶质瘤患者，若存在高危因素（例如肿瘤体积超过 6cm、手术切除不完全等因素），也要考虑进行放射治疗。放射治疗包括局部放射治疗和立体定向放射治疗（stereotactic radiotherapy，SRT）。对于首次发现的胶质瘤，一般不采用立体定向放射治疗。局部放射治疗根据所采用技术不同，又可以分为适形调强放射治疗和三维塑形放射治疗。对于复发胶质瘤患者，特别是处于功能区肿瘤，有时可以考虑进行立体定向放射治疗。

3. **化疗**　化疗及靶向治疗在胶质瘤的治疗中,逐渐发挥重要作用。对于高级别胶质瘤,替莫唑胺(temozolomide,TMZ)的应用可以显著延长患者的生存预后。目前,替莫唑胺是治疗胶质瘤疗效最为明确的化疗药物。对于初治高级别胶质瘤患者,替莫唑胺在与放射治疗同时应用后(同步放化疗阶段),还应继续单独服用一段时间(6~12周期)。

4. **个体化综合治疗**　脑胶质瘤治疗需要神经外科、神经影像科、放射治疗科、神经肿瘤科、病理科和神经康复科等多学科合作,遵循循证医学原则,采取个体化综合治疗,优化和规范治疗方案,以期达到最大治疗效益,尽可能延长患者的无进展生存期和总生存期,提高生存质量。

5. **术后注意事项**

(1)需根据颅内压情况选择是否使用脱水药物进行降颅压治疗,并适当使用激素稳定患者神经功能状态。

(2)若术后出现发热,需要及时进行腰椎穿刺采集脑脊液进行化验,积极防治颅内感染。

(3)术后应常规检测电解质,积极纠正电解质紊乱。

(4)对幕上脑胶质瘤患者,术后应常规应用抗癫痫药物预防癫痫发作。

(五)预后与随访

星形细胞瘤经手术和/或放射治疗后,预后一般认为与肿瘤的病理类型、手术切除程度、发病年龄、病程、患者一般情况密切相关。

为使患者获得最优化的综合治疗,医师需要对患者进行密切随访观察,定期影像学复查,兼顾考虑患者的日常生活、社会和家庭活动、营养支持、疼痛控制、康复治疗和心理调控等诸多问题。

(周大彪)

二、少突胶质细胞瘤

（一）流行病学

少突胶质细胞瘤（oligodendroglioma，OD）占颅内肿瘤的 1.3%～1.8%，占全部颅内胶质瘤的 4%～12.5%，多见于中年，男性多于女性。发病高峰为 30～40 岁。90% 位于幕上，额叶最多见，其次为顶叶和颞叶。

（二）分型

少突胶质细胞瘤的 WHO 分型和生物学行为（恶性度）分级与 Kernohan 分型和分级不同：仅分 2 级的少突胶质细胞瘤和 3 级的间变性少突胶质细胞瘤两型。此类肿瘤常被误认为纤维型星形细胞瘤、间变性星形细胞瘤或混合型少突星形细胞瘤。

（三）临床表现

大部分生长缓慢，病程较长，在出现症状到就诊时间平均为 2～3 年。癫痫为本病最常见的症状，占 52%～79%，并常因癫痫为首发症状，颅内压增高的症状出现较晚，除头痛、呕吐外，视力障碍和视神经盘水肿患者约占 1/3。肿瘤侵犯运动、感觉区可相应地产生偏瘫、偏身感觉障碍及运动性或感觉性失语等，间变性少突胶质细胞瘤生长较快，临床症状相似于胶质母细胞瘤。

（四）影像学检查

1. **头部 CT 扫描** 少突胶质细胞瘤 90% 左右可见钙化灶，CT 平扫表现为幕上略高密度肿块，如囊变则出现边界清楚的低密度区。常见弯曲条带状钙化，具特征性，偶见肿瘤内出血。周围脑水肿及占位表现均较轻。增强检查病变呈轻度强化，边界清楚，轮廓不规则。

2. **头部 MRI 扫描** T_1 加权像呈低信号，T_2 加权像为高信号，周围水肿易与肿瘤相区分。肿瘤钙化灶在 MRI 像上呈低信号区。少突胶质细胞瘤注药后的对比增强比较突出。

（五）治疗与预后

治疗以手术切除为主,手术原则为尽可能切除肿瘤。比较彻底切除者术后常可获得较好疗效,有报告患者术后平均生存期为 13 年,个别报告达 40 年。仅作部分切除(包括活检及减压者)术后平均存活可达 3 年。肿瘤部分切除术后容易复发,这种患者可再次手术,以延长生存期。间变性少突胶质细胞瘤除了手术,还应根据分子病理分型进行放射治疗和化疗,且其对化疗较敏感。

（王江飞）

三、脑膜瘤

（一）流行病学

脑膜瘤起源于蛛网膜帽状细胞,是常见的颅内肿瘤,仅次于胶质瘤位居第二位,约占所有颅内肿瘤的 20%～30%。脑膜瘤的好发年龄为 20～40 岁,女性多见,男女比例为 1:(2～3)。绝大多数脑膜瘤为良性肿瘤,生长缓慢,边界清楚,但部分可间变为恶性,约 0.1% 的脑膜瘤还可发生远处转移。脑膜瘤常见的好发部主要包括矢状窦旁、大脑凸面、鞍结节、蝶骨嵴、嗅沟、大脑镰、小脑脑桥角等部位。

（二）病因

脑膜瘤的病因目前尚不完全清楚,其发生发展可能与以下致病因素有关:局部创伤、电离辐射、病毒感染、体内激素水平变化及遗传学特征等。另外,神经纤维瘤病 2 型(neuro-fibromatosis type 2, NF2)基因缺陷是脑膜瘤发生的独立影响因子。神经纤维瘤病是常染色体显性遗传疾病,通常与 22 号染色体长臂 q12 区缺失有关。患者通常会出现各种不同的神经鞘瘤、脑膜瘤或胶质瘤。

（三）分级

根据 WHO 2021 中枢神经系统肿瘤分级，脑膜瘤被分为
3 个等级、15 个亚型（表 11-2-2），但分型及分级均不再仅由
组织学特征进行定义。表 11-2-3 是将脑膜瘤归为 CNS WHO
2 级和 3 级的标准。中枢神经系统 WHO 1 级的脑膜瘤仍包括
9 种亚型，透明细胞型脑膜瘤、脊索样脑膜瘤及不典型脑膜
瘤定义为中枢神经系统 WHO 2 级，1 级和 2 级脑膜瘤均不应
具有高级别的分子特征如 TERT 启动子突变和 CDKN2A/B
纯合缺失。乳头型脑膜瘤、横纹肌样脑膜瘤、间变性脑膜瘤
以及如上提示不良预后分子特征的脑膜瘤定义为中枢神经
系统 WHO 3 级。

表 11-2-2　脑膜瘤亚型及遗传学表现

亚型	遗传学改变
脑膜上皮细胞型脑膜瘤	*AKT1* 突变、*SMO* 突变、*PIK3CA* 突变、*TRAF7* 突变
纤维型脑膜瘤	*NF2* 突变、*22q* 缺失
过渡型脑膜瘤	*NF2* 突变、*22q* 缺失
沙砾体型脑膜瘤	*NF2* 突变、*22q* 缺失
血管瘤型脑膜瘤	第 5 号染色体获得
微囊型脑膜瘤	第 5 号染色体获得
分泌型脑膜瘤	*KLF4* 突变、*TRAF7* 突变、第 5 号染色体获得
富于淋巴浆细胞型脑膜瘤	—
化生型脑膜瘤	第 5 号染色体获得
不典型脑膜瘤	—
透明细胞型脑膜瘤	*SMARCE1* 突变
脊索样脑膜瘤	染色体 *2p* 缺失
横纹肌样脑膜瘤	*BAP1* 突变
乳头型脑膜瘤	*PBRM1* 突变、*BAP1* 突变
间变性脑膜瘤	*TERT* 启动子突变、*CDKN2A* 和 / 或 *CDKN2B* 纯合缺失

表 11-2-3　脑膜瘤 CNS WHO 2 级和 3 级的标准

CNS WHO 2 级
每 0.16mm^2 的 10 个连续 HPF 中有 4～19 个有丝分裂象（至少 2.5 个 /mm^2） 或 明确的脑侵犯（不仅是血管周围扩散或脑压痕，无软脑膜侵犯） 或 特定形态学亚型（脊索样或透明细胞型） 或 以下至少 3 项： ● 富于细胞 ● 具有高细胞核质比（N：C）的小细胞 ● 核仁明显 ● 片状（不间断的无模式或片状生长） ● 自发性（非医源性）坏死灶
CNS WHO 3 级
每 0.16mm^2 的 10 个连续 HPF 中有 20 个或更多有丝分裂象（至少 12.5/mm^2） 或 明显间变（肉瘤样、癌样或黑色素瘤样外观） 或 *TERT* 启动子突变 或 *CDKN2A* 和 / 或 *CDKN2B* 纯合子缺失

　　研究表明，脑膜瘤增生指数 Ki-67 表达的高低与脑膜瘤的预后密切相关。对于指数很高的肿瘤，建议加上描述性语言：具有高度增生活性（表 11-2-4）。

表 11-2-4　不同类型脑膜瘤复发率与 Ki-67 指数的关系

描述和 WHO 分级	Ki-67 指数	复发率
普通脑膜瘤（WHO 1 级）	0.7%	9%
非典型脑膜瘤（WHO 2 级）	2.1%	29%
间变性脑膜瘤（WHO 3 级）	11%	50%

（四）临床表现

脑膜瘤多为良性病变，生长缓慢，早期常无特征性表现。

随着肿瘤增大，局部组织受压及破坏，逐渐出现相应的临床症状。根据脑膜瘤生长部位的不同，其临床症状及体征也有所不同。主要表现有如下：①破坏脑组织引起的局灶性神经功能缺失，包括：肢体活动障碍、嗅觉障碍、视力缺损及失语等症状；②部分患者首先发生癫痫及精神障碍等；③颅内压增高症状，如头痛、呕吐及眼底变化；④邻近颅骨的脑膜瘤可以造成骨质变薄，甚至穿破至帽状腱膜，头皮可见局部隆起。

（五）辅助检查

脑膜瘤最重要的检查手段为影像学方法，如 CT、MRI、DSA 等。观察脑膜瘤的影像学表现时，不仅要了解脑膜瘤的位置、大小，更要注意其与邻近组织，如颅骨、小脑幕、静脉窦之间的关系，从而有助于手术入路的设计。

1. **头部 CT 扫描** 典型的脑膜瘤在 CT 平扫中呈均一等密度或稍高密度占位性病变，肿瘤呈圆形，分叶状或扁平状，边缘清晰，部分瘤内可见点状钙化，钙化点密度多均匀，但边界不规则。CT 增强扫描中肿瘤均匀强化，肿瘤边界清楚，并与周围颅骨或硬脑膜有一广泛的基底粘连。

CT 中瘤周水肿的显示是判断脑膜瘤性质的重要证据。通常脑膜瘤生长缓慢，引起的水肿很轻。脑膜瘤瘤周水肿可分为周边局灶性和广泛性。前者多因肿瘤的长期压迫，导致脑缺血损伤造成的；后者在 CT 上表现为肿瘤周边低密度影，常有指状突起，提示该肿瘤血供丰富，需要与恶性脑膜瘤和转移瘤鉴别。

2. **头部 MRI 扫描** MRI 是脑膜瘤最重要的检查手段。与 CT 相比，MRI 可以更清晰地显示病变的范围及其与周边结构的关系，显示肿瘤的特性，具有较高的灵敏度及特异度。在 T_1 加权像上，脑膜瘤呈等或稍低信号；T_2 加权像通常呈等信号或轻度到中度的高信号。增强 MRI 上，贴附在脑膜瘤表面的硬脑膜显著强化，表现为典型的"脑膜尾征"，对指导手术切除有很好的帮助。增强扫描时，可见肿瘤呈明显均匀强化时则提示肿瘤血供丰富。

3. DSA 脑膜瘤可由颈内、颈外动脉单独或混合供血。DSA 可以清楚地显示脑膜瘤的供血情况，了解静脉窦的受累情况，有利于设计手术方案以及术前对肿瘤的供血动脉进行栓塞等。判断窦旁脑膜瘤静脉窦的受累和挤压情况时，血管造影已不再作为常规的诊断方法，MRV 结合肿瘤增强扫描也能清楚地显示静脉窦的受压情况，指导术中是否将肿瘤连同静脉窦一并切除。

（六）治疗

对于有症状的脑膜瘤患者，手术是首选的治疗手段。不伴有脑水肿的偶然发现的脑膜瘤或者仅表现为癫痫发作且易于用药物控制的脑膜瘤可以采取期待疗法，定期接受影像学检查即可。因为脑膜瘤生长缓慢，某些脑膜瘤可能还会停止生长。

1. **手术** 脑膜瘤常常血供丰富，对于某些特殊病例而言，术前栓塞及自体输血很有帮助。脑膜瘤手术总体遵循以下原则：①早期切断肿瘤的血供；②瘤内减压；③分离肿瘤包膜时，将瘤体向中心减压区翻折，电凝切断相连的血管和蛛网膜粘连，尽量减少对邻近脑组织的牵拉；④尽可能地去除受侵蚀的颅骨和硬脑膜。

2. **放射治疗** 放射治疗不建议作为脑膜瘤的首选治疗。对于病理诊断为良性类型（WHO 1 级和 2 级）的脑膜瘤，术后放射治疗是否可以改善患者预后、防止复发尚存争议。而对于复发的非典型脑膜瘤以及术后有肿瘤残余的间变性脑膜瘤，建议行放射治疗。

（七）预后

脑膜瘤患者总体 5 年生存率在 90% 左右。肿瘤复发是常见的影响患者预后的因素。术中切除范围是防止肿瘤复发的最重要因素。脑膜瘤切除的 Simpson 分级（附表 9）与肿瘤复发密切相关。

（王 磊）

四、听神经瘤

（一）流行病学

听神经瘤又称前庭神经鞘瘤，是颅内常见肿瘤之一，约占颅内肿瘤的 6%～9%，占小脑脑桥角肿瘤的 80%～90%。

（二）病理学

听神经瘤起源于内听道内前庭神经上支的中枢部分与周围部分移行处髓鞘（Obersteiner-Redlich 区，离脑干 8～12cm，靠近内听道口）的施万细胞。大体肿瘤有清楚的包膜，与神经的分支相连，神经干或其他分支多被肿瘤推移至包膜下。

（三）分型

1. **按照单发或多发分型** 可分为散发性听神经瘤与神经纤维瘤病 2 型（NF2）。散发性听神经瘤：无家族史和遗传性，肿瘤为单侧孤立性，约占听神经瘤的 95%，多见于成人。NF2：为常染色体显性遗传性疾病，多表现为双侧听神经瘤，以伴多发性脑膜瘤、颅内肿瘤、视神经胶质瘤和脊柱肿瘤为特征，约占听神经瘤的 5%，发病年龄较早，青少年儿童期即可出现症状。

2. **按肿瘤侵袭范围分级** 目前存在多种分级方式，推荐 Koos 分级（表 11-2-5）。

3. **按照影像学分型** 可分为实性听神经瘤与囊性听神经瘤。

（1）实性听神经瘤：影像学表现为实体肿瘤，约占听神经瘤的 52%～96%（平均 80%）。

表 11-2-5　Koos 分级

分级	肿瘤直径与位置
Ⅰ级	肿瘤局限于内听道内
Ⅱ级	肿瘤侵犯小脑脑桥角，直径≤2cm
Ⅲ级	肿瘤占据小脑脑桥角，不伴脑干移位，直径≤3cm
Ⅳ级	巨大肿瘤，直径＞2cm，伴有脑干移位

（2）囊性听神经瘤：为听神经瘤的特殊类型，约占 4%～48%（平均 20%），具有以下特点：①生长快速（直径每年增加 2～6mm）；②容易压迫、粘连周围脑神经和脑干，产生脑水肿和相关神经症状；③生物学行为难以预测。其病因目前不明。影像学上既可表现为中央型厚壁囊肿，即中央型囊性听神经瘤；亦可表现为周围型薄壁单个或多个小囊肿，即周围型囊性听神经瘤。

4. **按照组织病理学分型**　可分为 Antoni-A 型、Antoni-B 型以及 Antoni-AB 型。

（四）临床表现

听神经瘤在瘤体增大的过程中逐渐压迫周围重要结构，包括蜗神经、面神经、三叉神经、展神经、后组脑神经、小脑、脑干等，从而产生相应症状。

1. 听力下降在听神经瘤中最常见，约占 95%，为蜗神经受压损伤或耳蜗血供受累所致。主要表现为单侧或非对称性渐进性听力下降，多先累及高频听力，但也可表现为突发性听力下降，其原因可能为肿瘤累及内耳滋养血管。

2. 耳鸣发生率约为 70%，以高频音为主，顽固性耳鸣在听力完全丧失后仍可存在。

3. 眩晕可反复发作，大多非真性旋转性眩晕，而以行走不稳和平衡失调为主。多出现在听神经瘤生长的早期，为前庭神经或迷路血供受累所致，症状可随前庭功能代偿而逐渐减轻或消失。

4．面部疼痛或感觉减退，为肿瘤生长压迫三叉神经所致，体检时可发现角膜反射减弱或消失，面部痛、触觉减退。

5．步态不稳、共济失调、辨距不良，为小脑脚及小脑半球受压所致，通常出现在瘤体较大的听神经瘤患者。

6．颅内高压表现。肿瘤生长可导致脑脊液循环受阻，引起脑室系统扩张，从而产生头痛、恶心呕吐、视神经盘水肿等颅内压增高症状。

7．面神经麻痹。听神经瘤患者较少出现面神经麻痹，特殊情况下因肿瘤推移、压迫面神经而出现不同程度的周围性面神经麻痹以及同侧舌前 2/3 味觉减退或消失。少数听神经瘤患者由于内听道口相对狭窄，可在早期出现面神经麻痹，偶伴面肌痉挛。

8．声音嘶哑、吞咽困难、饮水呛咳为后组脑神经受累所致，可出现在肿瘤生长晚期，体检可发现同侧舌后 1/3 味觉减退或消失、软腭麻痹、同侧咽反射消失及声带麻痹。

9．偏瘫、躯体感觉减退不常见。若肿瘤增大向内侧直接挤压脑干，可引起脑干内传导束功能障碍，出现对侧肢体不同程度的偏瘫、浅感觉减退；若肿瘤推挤脑干使之受压于对侧小脑幕裂孔边缘，则可出现患侧或双侧偏瘫、感觉减退。

（五）辅助检查

1．**听力学检查**　包括纯音测听（pure tone audiometry，PTA）、听性脑干反应（auditory brainstem response，ABR）、言语识别率（speech discrimination score，SDS）、畸变产物耳声发射（distortion product otoacoustic emission，DPOAE）等。

（1）PTA：常表现为单侧或两侧不对称的感音神经性听力下降。

（2）ABR：常表现为蜗后病变，Ⅰ、Ⅲ、Ⅴ波潜伏期延长、波幅下降。

（3）SDS：多数（72%～80%）有异常，准确性不如 MRI 和 ABR。

（4）DPOAE：早期可引出。

2.**面神经功能检查** 包括肌电学检查和非肌电学检查。目前常用的面神经功能试验主要是其肌电学检查部分。肿瘤源性面瘫患者的肌电图可见纤颤电位和多相电位，表明有变性和再生同时发生。当肿瘤生长相当缓慢时，肌纤维有足够时间被神经再生新芽重新支配，其速度与失神经支配的速度相似，故可不出现纤颤电位，而且运动单元较大，随意运动所受干扰不明显。患侧肌电图试验应与健侧对比，以发现两侧的微小差异。

3.**前庭功能检查** 眼震电图常见向健侧的自发性眼震，冷热试验及前庭诱发肌源性电位（vestibular evoked myogenic potential，VEMP）有助于判断听神经瘤的起源神经。

4.**影像学检查** 包括颞骨 CT、内听道及小脑脑桥角增强 MRI。由于颅后窝 CT 检查有较明显的伪影，有时会影响对小脑脑桥角的观察，故推荐 MRI 为首选方法，包括平扫和增强检查。

（1）头部 MRI 扫描：可显示内听道内的微小听神经瘤，肿瘤位于内听道及小脑脑桥角，T_1WI 呈低信号或等信号，T_2WI 呈不均匀高信号，增强后呈不均匀强化。听神经瘤常常出现囊变及坏死区。

（2）头部 CT 扫描：听神经瘤 CT 检查可见小脑脑桥角区域等密度或低密度团块影。瘤体内一般无钙化，形态大多为圆形、椭圆形，少数形态不规则。骨窗可显示内听道正常或不对称性扩大。增强扫描可见肿瘤实体部分明显强化，而囊性部分无明显强化。

（六）主要评估指标

1.**面神经功能评估** 可采用多种分级系统或量表对面

神经功能加以评估。目前通常采用 House-Backmann（H-B）面神经功能分级系统（附表 10），分别于术前、术后 1 周、3 个月、6 个月、9 个月、1 年及 2 年对面神经功能进行评估，判定面神经状态，以决定下一步的治疗。

2. **听力评估**　采用美国耳鼻咽喉头颈外科学会（American Academy of Otolaryngology-Head and Neck Surgery，AAO-HNS）听力分级法（表 11-2-6），根据 PTA 和 SDS 进行术前、术后的听力评估。

表 11-2-6　AAO-HNS 听力分级法

听力分级	听力情况	评估指标
A	听力良好	PTA≤30dB，SDS≥70%
B	有实用听力	PTA≤50dB，SDS≥50%
C	有可测听力	PTA>50dB，SDS≥50%
D	无可测听力	SDS<50%

3. **肿瘤切除范围评估**　可分为全切除、近全切除、次全切除和部分切除。其中，全切除是指术中肿瘤全切，影像学无肿瘤残余；近全切除仅限于为保留面、听神经的完整性，在神经表面残留小片肿瘤，影像学无肿瘤残余；次全切除仅限于为保留面神经核、听神经核、脑干等结构的完整性，在这些结构表面残留块状肿瘤；部分切除者，其残留肿瘤较大。

（七）鉴别诊断

1. **其他原因所致的前庭神经和蜗神经损害**　如内耳性眩晕病、前庭神经元炎、迷路炎、各种药物性前庭神经损害，耳硬化症、药物性耳聋。听神经瘤为进行性耳聋，可有邻近的脑神经症状和体征，CT 和 MRI 均有相应表现。

2. **CPA 脑膜瘤**　以前庭神经损害为首发症状少见，常表现为颅内压增高症状，可伴有患侧面部感觉减退和听力下降,CT 和 MRI 肿瘤信号与实性听神经瘤相似,但岩骨嵴的肿瘤基底较宽,可有邻近硬脑膜强化的"尾征",可见岩骨嵴及岩尖骨质吸收。

3. 表皮样囊肿　多以三叉神经刺激症状为首发症状,面、听神经功能损害不明显,CT 显示为低密度,MRI 可见 T_1 为低信号,T_2 为高信号,增强后无强化,DWI 高信号,表观弥散系数(apparent diffusion coeffecient,ADC)低信号。多无骨质变化。

4. 胶质瘤　一般以颅内压增高及脑干和小脑受损症状为首发,无骨质变化,CT 和 MRI 可见肿瘤内侧面与小脑无明显边界。

5. 邻近脑神经肿瘤　其起源部位不同,如三叉神经鞘瘤常扩展至颅中窝与颅后窝呈哑铃形,后组脑神经鞘瘤常可见颈静脉孔扩大。

(八)治疗

散发性听神经瘤的处理策略包括随访观察、手术治疗和立体定向放射外科(SRS)治疗,对于症状出现恶化的患者,必要时还可采取包括脑室 - 腹腔分流术等其他补救措施在内的治疗手段。听神经瘤手术需配备术中电生理监测等必要设备。

1. 按照 Koos 分级　建议处理原则如下。

(1)Ⅰ级:以随访为主,每 6 个月进行一次 MRI 增强扫描。如随访过程中出现肿瘤生长,且患者存在有效听力,可以考虑采取保留听力的手术治疗;如患者已无有效听力,则首选手术治疗,但对于 70 岁以上、全身条件差无法耐受手术的患者,应首选 SRS 治疗。

(2)Ⅱ～Ⅲ级:如患者存在有效听力,可以考虑采取保留听力的手术入路或 SRS 治疗;若患者已无有效听力,则首选手术治疗,SRS 治疗可作为备选。对于体积不大又无生长的

Ⅱ～Ⅲ级听神经瘤,可先行保守观察;如肿瘤增大,可以考虑采取保留听力的手术入路或 SRS 治疗。

(3)Ⅳ级:首选手术治疗,如患者不能耐受手术或拒绝手术时,可尝试 SRS 治疗。

2. 手术入路及适应证 听神经瘤手术的常用入路包括乙状窦后入路、迷路入路、颅中窝入路等。

(1)乙状窦后入路:经乙状窦后缘、横窦下缘进入小脑脑桥角。①适应证:适用于任意大小的肿瘤。②优势:能够保留听力,可以处理肿瘤与脑干的粘连。暴露肿瘤所需时间较短。③不足:术后颅内血肿、脑梗死发生率高于经迷路入路。

(2)迷路入路:以骨性外耳道后壁和面神经垂直段为前界、颅中窝底硬脑膜为上界、乙状窦为后界、颈静脉球为下界、切除乳突及部分迷路,进入内听道和小脑脑桥角。①适应证:适用于任意大小、不考虑保留听力的听神经瘤。②优势:该手术入路较为直接,对脑组织牵拉小。术后面瘫发生率低于乙状窦后入路。③不足:术后手术侧听力丧失,手术操作时间相对较长。

(3)颅中窝入路:该入路于颞骨鳞部开骨窗,经颅中窝底、内听道顶壁进入内听道,可暴露内听道所有内容物及部分小脑脑桥角。①适应证:适用于内听道或小脑脑桥角部分直径≤10mm 的肿瘤。②优势:无需牺牲听力即可充分暴露内听道的 3 个侧壁,为可能保留听力的路径。③不足:面神经损伤风险相对较大、暴露空间及角度有限、颞叶损伤等。

3. 手术主要并发症及处理

(1)颅内出血:颅内出血为术后严重并发症,以意识、瞳孔、生命体征改变为特征。术后必须密切观察患者的生命体征,若出现意识障碍,如淡漠、嗜睡甚至昏迷,应尽快行急诊 CT 检查,明确是否为小脑脑桥角出血。若出血量少、脑干压迫移位不明显、患者生命体征稳定,可保守观察,否则应尽快手术清除血肿并止血。

（2）脑脊液漏：听神经瘤术后最常见并发症为脑脊液漏，术后脑脊液漏分切口漏、鼻漏和耳漏，以鼻漏最为多见，易导致颅内感染。发生脑脊液漏后，首先考虑保守治疗，包括绝对卧床、应用降颅压药物和局部加压包扎，如效果不佳，可行腰大池置管引流、手术修补等措施。

（3）面神经麻痹

1）术中发现面神经离断，可行面神经重建，方法如下：①面神经端端吻合，适用于面神经近端完好，两断端存在且缺损长度较短者，如缺损长度为 3～4mm，可行远端改道后吻合。②耳大神经移植：适用于面神经近端完好，两断端存在但缺损长度为 5～10mm 者。③面 - 舌下神经吻合：适用于面神经近端无法确认者，常用腓肠神经进行吻合。

2）术后面神经麻痹的处理：①非手术治疗措施包括眼部护理，预防角膜炎。②对于泪液分泌减少的患者可给予人工泪液、睡眠时眼膏保护，采用胶布缩短睑裂、保护性角膜接触镜片等。③建议术后 2 周开始进行面肌功能训练，以延缓表情肌的萎缩，促进神经功能恢复。④如患者面神经功能为Ⅳ级，并在术后 1 年内无明显恢复，可考虑行面 - 舌下神经吻合、舌下神经转位术、咬肌神经 - 面神经吻合等手术。⑤对于眼睑闭合不全的患者，可以采用局部神经转位手术、跨面神经移植手术、下睑退缩或外翻治疗，以及上睑板肌（Müller肌）切除手术、金片植入手术等方式。⑥对于超过 2 年的晚期面瘫患者，还可考虑行颞肌筋膜瓣修复术或行血管神经化的游离肌肉移植。

术后面神经麻痹的处理较为复杂，不同的医疗机构需结合实际情况选择治疗方式，必要时由整形科医师参与面神经的修复。

（4）听力丧失：听力能否保留主要与肿瘤大小、部位、生长方式和术前的听力状况等有关。保存耳蜗结构、保留耳蜗神经、避免刺激内听动脉等方可能保留听力。对于肿瘤直径<3cm、耳蜗神经结构正常、听力丧失的患者，可采用人工耳蜗植入重建听力；未能保留耳蜗神经者可考虑植入骨锚式助听器（bone anchored hearing aid，BAHA）。

（贾　旺）

五、垂体腺瘤

（一）流行病学

垂体腺瘤起源于腺垂体（又称垂体前叶）细胞，一般认为是良性肿瘤，约占颅内肿瘤的 10%～15%。最新流行病学调查显示，尸检发现率为 14.4%，随机人群 MRI 检查发现率为22.5%，但绝大部分垂体腺瘤为无功能垂体微腺瘤，患者终身无症状体征，无需治疗。

（二）分类

1. 垂体腺瘤的分类很多，按照肿瘤的大小，将其分为微腺瘤（<10mm）、大腺瘤（10～<40mm）、巨大腺瘤（≥40mm）。

2. 根据患者的临床表现、血清激素放射免疫测定及肿瘤细胞免疫组化染色结果等，将其分为催乳素（prolactin，PRL）腺瘤、生长激素（growth hormone，GH）腺瘤、促肾上腺皮质激素（adrenocorticotropic hormone，ACTH）腺瘤、促甲状腺激素（thyroid-stimulating hormone，TSH）腺瘤、卵泡刺激素（follicle-stimulating hormone，FSH）/ 黄体生成素（luteinizing hormone，LH）腺瘤、无功能腺瘤、多激素腺瘤。

3. 尽管垂体腺瘤被认为是良性肿瘤，但仍有部分肿瘤破坏周围硬脑膜、骨膜、骨质，侵袭周围重要结构，包括蝶鞍、海绵窦、颅内、斜坡、鼻旁窦等，这类腺瘤称为侵袭性垂体腺瘤，约占所有垂体腺瘤的 25%～55%。侵袭行为是预测肿瘤预后的重要因素之一。1993 年，Knosp 提出基于 MRI 冠状位颈内动脉与肿瘤的关系来判断肿瘤是否侵袭海绵窦，被广泛用于侵袭性垂体腺瘤的影像学评估。此外，术中或术后病理观察到肿瘤对周围结构的侵袭仍是诊断侵袭性垂体腺瘤的基础。

4.临床上还发现一类腺瘤即使经过手术、药物、放射等治疗仍会复发，称为难治性垂体腺瘤，以易复发和缺乏治疗反应为特征。该类肿瘤约占垂体腺瘤的 10%。WHO 分类也着重强调此类肿瘤，将肿瘤增殖（有丝分裂计数和 Ki-67 指数）和侵袭作为难治性垂体腺瘤的重要标志，并指出疏颗粒型 GH 细胞腺瘤、男性催乳素腺瘤、静止性 ACTH 腺瘤、Crooke 细胞腺瘤、PIT-1 阳性的多激素腺瘤中难治性垂体腺瘤的比例更高。

5.垂体腺癌是指出现脑脊髓或全身转移的垂体腺瘤，极其少见，约占所有垂体腺瘤的 0.1%～0.2%。

（三）**诊断**

垂体腺瘤的诊断主要通过临床表现、内分泌检查与影像学特征三方面综合来判断。

1.**临床表现** 垂体腺瘤引起的临床症状包括：功能性垂体腺瘤激素过量分泌引起的垂体功能亢进、局部占位效应、巨大腺瘤引起的垂体功能低下以及特殊情况下垂体腺瘤卒中所产生的相关症状。

（1）功能性垂体腺瘤激素过量分泌引起的临床表现

1）催乳素腺瘤：催乳素腺瘤是最常见的功能性垂体腺瘤，约占成人垂体功能性腺瘤的 40%～45%，以 20～50 岁的女性多见，男女比例约 1∶10。女性患者典型表现为停经、泌乳、不孕三联征，男性主要表现为性功能减退、男性乳房发育、体重增加等。

2）生长激素腺瘤：由于生长激素的过度分泌，在青春期前，骨骺尚未融合者表现为巨人症，成年人则表现为肢端肥大症。还可合并其他临床表现：糖尿病及其慢性并发症，文献报道 37.6% 的肢端肥大症患者合并糖尿病。心脑血管系统受累：高血压、心肌肥厚、心脏扩大、心功能减退、动脉粥样硬化、冠心病、脑血栓形成和脑出血等。呼吸系统受累：舌肥大、通气障碍、喘鸣、打鼾、睡眠呼吸暂停等。骨关节受累：滑膜组织和关节软骨增生、肥大性骨关节病、髋和膝关节功能受损。女性泌乳、闭经、不育，男性性功能障碍。结肠癌、甲状腺癌、肺癌等发生率增加。

3) 促肾上腺皮质激素腺瘤：由肿瘤细胞持续分泌过多的 ACTH 引起肾上腺皮质增生，继而促使皮质醇分泌过多作用于靶器官，引起的以满月脸、水牛背为主要特征的向心性肥胖，可合并有高血压、糖代谢异常、低钾血症和骨质疏松等症状，即库欣综合征。

4) 促甲状腺激素腺瘤：以血清游离甲状腺素（free thyroxine，FT$_4$）、游离三碘甲腺原氨酸（free triiodothyronine，FT$_3$）水平增高、血清 TSH 水平不被抑制并伴有不同程度甲状腺毒症和甲状腺肿的临床表现，是导致中枢性甲状腺功能亢进症的主要原因。TSH 腺瘤罕见，年发病不足百万分之一，约占垂体腺瘤的 0.5%～3.0%。

5) 促性腺激素腺瘤：临床上促性腺激素腺瘤多为无功能腺瘤。

（2）局部占位效应

1) 由于鞍膈被扩张而出现前额或双颞部头痛。

2) 视力减退、视野缺损和眼底改变：约 70%～80% 患者可出现不同程度的视力减退、视野缺损和眼底改变。

3) 肿瘤体积巨大突入三脑室、侧脑室可引起脑积水。

4) 肿瘤晚期可压迫动眼神经、展神经、三叉神经眼支、也可压迫大脑脚或大脑半球，引起一侧或双侧锥体束症状。

5）特殊症状：如癫痫、脑脊液鼻漏、鼻出血、精神症状等。

（3）巨大腺瘤引起的垂体功能低下：大腺瘤或巨大腺瘤压迫、浸润垂体及其周围组织，引发腺垂体分泌不足，导致腺垂体功能减退。

（4）垂体腺瘤卒中：垂体腺瘤卒中是一种由垂体腺瘤出血、梗死或梗死后出血而引起的临床急症，常伴有突发头痛、恶心、呕吐、视力障碍、视野缺损、复视、眼外肌麻痹、意识改变以及垂体功能减退等，轻者于数天后自行缓解，重者可迅速出现垂体危象、下丘脑及视力严重受损表现、昏迷，甚至死亡。

根据垂体腺瘤卒中后对周围结构的影响及病情的缓急将其分为暴发型（多发生于几小时之内，死亡率高）、急性型（1d～1周）、亚急性型（1～12周）和寂静型；根据卒中的病理特点，分为出血性卒中和缺血性卒中，缺血性卒中病理主要表现为凝固性坏死。

2.**内分泌检查**　测定垂体及靶腺激素水平及垂体功能动态试验，有助于了解下丘脑 - 垂体 - 靶腺的功能，对术前诊断及术后评估具有重要参考价值。垂体激素主要包括腺垂体分泌的激素（PRL、GH、ACTH、TSH、LH、FSH、促黑素、促脂解素、内啡肽等）和神经垂体（又称垂体后叶）分泌的激素（催产素和升压素）。

由于各种垂体激素，分泌呈脉冲样释放，并受昼夜节律变化及内外环境因素的影响，因此在同一天内所测数值可有较大波动，需要时可在一天内多次测定并取平均值。

（1）催乳素腺瘤：催乳素 >150μg/L 并排除其他特殊原因引起的高催乳素血症。血清催乳素 <150μg/L，须结合具体情况谨慎诊断。此外，由于 PRL 为应激激素，为了更精准测定 PRL，静脉取血时要求：正常进食早餐（种类为碳水化合物，避免摄入蛋白质和脂肪类食物），于上午 10：30—11：00

进行，须在静态休息 20min 后静脉穿刺取血。

（2）生长激素腺瘤：GH 腺瘤的术后随访及一些特殊情况下的术前诊断，应常规行葡萄糖生长激素抑制试验（OGTT）：通常口服 75g 葡萄糖后，分别在 0、30、60、90 及 120min 时分别取血测定血糖及 GH，如果 OGTT 中 GH 谷值 $< 1\mu g/L$，判断为被正常抑制，可以排除垂体生长激素腺瘤。另外需同时测定血清胰岛素样生长因子（insulin-like growth factor-1，IGF-1），由于 GH 的作用主要经 IGF-1 介导来完成，因此血清 IGF-1 水平与肢端肥大症患者病情活动的相关性较血清 GH 更为密切。由于 IGF-1 水平的正常范围与年龄和性别显著相关，因此测定结果应与年龄和性别相匹配的正常值范围对照。

（3）库欣病：血皮质醇昼夜节律消失、促肾上腺皮质激素（ACTH）正常或轻度升高、24h 尿游离皮质醇（urinary free cortisol，UFC）升高（诊断库欣综合征的敏感性可达到 91%～96%）。库欣病患者经典小剂量地塞米松抑制试验（low dose dexamethasone suppression test，LDDST）不能被抑制，大剂量地塞米松抑制试验（high dose dexamethasone suppression test，HDDST）能被抑制。有条件的医院可行双侧岩下窦静脉取血（bilateral inferior petrosal sinus sampling，BIPSS）＋去氨加压素兴奋试验，以鉴别 ACTH 来源。

（4）促甲状腺激素腺瘤：血浆甲状腺素水平升高，TSH 水平多数增高，少数在正常范围。

3. 影像学检查

（1）头部 CT 扫描：CT 检查在目前垂体腺瘤的诊断中主要在以下几个方面应用：①骨窗 CT 用于判断鞍底、斜坡等周围骨质被侵袭情况；②用于观察鼻中隔、鼻甲、蝶窦分隔的情况，以利于经蝶手术；③垂体腺瘤卒中或病情较重时用于急诊检查；④心脏支架或体内一些特殊植入材料不能行核磁检查时。

（2）头部 CTA 检查：对于临床高度怀疑缺血性卒中的垂体腺瘤建议常规行 CTA 检查以除外动脉瘤；对于广泛向颅底侵袭的垂体腺瘤 CTA 检查可提供颈内动脉、肿瘤及颅底骨质的三维关系，对经蝶手术提供帮助。

（3）头部 MRI 扫描：MRI 冠状位和矢状位扫描可以清晰地显示肿瘤与残存垂体、垂体柄、视神经、视交叉、颈内动脉等的关系。T_2WI 及 FLAIR 序列可以帮助判断肿瘤的质地，DWI 序列在与垂体脓肿的鉴别时提供有价值的信息。巨大腺瘤由鞍内向鞍上发展的条索状强化特点，说明肿瘤血供丰富。此外，根据冠状位 MRI 明确肿瘤与颈内动脉的关系，可判断肿瘤的侵袭性。MRI 动态增强扫描可以提高微腺瘤的发现率。

（四）治疗

1. **手术治疗**　手术是治疗垂体腺瘤的重要手段之一。垂体腺瘤手术治疗目的包括：①切除肿瘤；②缓解因占位效应产生的临床症状；③纠正内分泌功能紊乱；④保护残存垂体；⑤明确肿瘤性质。随着内镜技术以及神经导航等技术的不断发展，绝大多数腺瘤都能够通过经蝶手术切除，但对于一些体积巨大、浸润广泛的肿瘤仍需开颅手术。对于极个别肿瘤通过单一手术入路很难将病变切除满意，可以设计联合入路或分期手术。

（1）手术适应证：①难以耐受药物不良反应或对药物治疗抵抗的催乳素腺瘤；② ACTH 腺瘤、GH 腺瘤、TSH 腺瘤在无手术禁忌证的情况下应首先手术治疗；③占位效应明显或垂体受压引起的垂体功能低下的无功能腺瘤；④有症状的垂体腺瘤卒中。

（2）禁忌证：①活动性颅内或者鼻腔、蝶窦感染，可待感染控制后再手术；②全身状况差不能耐受手术；③有明显的垂体功能低下者，需先纠正再行手术治疗；④凝血功能障碍者。

注意：手术适应证和禁忌证都是相对的，这与垂体腺瘤的药物治疗进展、麻醉水平、术者的手术能力、患者的需求及身体条件等都息息相关，需个体化分析。

（3）围手术期病情的评估和处理：对围手术期患者的评估和治疗包括：①手术适应证、手术时机和手术方式的选择；②术前术后垂体激素异常导致的并发症或患者原有内科疾病的治疗；③术前术后腺垂体功能的评价及激素水平的调整和治疗；④术前后水、电解质平衡的调整；⑤围手术期病情的宣传教育等方面。围手术期处理要着重关注以下方面：

1）并发心血管病变，包括肢端肥大性心肌病、心功能不全、心律失常等，术前、术后需心血管内科会诊指导治疗；如果生长激素腺瘤患者术前已发现明确心脏病损，即使其心功能可以耐受手术，建议先使用中长效生长抑素类药物，改善其心脏病变，再予手术治疗。对于合并高血压、糖尿病的患者，手术前后均应积极控制血压和血糖。垂体腺瘤尤其是生长激素腺瘤合并睡眠呼吸暂停综合征的患者麻醉风险高，术前应请麻醉医师和心血管科医师共同会诊，在围麻醉期应及时调整麻醉深度，酌情给予心血管活性药物，防止血流动力学剧烈波动，降低围麻醉期心血管意外的发生率。

2）术后水电解质和尿崩症的处理：对垂体腺瘤术后患者应常规记录 24h 出入量，监测血电解质和尿比重。如果术后即出现尿崩症状，根据出入量和电解质情况必要时给予抗利尿激素等治疗。

3）围手术期的激素替代治疗：垂体腺瘤患者术前需进行腺垂体功能的评估，包括甲状腺轴、肾上腺轴、性腺轴、生长激素、IGF-1 等激素水平的测定。对于存在继发性甲状腺功能减退和继发性肾上腺皮质功能减退，术前需要给予生理替代量的治疗。对于大或巨大腺瘤患者，由于手术应激，术后容易出现严重的并发症，因此手术当日补充生理替代量＋

应激剂量的糖皮质激素（库欣病除外），并根据化验结果及临床症状逐渐降低糖皮质激素的剂量至生理替代剂量，直至停药，部分患者需要终身激素替代治疗。术后应注意性激素及生长激素的补充，以提高患者的生活质量。

（4）术后常见并发症的处理

1）术后出血：表现为术后数小时内出现头痛伴视力急剧下降，甚至意识障碍、高热、尿崩症等下丘脑紊乱症状。应立即复查 CT，若发现鞍区或脑内出血，要采取积极的方式，必要时再次经蝶或开颅手术清除血肿。

2）术后视力下降：常见原因是术区出血、鞍内填塞物过紧、急性空泡蝶鞍、视神经血管痉挛导致急性视神经缺血等。术后密切观察病情，一旦出现视功能障碍应尽早复查 CT 发现原因，及时处理。

3）术后感染：多继发于脑脊液漏患者，包括：体温超过38℃或低于 36℃、有明确的脑膜刺激征、脑脊液检查可见白细胞明显升高、糖降低、细菌涂片及培养阳性等，应及时脑脊液引流及经验性应用能通过血脑屏障的抗生素，并根据病原学及药敏结果，及时调整治疗方案。

4）中枢性尿崩症：可选用适当药物治疗至症状消失。

5）垂体功能低下：术后行内分泌学评估，如果发现垂体 - 靶腺功能不足，应给予激素替代治疗。

6）脑脊液漏：垂体腺瘤术后的脑脊液漏可通过卧床、腰大池引流、预防感染等措施进行治疗，必要时可行脑脊液漏修补术。

2.**药物治疗**　药物治疗是垂体腺瘤的主要治疗手段之一，特别是对功能性垂体腺瘤。

（1）催乳素腺瘤：以溴隐亭、卡麦角林为代表的多巴胺受体激动剂是催乳素腺瘤的首选治疗方法。

溴隐亭治疗前应常规行溴隐亭敏感试验。溴隐亭应从小剂量开始服用，治疗剂量为 0.5～7.5mg/d，服药期间每 3～6 月复查肝肾功及血常规。

服药原则：以最小的溴隐亭剂量控制 PRL 在正常范围内。绝大多数患者需要长期服药，对泌乳素腺瘤用药控制泌乳素完全正常，2 年后可尝试停药。对有些溴隐亭耐药患者改用卡麦角林后有时可有效。多巴胺受体激动剂安全有效，不良反应主要是胃肠道反应，大多数患者逐渐适应后，很快就会消失。

（2）生长激素腺瘤：以生长抑素类似物为主的药物治疗也是生长激素腺瘤的有效治疗手段之一，目前认为术前存在因肿瘤引起的全身并发症无法即刻接受手术者可能从术前药物治疗中获益，对伴有 PRL 阳性的混合腺瘤，也可以尝试接受多巴胺受体激动剂治疗。

（3）ACTH 腺瘤：主要包括肾上腺酶抑制剂（酮康唑）、肾上腺抑制药（米托坦）、垂体靶向药物（帕瑞肽、卡麦角林）、糖皮质激素受体拮抗剂（米非司酮）等。

3. 放射治疗 放射治疗包括常规适形放射治疗、立体定向放射外科治疗等。尽管放射治疗是垂体腺瘤的重要辅助治疗手段，但由于其有可能导致垂体功能低下、下丘脑功能损伤等严重并发症，故已不主张术后常规应用。下面两种情况可以采用放射治疗：①手术后残留或复发经会诊后确为手术难以切除，且与视神经、残存垂体有一定间隔（>3mm）的垂体腺瘤；②侵袭性、难治性或恶性垂体腺瘤经手术、药物治疗均不理想者可以考虑放射治疗。

（五）功能性垂体腺瘤内分泌治愈标准

1. 生长激素腺瘤 ①OGTT 后 GH 谷值 <0.1μg/L；②IGF-1 水平降至与性别、年龄相匹配正常范围。

2. PRL 腺瘤 没有多巴胺受体激动剂等治疗情况下，女性 PRL<20μg/L，男性 PRL<15μg/L，术后 24h 内 PRL<10μg/L

提示预后良好。

3. ACTH 腺瘤 术后 72h 内血皮质醇 <2.0μg/dl 或更低，24h 尿游离皮质醇和 ACTH 水平在正常范围或低于正常水平。术后 3～6 个月内血皮质醇、24h 尿游离皮质醇和 ACTH 在正常范围或低于正常水平。

4. TSH 腺瘤 术后 48h 内 TSH、FT_3 和 FT_4 水平降至正常。

5. 促性腺激素腺瘤 术后 48h 内 FSH 和 LH 水平降至正常。

（六）随诊

垂体腺瘤的术后随访十分重要，建议终身随诊。术后 3 个月复查垂体 MRI，评估术后影像学变化。对于垂体功能紊乱以及需激素替代治疗的患者，应每月随访其症状、体征变化及激素水平，及时调整替代治疗。患者病情平稳后，可每 3 个月评估垂体及各靶腺功能，根据随诊结果，调整激素替代治疗。

根据术后 3 个月随访结果，在术后 6 个月选择性复查垂体激素水平和垂体 MRI 等相关检查。对于控制良好的患者，术后每年复查垂体激素及相关检查，根据患者病情控制程度决定复查垂体 MRI 时间；对有并发症的患者应每年进行 1 次并发症的评估，术后 5 年以后适当延长随访间隔时间。

（于春江 张宏伟）

六、颅咽管瘤
（一）流行病学

颅咽管瘤是一种罕见的颅内良性肿瘤，但其生长方式和造成的后果具有恶性特征。此肿瘤常影响鞍区重要组织结构，虽然生长缓慢，但手术风险高且容易复发，治愈难度大。

颅咽管瘤发病率 1/100 万～2/100 万，各种族发病率差别不大。颅咽管瘤发病率约占颅内肿瘤的 2.5%～4.0%，占小儿颅内肿瘤的 5%～15%。男女发病差别不大，有报道称男性略多于女性。各个年龄段都有发病，但有两个明显的发病高峰，分别为 5～14 岁的儿童期和 50～74 岁的成年期。该病无明显遗传倾向，目前仅有极少的家族性发病的报道。

（二）临床表现

根据肿瘤起源和生长方式不同可引起不同的症状，主要包括以下几种。

1. 内分泌功能紊乱相关症状 内分泌功能紊乱可见于 60%～90% 的患者。

（1）生长发育和性功能障碍最常见：儿童患者出现生长发育迟缓、性发育不良、体格发育迟缓；成人性功能低下，男性性欲下降、性功能障碍，女性闭经等。

（2）其他包括：甲状腺功能减退相关症状，肥胖、乏力、畏寒等。肾上腺皮质激素功能减退症状：低血压、低血糖、心律失常、电解质紊乱、淡漠、厌食、恶心等。

（3）病变晚期导致严重的下丘脑受累，有下丘脑功能不足相关症状：严重消瘦、肥胖、精神萎靡、自主神经功能紊乱、体温调节障碍、睡眠障碍等。

2. 颅内压增高症状 造成颅内压增高的主要原因是肿瘤向上生长侵入第三脑室，阻塞室间孔出现脑积水。婴幼儿颅内高压还可出现头围增大、颅缝分离等，眼科检查可见视神经盘水肿。

3. 视力视野障碍 肿瘤位于鞍上可压迫视神经、视交叉甚至视束，早期即可有视力减退，多为缓慢加重，晚期可致失明。视野缺损差异较大，可有生理盲点扩大、象限性缺损、偏盲等。成人尚可见到双颞侧偏盲、原发性视神经萎缩。脑积水导致视神经盘水肿，也可造成视力下降。

4. 局灶压迫症状

（1）肿瘤向鞍旁发展，累及海绵窦，可产生海绵窦综合征。

（2）向颅前窝发展，累及额叶，可有精神症状、记忆力减退、大小便不能自理、癫痫及失嗅等。

（3）向颅中窝发展，可产生颞叶损伤症状。

（4）少数病例，肿瘤向后发展，累及桥前池，产生脑干以及小脑受压症状。

（三）诊断与鉴别诊断

1. **诊断** 颅咽管瘤是一种起源于颅咽管残余的上皮细胞的胚胎残余组织肿瘤。好发于儿童，其次为成年人，其主要临床特点有下丘脑-垂体功能紊乱、颅内压增高、视力及视野障碍，尿崩症以及神经和精神症状。其诊断依据除上述临床表现外，目前主要依赖影像学诊断及实验室相关检查。

（1）头部 CT 检查：鞍区及鞍上区可见肿瘤影，呈实性、囊性或者囊实性，囊变区呈低密度影，实性部分呈略高密度影。大部分肿瘤可见不同程度的钙化影，一般呈"蛋壳样"钙化特征。增强后实质部分可明显强化，囊性部分可见囊壁增强。

（2）头部 MRI 检查：颅咽管瘤在 MRI 上信号表现多样，主要取决于肿瘤的内容物。多数颅咽管瘤囊性部分所含的物质主要为胆固醇，故常表现为 T_1WI、T_2WI 均呈高信号，而钙化组织则表现相反。实性颅咽管瘤常呈 T_1WI 等或低信号，T_2WI 呈高信号。

CT 和 MRI 检查对诊断具有重要意义，此 2 项检查可显示肿瘤的位置、大小、有无囊变、肿瘤对邻近脑组织的侵袭情况、是否有脑积水存在。一般来说，MRI 在显示肿瘤的结构及其与邻近脑组织（如视交叉）的关系方面优于 CT，而 CT 在显示肿瘤钙化灶方面优于 MRI。因此，颅咽管瘤的影像学诊断常需结合 CT 及 MRI 上的表现进行诊断（图 11-2-1）。

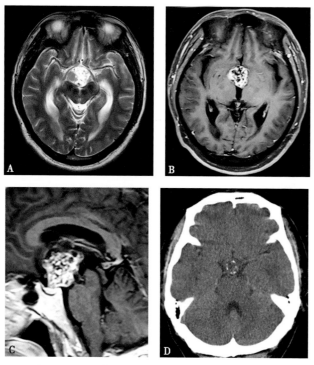

图 11-2-1　典型颅咽管瘤术前 MRI 及 CT 图像

（3）内分泌功能检查：颅咽管瘤常影响患者垂体功能，临床可出现内分泌检查异常。影响下丘脑 - 垂体 - 性腺轴时可出现性激素分泌不足，男性性功能障碍、女性闭经不孕、性欲减退；影响下丘脑 - 垂体 - 甲状腺轴可出现甲状腺功能减退，基础代谢率低，患者表现为乏力易困；影响下丘脑 - 垂体 - 肾上腺轴可出现抗利尿激素分泌失调、皮质醇水平低下，患者出现尿崩、疲乏无力等。

2. **鉴别诊断**

（1）垂体腺瘤：多见于 15 岁以上的人群，发生于鞍内，多向鞍内鞍上生长，典型者可出现"雪人征"。影像学上常可见肿瘤合并出血、坏死。鞍窝大，鞍底骨质变薄、下陷，海绵窦也可受累,但垂体腺瘤一般无钙化。

(2)鞍结节脑膜瘤:好发于成人,儿童罕见。肿瘤部位偏前,伴骨质增生、硬化及有蝶窦的过度气化。影像学上常可见脑膜尾征。此类患者一般无内分泌功能紊乱。

(3)视交叉胶质瘤:常见于青少年,一般肿瘤较大,密度偏低,后期可出血,肿瘤通常位于下丘脑,并沿视交叉或视束延伸,可在眼眶内形成肿块,MRI上常可见肿瘤明显强化征象。

(4)生殖细胞瘤:以视力障碍为主要表现,肿块常累及漏斗。多呈等密度或稍高密度肿块,无出血、坏死及囊性变,可分叶,但境界清楚;瘤体本身钙化少见,增强扫描呈中等至明显的均匀强化。易发生转移,可见脑室壁线状或条片强化,脑表面、脑池的线状或结节状强化。

(5)脊索瘤:常合并脑神经压迫症状,可有钙化,但CT显示骨质破坏明显,有助于鉴别诊断。

(四)治疗

1. **手术治疗** 手术应尽可能全切肿瘤,并保护下丘脑、垂体柄及周围神经血管结构和功能的完整性。

(1)手术入路:整体上可以分为经颅手术和经鼻手术两种入路。

1)经颅手术入路:常用右侧额颞或额外侧入路,可利用视交叉间隙(第一间隙)、视神经-颈内动脉间隙(第二间隙)、颈内动脉-动眼神经间隙(第三间隙)、经终板间隙切除位于视交叉前方、下方及第三脑室内的肿瘤。对于第三脑室内生长的肿瘤,还可经胼胝体-穹隆间入路切除肿瘤。

2)内镜下经鼻入路:内镜下经鼻入路可由下而上切除鞍内及鞍上型颅咽管瘤,其优势为由颅底向上的操作角度、对视神经等重要结构牵拉较小,但术后脑脊液鼻漏、颅内感染的发生率明显高于经颅手术。

（2）手术要点：手术过程中尽可能沿肿瘤包膜与蛛网膜之间的界面进行分离操作，小心保护肿瘤周围的细小血管和分支，在最大安全切除肿瘤的前提下尽可能保留垂体柄完整，减少周围神经和脑组织的牵拉，小心保护下丘脑，是减少颅咽管瘤术后并发症的重要措施。

国外根据肿瘤与下丘脑在影像上的形态学关系将下丘脑受累程度分为 3 级。0 级：下丘脑未受累。1 级：下丘脑结构受推挤，但结构仍可辨认。2 级：下丘脑结构不可辨认（图 11-2-2）。下丘脑受累程度越轻，手术难度越小，患者术后状态越好。

（3）术后治疗：颅咽管瘤术后治疗上需要重点关注患者水电解质平衡、内分泌功能紊乱的纠正等。

1）水电解质平衡：每天监测患者的 24h 出入量，保持出入量平衡；每天监测患者的血电解质水平，并根据电解质平衡情况调整钠盐的补充。颅咽管瘤术后尿崩是其常见的并发症，可给予神经垂体激素或去氨加压素控制尿量，并酌情补充水电解质。

2）激素替代治疗：颅咽管瘤术后常出现垂体功能低下，术后早期给予氢化可的松静脉滴注，并逐步替代补充生理剂量的皮质醇激素。并适当补充甲状腺激素。

3）对症支持治疗：注意患者的体温变化，警惕颅内感染等并发症的发生。并给予营养等相关对症支持治疗。

2. 放射治疗 颅咽管瘤的放射治疗包括普通放射治疗、立体定向放射治疗和腔内近距离放射治疗等。一般作为未能全切肿瘤、不能耐受手术治疗或小病灶复发患者的辅助治疗。针对部分囊性颅咽管瘤，可以采用磷 -32（^{32}P）间质内放射治疗，以达到延缓肿瘤生长的目的，其主要的副作用为下丘脑垂体功能减退、视神经炎症、痴呆等。

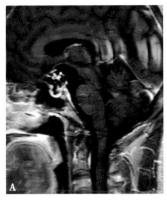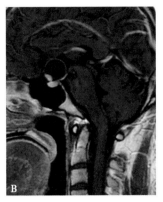

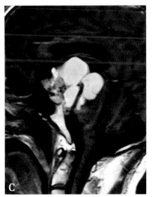

图 11-2-2 肿瘤与下丘脑受累关系
A. 下丘脑未受累；B. 肿瘤累及下丘脑，但下丘脑结构尚可辨认；
C. 下丘脑结构完全破坏，已不可辨认。

（五）预后

随着显微神经外科技术的发展、药物的更新换代和其他新治疗方式的不断涌现，颅咽管瘤的治疗效果已获得明显提高，患者预后也有了较大改善，据统计颅咽管瘤患者 10 年生存率可达 85% 以上。肿瘤切除程度是影响患者预后最重要的因素，而影响肿瘤切除程度的因素主要包括：肿瘤对脑组织侵袭程度、肿瘤位置、肿瘤质地。目前国际上评价颅咽管瘤患者疗效通常采用 CCSS（craniopharyngioma clinical status scale）量表，该量表涵盖了 5 个参数：神经功能查体、视力、垂体功能、下丘脑功能及教育／职业胜任情况。依据 CCSS 量表评分，可将患者分成 I～IV 级，评级越高，患者预后越差。

（林　松）

七、胶样囊肿

（一）流行病学

胶样囊肿（colloid cyst），又称神经上皮囊肿（neuroepithelial cyst）或第三脑室胶样囊肿。胶样囊肿是罕见的先天性颅内良性肿瘤，约占胶质瘤的 2%，占所有颅内肿瘤的 0.2%～2%，通常位于第三脑室前上部。好发年龄为 20～50 岁，男女发病比例相当。该病发病率低，国内外多为个案报道，但多起病急、重，且有猝死的可能。

（二）病因

胶样囊肿的囊壁由纤维状上皮层所覆盖，是一种生长缓慢的良性肿瘤。胶样囊肿的起源仍然不确定。最初认为起源于脑旁体、室管膜或脉络丛的神经上皮。有研究者基于形态学分析提出可能起源于内胚层。超微结构的发现支持胶体囊肿为肠源性，表明其与 Rathke's 囊肿（Rathke's cleft cyst）具有相似性。胶样囊肿囊内为黏液样物质或致密的玻璃样物质。该类肿瘤多数位于脑室系统，最常见于第三脑室室间孔周围，也可见于侧脑室、透明隔、鞍区等部位。

（三）临床表现

1. 胶样囊肿大小为 5～25mm，小的胶样囊肿可无任何症状，直径大于 10mm 的胶样囊肿可能产生严重的症状，如头痛、恶心呕吐甚至猝死。头痛是最常见的症状，头痛的特点是短暂、间歇性、与体位有关。

2.第三脑室胶样囊肿生长到一定大小后,可产生活瓣作用甚至堵塞室间孔,导致急性或慢性梗阻性脑积水症状,常有剧烈头痛伴恶心呕吐、步态异常、视力下降、癫痫发作甚至导致患者猝死。部分急性脑积水患者改变头位后症状可有缓解。

3.还有部分患者表现为顺行性遗忘、幻嗅等,考虑为肿瘤直接压迫第三脑室周围结构产生的精神症状。

4.还有报道极少数胶样囊肿有合并出血现象。一旦发生,易出现急性梗阻性脑积水症状。

5.胶样囊肿囊壁菲薄,有报道囊肿可自发破裂并导致严重的无菌性脑炎。

(四)辅助检查与诊断

肿瘤通常位于第三脑室前部,常堵塞双侧室间孔,造成特征性的只累及侧脑室的脑积水(第三和第四脑室不受影响)。

1.**头部 MRI 检查** 可清楚地显示囊肿位置及囊肿与周围结构的关系。常可避免行血管造影检查。MRI 表现多变。T_1WI 通常为高信号,T_2WI 通常为低信号。一些研究认为,有症状的患者 T_2WI 像表现为高信号,意味着囊肿内容物为水,同时也暗示了囊肿有可能继续扩大。增强扫描:轻微强化,有时只有包膜强化。

2.**头部 CT 检查** 表现各异,平扫囊肿呈圆形或卵圆形。大多数囊肿为高密度(亦有等密度和低密度),大约半数轻微增强。CT 密度值可能与囊肿内容物黏性有关,高密度囊肿很难经皮外引流。通常 CT 扫描不如 MRI 敏感,尤其是等密度囊肿。钙化罕见。

(五)鉴别诊断

1.**基底动脉瘤** 未破裂动脉常表现为占位效应、一过性脑缺血、警示性头痛,破裂动脉瘤常表现为剧烈头痛、恶心呕吐、意识障碍、癫痫等。CT 可见特征性的"靶环征",MRI 可显示动脉瘤内血块及血流,通常可以通过 CTA、MRA、DSA 等进一步确诊。

2. **错构瘤** 又称下丘脑错构瘤或间脑错构瘤,系先天发育异常,多见于 1～3 岁幼儿,好发于灰结节或乳头体。痴呆样癫痫、性早熟和智力低下是灰结节错构瘤的典型特征。MRI 平扫灰结节错构瘤多为类圆形实性病灶,与灰结节相连续。T_1 等低信号,T_2 等高信号。信号均匀,增强无强化。

3. **中枢神经细胞瘤**(central neurocytoma,CN) 主要位于侧脑室内,边界清楚,部分附着侧脑室壁,CT 呈略高不均匀密度影,可见瘤体点状钙化。MRI 成像信号近似于等皮质信号,增强后可轻度强化。

4. **垂体腺瘤** 自蝶鞍内向上生长,CT 多表现为鞍内低密度区,多数增强后明显强化,可见到鞍底骨质变薄或破坏,MRI 常表现为短 T_1WI、长 T_2WI 信号,多数增强后明显强化,通常出现视力下降、视野缺损、激素异常。

5. **颅咽管瘤** 肿瘤多向鞍上生长,有囊性、实质性病变,影像学上可出现相应变化,鞍上、鞍内钙化是其特征。根据肿瘤的部位及影像学特点可以和本病鉴别。

6. **Rathke's 囊肿** 大多数以垂体窝为中心向鞍内及鞍上生长,MRI 病灶信号均匀,与脑脊液一致的长 T_1、长 T_2 信号。本病因囊内容物所含蛋白质的不同,MRI 表现与脑脊液存在明显区别,根据部位及影像学信息可以和本病鉴别。

(六)治疗

目前最佳治疗方法仍有争议。对于直径小于 1cm 的小的无症状病变,同时没有脑室增大者可定期行临床和影像学评估随访。放射治疗不能控制囊肿增大,对于有症状、囊肿增大、伴有脑积水的患者提倡手术治疗。

目前提倡采用各种方式直接手术切除,原因:①避免分流依赖;②减少肿瘤进展的可能;③神经功能突然恶化的原因不是脑积水，而可能是下丘脑受压迫所引起的心血管不稳定等因素。

该病治疗的目的主要是全切胶样囊肿，解除邻近压迫，疏通脑脊液循环通路。主要有立体定向胶样囊肿穿刺、开颅囊肿切除术和内镜下囊肿切除术。由于立体定向胶样囊肿穿刺很难剥净囊壁，易复发，当前国内外主要采取后两种手术方案。

（七）预后

显微手术应用前胶样囊肿的手术死亡率高达 20%，复发率达 10%。显微技术的应用，使手术死亡率降至约 1%，复发率也降至 6.6% 以下。内镜下完整切除囊壁可以明显降低胶样囊肿的复发。绝大多数患者在手术后第 2 天症状即明显减轻或消失，术后 2~3 周内扩大的脑室恢复正常。围手术期常见的并发症有癫痫、脑室出血、颅内感染等，发生率为 10%~25%。安全度过围手术期后，患者的远期预后良好。与未行手术切除的患者相比，手术切除胶样囊肿的患者术后的生活质量明显提高。

（林　松）

八、Rathke's 囊肿

（一）流行病学

尸检发现正常人的垂体前后叶之间，约有 13%~22% 存在直径 1~5mm 的小囊，系 Rathke's 裂或 Rathke's 袋的残留组织。该裂的存留和增大导致 Rathke's 囊肿的发生。可见于各年龄段人群，常见于 30~50 岁的成人，女性多见。

（二）病因

关于 Rathke's 囊肿的起源，胚胎学认为：胚胎第 2 周原始口腔顶出现一向上突起逐渐伸长的盲囊，称为 Rathke's 囊（Rathke's Pouch），稍晚由前颅底向下出现漏斗突与之逐渐接近共同形成垂体。Rathke's 囊的残腔缩小为狭窄的 Rathke's 裂，随后退化。除了中央的 Rathke's 裂，Rathke's 囊还有一个前壁和后壁。腺垂体和结节部由前壁产生，而后壁则发展为垂体中间部。如果 Rathke's 裂没有退化完全，这种结构可能持续或扩大，形成 Rathke's 囊肿。

（三）病理

Rathke's 囊肿典型的病理表现是：囊肿壁主要由含有杯状细胞的单层纤毛立方或柱状上皮构成，杯状上皮细胞含有黏液分泌腺，少数患者混有假复层鳞状上皮细胞。

（四）临床表现

根据有无临床症状分为无症状性 Rathke's 囊肿和症状性 Rathke's 囊肿。有症状的 Rathke's 囊肿临床上多表现为头痛、视力视野改变以及垂体功能受损的内分泌症状。其中最常见的内分泌症状为高泌乳素血症，尿崩症较少见。

（五）影像学表现

1. **头部 CT 扫描**　Rathke's 囊肿多数位于鞍内、鞍上，囊肿直径不一，可从数毫米至 40mm 不等。CT 扫描可表现为均匀低密度、等密度或轻度高密度。

2. **头部 MRI 扫描**　囊肿的信号强度取决于囊液性质，含脑脊液状液体典型表现为 T_1 像低信号，T_2 像高信号。含黏液样物质 T_1 像高信号，T_2 信号变化不一。强化扫描绝大多数病例不强化，少部分病例因炎症反应或上皮化生可见囊壁强化。总结 Rathke's 囊肿的 MRI 表现：①信号均匀一致，无强化，与强化的垂体信号截然分开，界限清楚；②绝大多数位于垂体前后叶之间、垂体的前上方或垂体柄的侧方。

（六）鉴别诊断

1. **垂体腺瘤卒中**　囊肿如果在平扫 T_1WI、T_2WI 均呈高信号，则需要与垂体腺瘤卒中相鉴别，垂体腺瘤卒中在大多数情况下在高信号的边缘可以看到肿瘤信号，对于看不到肿瘤信号的垂体腺瘤卒中，单从影像上二者很难鉴别，需要结合卒中的病史特点加以区分。

2. **垂体微腺瘤**　微腺瘤位于鞍内多偏于垂体一侧生长，增强扫描可轻度强化。囊肿多位于垂体前后叶之间或垂体柄侧方，且边缘规整锐利。

3. **囊性颅咽管瘤**　Rathke's 囊肿则被认为是 Rathke's 囊的残余物，是一种非肿瘤性病变。在发生学上虽然组织同源，但颅咽管瘤是良性肿瘤，Rathke's 囊肿则是非肿瘤性的囊肿，此外颅咽管瘤多见于儿童，并且 CT 上钙化多见。

4. **表皮样囊肿**　鞍区表皮样囊肿少见，呈长 T_1、长 T_2 信号，DWI 高信号可资鉴别。

（七）治疗与预后

较小的或无症状的 Rathke's 囊肿患者，应随诊观察，定期复查。有症状的 Rathke's 囊肿，应首选经蝶手术切除。手术治疗应该以最大程度保护垂体功能、彻底清除囊内容物、解除囊肿对周围组织压迫为主要目的。对于囊壁与周围组织粘连不十分紧密的情况下，应彻底切除囊壁；对于囊壁粘连紧密者，应以清除囊内容物为主，而不应为强调全切而损伤周围垂体组织及垂体柄，以防垂体功能障碍进一步加重，因 Rathke's 囊肿不同于颅咽管瘤，复发率低。

手术后头痛和视力视野障碍大多可以改善，部分垂体功能低下患者可以得到恢复，高催乳素血症最容易恢复。全垂体功能减退的患者术后很少能恢复至正常垂体功能，这可能与慢性炎症导致垂体受损有关。

脑脊液漏和尿崩症是术后最常见的并发症，更常见于全切病例，其他术后并发症包括腺垂体激素缺乏、低钠血症、鼻窦炎、颅内感染等。

大约有 10% 的患者术后复发，复发与囊肿的体积、鳞状上皮化生、不全切除等因素相关。对于复发患者大多建议再次手术，放射治疗的作用目前还不清楚。

（张宏伟）

九、血管母细胞瘤

（一）病因

血管母细胞瘤是由脑神经和脊髓神经所产生的一种高度血管分化的良性肿瘤。大多数的血管母细胞瘤是由单一病灶所产生的。然而，在冯希佩尔 - 林道综合征（von Hippel-Lindau syndrome，VHL）的患者身上，血管母细胞瘤是 VHL 的一种表现，患者的脑和脊髓里出现许多的肿瘤。*VHL* 基因定位于 3 号染色体，与缺氧诱导因子的突变相关。

（二）病理学

大多病灶位于小脑，另外脑干和脊髓也可有血管母细胞瘤。血管母细胞瘤会有两种基本的形态，包括实性和囊性的。实性肿瘤几乎全部由细胞所组成，而囊性肿瘤则是小部分的细胞伴随大部分的囊所组成的，影像学表现为"瘤在囊内"。随着血管母细胞瘤的生长，肿瘤将会压迫脑组织，产生相关症状，例如头痛、肢体无力、感觉丧失、共济失调，或脑积水。

（三）辅助检查

血管母细胞瘤可以用注射显影剂的 CT 或 MRI 来诊断，注射显影剂后血管母细胞瘤会在脑或是脊髓中显现出增强的病灶。

脑血管造影有时候可以用来帮助诊断血管母细胞瘤，因为这类肿瘤拥有丰富的血管分布。对于大型血管母细胞瘤，脑血管造影有助于判断肿瘤血供，对于手术治疗帮助极大。

如果考虑 VHL，建议进行全身检查并进行基因检测。

（四）诊断

在成人有小脑占位症状者，除常见的胶质瘤外，应考虑本病的可能。如发现并伴有视网膜血管瘤、内脏囊肿或血管瘤、红细胞增多症，或有家族史，诊断基本可以确定。确切诊断需要经 CT 和 MRI 扫描帮助诊断及定位。

CT 扫描实质性肿瘤显示为类圆形高密度影像，密度常不均匀，囊性者显示为低密度，边缘欠清晰，有时可见高密度。实性的 MRI 表现为长 T_1、T_2 信号，强化明显，而囊性的血管母细胞瘤表现为在囊的中间明显强化的结节状病变。

（五）手术治疗

1. 对于有症状的血管母细胞瘤，手术是目前治疗最主要的方法。对于单发的血管母细胞瘤，肿瘤全切除后疾病可以治愈。

2. 在一些典型囊性血管母细胞瘤的中，只有实体肿瘤部分是需要切除，至于囊性部分可在术中吸除，而且囊性部分将会在实体肿瘤切除后消失。

3. 对于无法全切的多发血管母细胞瘤，手术旨在切除引起症状的肿瘤，并将两次手术的间隔延长。

4. 对于体积较小的肿瘤，放疗可以用来控制血管母细胞瘤的生长。

对于大型的血管母细胞瘤，手术并发症较多，建议在 ICU 病房严密观察，要注意脑积水的发生。另外在术后早期，也可发生因为灌注压突破导致的出血等严重并发症。

（六）预后及随访

单发血管母细胞瘤手术可取得治愈，而 VHL 的多发病变，无法一次切除，应严密观察，定期随访。另外，VHL 可伴发肾透明细胞癌，肝、肾、胰腺囊肿，视网膜血管的血管母细胞瘤，在疾病的诊疗中要足够重视。

（郝淑煜）

十、颅内血管外皮细胞瘤

（一）流行病学

颅内血管外皮细胞瘤（intracranial hemangiopericytoma）是一种间叶组织、非脑膜来源的罕见的颅内原发肿瘤。2021年世界卫生组织中枢神经系统（CNS）肿瘤分级中，将孤立性神经纤维瘤与其合并，统称为孤立性纤维性肿瘤。

颅内血管外皮细胞瘤极为罕见，在所有颅内肿瘤的中比不足 1%，男性发病率稍高于女性，平均发病年龄 41 岁。多位于幕上，约 10% 可见于椎管内。

（二）病因

引起本病的病因暂不明确。有少量证据表明一些抑癌基因的异常、如 Li-Fraumeni 综合征可能会增加罹患本病的风险。除了遗传因素，电离辐射、某些化学品、病毒或细菌感染及生活环境均可能与本病相关。

（三）病理学

血管外皮细胞瘤来源于 Zimmermann 细胞——一种位于毛细血管和毛细血管后小静脉周围的收缩细胞。肿瘤的大体观可见其为实质性，常分叶，切面呈灰色或灰红色，鱼肉样质地，富含血管。瘤内常见出血、囊变、坏死灶，钙化少见。肿瘤血供丰富，具有大量缝隙样受压的血管和宽大的薄壁血管呈"鹿角"样结构，是血管外皮细胞瘤光镜下的特征结构。

分子病理学：最常见的血管外皮细胞瘤分子标记物为波形蛋白、CD34、CD99 及 Bcl-2。部分肿瘤或局部肿瘤组织可为 S-100 蛋白、CD31、神经丝蛋白（neurofilament protein，NFP）、神经元特异性烯醇化酶（neuron specific enolase，NSE）等阳性。常见的染色体和基因突变为 12q13 染色体倒置，10 号染色体缺失，*NAB2-STAT6* 基因融合。

（四）临床表现

1. 颅内血管外皮细胞瘤恶性程度高，易复发与转移，骨、肺和肝是其最常见转移部位。

2. 此类肿瘤无明显特征性临床表现,患者的临床表现多由肿瘤的占位效应引起。最常见的症状是进行性加重的头痛,由占位效应引起的不同程度的颅内高压、神经功能障碍。患者的症状与肿瘤生长位置直接相关,如生长在大脑凸面可有感觉、运动障碍或癫痫;生长在鞍区可有视力视野变化;生长在小脑则可表现为共济失调等。

3. 约 25% 的血管外皮细胞瘤患者伴有副瘤综合征,表现为杵状指、低血糖等。

(五)影像学检查

1. **头部 CT 扫描** 血管外皮细胞瘤在 CT 平扫上大多表现为高密度影,无基底或多以窄基底附着于脑膜。瘤体边界较清楚,瘤内可见囊变、坏死,少见钙化。增强后大多数肿瘤呈不均匀强化。邻近骨质少有增生,偶见骨质破坏。

2. **头部 MRI 扫描** 颅内血管外皮细胞瘤在 T_2WI 像上可表现为等信号或高低混杂信号,在 T_1WI 上表现为等信号或等低混杂信号,瘤内常见血管流空影。增强后可表现为均匀或不均匀明显强化。此外,WHO 2 级血管外皮细胞瘤常呈圆形或卵圆形,相对多见脑膜尾征,而 WHO 3 级血管外皮细胞瘤更容易分叶,肿瘤形状不规则,更多见坏死灶、肿瘤内出血、骨质破坏、瘤周水肿,少见脑膜尾征。

DWI 常表现为等高信号,而内部因囊变坏死可表现为低信号。灌注加权成像(perfusion weighted imaging,PWI)可见肿瘤实质呈高灌注状态,而瘤内囊变坏死及瘤周水肿呈低灌注状态;磁共振波谱(magnetic resonance spectroscopy,MRS)表现为胆碱(choline,Cho)升高、肌酸(creatine,Cr)及 N- 乙酰天冬氨酸(N-acetyl-aspartate,NAA)峰降低,部分瘤体出现高耸的脂质峰(lipid peak,Lip 峰)及轻度增高的肌醇峰(myo-inositol peak,MI-peak,MI 峰)。

3. **DSA** 肿瘤有丰富的血供,常可见肿瘤具有颈内、颈外动脉双重供血。DSA 动脉期可见团状、粗细不均、排列紊乱的病理血管,呈螺旋样走行;静脉期可见分流与持续较长的静脉染色。

(六)诊断

颅内血管外皮细胞瘤无特异性临床表现,患者多因进行性加重的头痛,或不同部位占位效应而引起的神经功能障碍发病。且肿瘤生长速度快,病程往往较短。其诊断主要依赖于影像学检查,如发现不规则占位、增强后明显强化、肿瘤信号混杂则可考虑本病。

该病的最终诊断依赖于病理学检查。根据 2021 年世界卫生组织中枢神经系统肿瘤分级,孤立性神经纤维瘤 / 血管外皮细胞瘤分为 1～3 级,1 级为胶原纤维型,2 级为细胞密集型,3 级为间变型。免疫组织化学染色多可见 CD34、CD99 表达,基因学检查发现 *NAB2-STAT6* 基因突变可确诊此病。

(七)鉴别诊断

1. **脑膜瘤** 脑膜瘤发病率女性稍高于男性,发病年龄更高。血管外皮细胞瘤病变进展更快,病程更短。在影像学上,血管外皮细胞瘤,特别是Ⅲ级肿瘤常呈分叶状,且多以窄基底附着于脑膜,脑膜尾征相对少见。此外,脑膜瘤患者常见骨质增生、瘤内钙化,而血管外皮细胞瘤少见钙化、骨质增生,Ⅲ级肿瘤中甚至可见骨质破坏。

2. **神经鞘瘤** 组织学形态与颅内血管外皮细胞瘤相似,可见细胞稀疏和密集区,常伴出血和囊性变。但神经鞘瘤多位于颅底,如小脑脑桥角。免疫组织化学对二者的鉴别具有重要意义,神经鞘瘤弥漫性表达 SOX-10 和 S-100 蛋白,而无 CD34 和 NAB2-STAT6 表达。

(八)治疗

1. **手术切除** 本病的首选治疗方案是手术切除。相比次全切,肿瘤全切可提高患者术后无进展生存时间和总生存时间。术中所取的肿瘤标本有助于本病的病理诊断、确定肿瘤级别,并与脑膜瘤、神经鞘瘤等其他肿瘤相鉴别。

因肿瘤血供丰富,建议术前行 DSA 检查,明确肿瘤的血供情况。术前应充分备血,必要时可先行血管栓塞治疗,以降低肿瘤切除过程中大量失血的风险。此外,颅内血管外皮细胞瘤具有远隔转移的特点,术中应小心操作,注意周围组织的保护,以防可能存在的血行或种植转移。

2. **非手术治疗** 颅内血管外皮细胞瘤易复发与转移,建议在肿瘤全切后依然要进行辅助常规分次放射治疗。而对于无法手术,且肿瘤直径小于 3cm 的患者,可采用立体定向放射外科(SRS)治疗。该类肿瘤对化疗不敏感,目前缺乏特异性化疗药物,但 *NAB2-STAT6* 特异性基因的发现,为特异性靶向药物的研发提供了支持。

(九)预后

手术全切后患者的平均生存时间接近 19 年;次全切术后患者平均生存时间为 10 年。本病易复发,其中位复发时间大约为 5 年,且在第 1、5、10 年的无进展生存率分别为 96%、49% 和 28%。约 90% WHO 3 级肿瘤、27% 的 WHO 2 级肿瘤会有复发,且首次复发后,其后续复发时间逐渐缩短。此外,肿瘤直径大于 6cm 合并硬脑膜窦侵袭,意味着更高的复发概率。

总体来说,颅内血管外皮细胞瘤恶性程度高,即便手术切除和应用辅助放射治疗后,仍具有较高的复发和转移概率。因此,术后定期复查尤为重要,尤其是对肿瘤未能全切的患者。考虑到此类肿瘤向其他部位,如肺、肝及骨骼转移的特性,除需常规进行头部复查外,还需定期检查上述部位,以早期发现转移病灶,提高治疗效果。

(周大彪)

十一、原发中枢神经系统淋巴瘤

（一）流行病学

原发中枢神经系统淋巴瘤（PCNSL）是一种少见的结外高组织化程度的非霍奇金 B 细胞肿瘤（extranodal high-grade non-Hodgkin B-cell lymphoma），通常为大细胞或成免疫细胞亚型，起源于脑 - 脊髓轴，包括脑实质、脊髓、眼、脑神经及脑膜，占中枢神经系统肿瘤的 0.5%～6.5%，占结外非霍奇金淋巴瘤（non-Hodgkin lymphoma，NHL）的 4%～6%。PCNSL 具有独特的临床及生物学表现，预后差于淋巴结起病的淋巴瘤及其他部位起病的结外淋巴瘤。

PCNSL 属罕见病，目前报道的发病率为 0.1/10 万～1/10 万，美国年平均发病率为 0.47/10 万，具有免疫力的 PCNSL 的发病率接近 0.51/10 万，男女比例接近（1.2～2.26）:1。发病随年龄增加而增加，高峰年龄在 65～74 岁。PCNSL 的发病率在美国、日本和欧洲一些国家报道呈上升趋势。

免疫抑制是 PCNSL 发生的危险因素，包括人类免疫缺陷病毒（human immunodeficiency virus，HIV）感染、自身免疫性疾病、先天性免疫缺陷、丙型肝炎病毒感染、人类嗜 T 细胞病毒 I 型 /Ⅱ型和幽门螺杆菌感染、器官移植。具有免疫力的 PCNSL 患者的危险因素尚不清楚。

（二）病因

PCNSL 的病因和发病机制至今还不清楚，目前主要有以下几种学说：① CNS 内的原位淋巴细胞恶性克隆增生。②肿瘤细胞来源于全身系统中的淋巴细胞，此种淋巴细胞有嗜中枢性而在 CNS 异常增生。③血脑屏障"庇护所"效应可能为恶性淋巴瘤细胞的浸润提供了一个"庇护所"。④与先天性或获得性免疫缺陷有关，PCNSL 易于发生在三类免疫缺陷患者：艾滋病（acquired immune deficiency syndrome，AIDS）、接受器官移植及免疫抑制治疗者、有遗传性缺陷及其他获得性免疫缺陷者。在免疫系统功能缺陷患者中，以病毒感染学说较受重视，主要由 EB 病毒感染引起，疱疹病毒等亦可能促发淋巴瘤。⑤在 CNS 炎症发生后，淋巴细胞易被 CNS 捕获，然后经某种致病原刺激后发生了恶性转化。以上学说均需进一步研究证实。

在基因研究方面，近年研究表明：染色体 6q 的缺失及 p53、Bcl-6、EBER-1 均与 PCNSL 发生有关。在 PCNSL 的病因和发病机制的研究中，免疫系统缺陷患者的 EB 病毒学说受到了较多的肯定。而免疫功能正常患者的假说有待于进一步研究和探讨。

（三）病理学

2021 年 WHO 中枢神经系统淋巴瘤分类（表 11-2-7），其中 PCNSL 主要为弥漫大 B 细胞淋巴瘤（diffuse large B-cell lymphoma，DLBCL）占 95%，其余 10% 是低组织分化淋巴瘤、伯基特（Burkitt）淋巴瘤和 T 细胞淋巴瘤。

表 11-2-7　2021 年 WHO 中枢神经系统淋巴瘤分类

淋巴瘤分类	ICD-O 编码
中枢神经系统弥漫大 B 细胞淋巴瘤	9680/3
免疫抑制相关的中枢神经系统淋巴瘤	
AIDS 相关弥漫大 B 细胞淋巴瘤	
EB 病毒阳性弥漫大 B 细胞淋巴瘤，未特指	
淋巴瘤样肉芽肿病	9766/1
血管内大 B 细胞淋巴瘤	9712/3
中枢神经系统低级别 B 细胞淋巴瘤	
中枢神经系统 T 细胞和 NK/T 细胞淋巴瘤	
间变性大细胞淋巴瘤，ALT 阳性	9714/3
间变性大细胞淋巴瘤，ALT 阴性	9702/3
硬脑膜黏膜相关淋巴组织淋巴瘤	9699/3

依据 MYC、*Bcl-2* 和 / 或 *Bcl-6* 重排将 B 细胞淋巴瘤划分为高级别淋巴瘤。*MYC* 基因重排占弥漫大 B 细胞淋巴瘤的 5%～15%，多伴有 *Bcl-2* 转位，少数伴有 *Bcl-6* 转位，因此被称为双打击或三打击淋巴瘤。

（四）临床表现

临床症状主要为局灶性神经功能缺失、神经精神症状和颅内高压症状。

1. **局灶性症状** 约 70% 的患者存在局灶性症状，如额叶病灶产生反应迟钝和性格改变；枕叶病变出现视力和视野改变；颞叶病变出现失语和记忆力障碍；中央区、底节区和脑干病变可出现偏瘫；小脑病变出现共济失调等；第四脑室和延髓病变可出现脑神经麻痹表现。

2. **神经精神症状** 部分患者因病变部位或者颅内高压可出现淡漠、压抑、思维缓慢、躁狂等神经精神症状。

3. **颅内高压** 约有 1/3 的患者存在颅内高压表现，颅内高压三联征包括头痛、恶心呕吐和视神经盘水肿，严重者出现脑疝和昏迷。

4. **其他症状** 约 14% 的患者以癫痫为首发症状，发生率远低于其他颅内肿瘤。眼部症状多为无痛性视力减退及飞蚊症，部分患者出现疼痛性红眼症，易被误诊为眼部炎症。脊髓症状主要取决于病灶所在的位置，表现为肢体力弱、感觉异常、大小便障碍及胃肠道功能紊乱。

（五）诊断

1. **影像学诊断** 中枢神经系统淋巴瘤具有典型的发生部位和磁共振影像特征。以深部白质为主要发生部位，多数与脑室相邻，可多发，多发生于血管周围间隙较丰富的额顶叶脑白质内近皮质处、胼胝体区近室管膜处和脑干，MRI 特征是均匀增强，强化病灶呈现"握雪征"，位于胼胝体压部的病灶呈"蝴蝶征"，强化边缘欠锐利，有"朦胧感"，内无坏死区。

2. 组织活检 病理检查是"金标准"，对于影像学可疑淋巴瘤的患者建议立体定向活检明确诊断和除外其他疾病。2019 年，NCCN 指南推荐立体定向活检明确诊断，活检前禁用激素。类固醇皮质激素通过胞质受体诱导淋巴细胞凋亡，能迅速缓解原发中枢神经系统淋巴瘤的症状和体征，地塞米松可使 15% 的原发中枢神经系统淋巴瘤完全缓解，25% 的部分缓解（partial response，PR）。尽管类固醇可以缓解疾病，但这只是暂时性缓解，肿瘤经常复发。此外停用激素后，再次用原治疗敏感的方案，耐药性经常产生。另外由于激素有细胞溶解作用，它们可以显著降低 CT 和 MRI 扫描中肿瘤的强化和大小，并影响组织学外观。因此若疑似原发中枢神经系统淋巴瘤，但又没有病理或其他方式明确诊断的情况下，建议不使用类固醇皮质激素。

对于病理确诊淋巴瘤的患者，需要进一步评估，目的是鉴别原发和继发中枢神经系统淋巴瘤、评估淋巴瘤累及范围（脑、脊髓、眼、睾丸）和预后。具体检查如下：

（1）眼科裂隙灯检查：对于 PCNSL 需要进行眼科裂隙灯检查除外玻璃体视网膜淋巴瘤，尤其对有视力视野改变的患者，对于眼部受累的 PCNSL 患者治疗方案会有差别。

（2）腰椎穿刺化验脑脊液：淋巴瘤的脑脊液检查包括流式细胞学、细胞学和基因检测。在患者安全和不耽误诊治的前提下，留取 15~20ml 脑脊液进行检测，以增加诊断的全面性。对于应用抗凝药物、血小板减少和颅内巨大占位患者谨慎选择腰椎穿刺。对于有脊髓相关症状或者脑脊液阳性的患者需要行脊髓磁共振检查。

（3）外周血白细胞计数和生化全套检查：检测患者是否是 HIV 感染。

（4）增强胸腹 CT 或全身正电子发射计算机体层显像（positron emission tomography and computed tomography，PET/CT）

扫描:用于鉴别原发中枢神经系统淋巴瘤和系统淋巴瘤同期累及中枢神经系统,但无法鉴别原发中枢神经系统淋巴瘤和系统淋巴瘤非同期累及中枢神经系统,需要结合既往病史进行鉴别,后者有系统淋巴瘤病史。

（5）骨髓活检:如果全身 PET/CT 检查除外系统淋巴瘤、血常规正常、未检测出血清单克隆蛋白,可以不做骨髓活检。

（6）老年男性睾丸超声检查:全身 PET/CT 检查阴性不能完全除外睾丸淋巴瘤的存在,因此,对于 60 岁以上的老年男性患者,建议睾丸超声检查。

（7）其他:对活检病理未能明确诊断淋巴瘤,但又不能完全除外淋巴瘤的患者,如果活检前使用过激素,建议停用激素待疾病进展（progressive disease,PD）后再次活检或再次脑脊液检查。如果活检前未使用过激素,建议多学科会诊或再次活检/脑脊液检查。

3.**脑脊液检查**　PCNSL 患者脑脊液细胞学阳性率不超过 40%,结合免疫组化或流式细胞学检测,可进一步确定淋巴细胞亚型,如果有活检禁忌等原因,不能获得组织学病理检查结果,可以把阳性的脑脊液细胞学结果作为 PCNSL 的确诊依据。

4.**基因检测**　应用高灵敏度的聚合酶链式反应（polymerase chain reaction,PCR）检测脑脊液中 *IgH* 基因重排有助于疾病诊断、判断疗效和监测复发。

（六）鉴别诊断

1.**胶质瘤**　多单发,部分可有钙化,呈环形增强,病灶呈高代谢（^{18}F-FDG PET）和高灌注（PWI）,内有坏死区,而淋巴瘤多发病灶常见,极少有钙化,呈极高代谢（^{18}F-FDG PET）和低灌注（PWI）,内无坏死区。

2.**转移瘤**　既往有系统肿瘤病史,全身 PET/CT 检查可见颅外高代谢病灶,脑转移瘤多位于灰白质交界处,小肿瘤伴有大水肿,呈现"牛眼征",部分大肿瘤内有坏死区,可与淋巴瘤相鉴别。

3. 脑膜瘤　脑外病变,可有钙化和颅骨增生,呈高代谢(^{18}F-FDG PET)和高灌注(PWI),内可有坏死区,淋巴瘤为脑内病变,无钙化和骨质增生,呈极高代谢(^{18}F-FDG PET)和低灌注(PWI),内无坏死区。

4. 脱髓鞘假瘤　增强扫描呈现"开环征",轻度的占位效应和病变周边水肿,轻度高代谢,低灌注,磁共振波谱检查有助于鉴别,激素治疗有效。

(七)治疗

PCNSL 的治疗分为诱导期和巩固期。

1. 诱导期的治疗方案

(1)大剂量氨甲蝶呤(methotrexate,MTX)是治疗 PCNSL 最重要的药物,当病理诊断明确后,首选大剂量氨甲蝶呤(3~8g/m^2)化疗,若患者能完全缓解,可继续使用氨甲蝶呤单药治疗,若诱导治疗后不能完全缓解,可联合其他药物,如利妥昔单抗、阿糖胞苷(cytarabine,Ara-C)、依托泊苷(etoposide,VP-16)、长春新碱(vincristine,VCR)、丙卡巴肼和异环磷酰胺等,必要时采用放射治疗。

(2)氨甲蝶呤是周期特异性药物,对 S 期有较强的作用,不影响休止期细胞,呈时程依赖性,但选择性差,在杀灭肿瘤细胞的同时,不可避免地干扰正常细胞的代谢,尤其是口腔和胃黏膜等生长活跃的组织。因而临床表现出不同程度的不良反应,常见的不良反应是骨髓抑制、黏膜溃疡、胃肠道反应、肝肾功能受损等,严重不良反应可致死,血药浓度超过 0.1μmol/L 持续 48h 以上可出现上述不良反应。因此氨甲蝶呤使用之前应进行水化和碱化尿液(pH > 7.0),防止肾功能受损。

(3)亚叶酸钙作为大剂量氨甲蝶呤解毒剂,常与大剂量甲氨蝶呤联合应用,在减少不良反应的同时,还可增加机体的耐受性。氨甲蝶呤在人体内的吸收、分布、生物转化和排泄等存在着很大的个体差异,某些患者的血药浓度过高和持续时间过长是导致其不良反应的直接原因。氨甲蝶呤高浓度维持时间越长,其毒性发生率越高。因此监测血药浓度,调整解毒药亚叶酸钙的剂量是防止不良反应发生的必要手段。

（4）如果眼部玻璃体受累对系统化疗无效,可考虑眼眶部放射治疗或由经验丰富的眼科医师给予眼内局部化疗。

（5）全脑放射治疗（whole brain radiotherapy,WBRT）:患者 KPS 评分低、难以配合和耐受化疗或化疗无效,可考虑全脑放射治疗。如果眼部玻璃体受累,可行眼球放射治疗。如果脑脊液或脊髓 MRI 检查阳性,可考虑联合脊髓局部放射治疗。

2. 巩固期治疗方案

（1）对于疗效评价为完全缓解（complete response,CR）或不确定的 CR（complete remission unconfirmed,CRu）的患者可考虑以下方案:①大剂量化疗联合干细胞移植;②大剂量阿糖胞苷 ± 依托泊苷化疗;③小剂量全脑放射治疗;④每月1 次大剂量氨甲蝶呤为基础的化疗持续 1 年。

（2）对于病灶残留的患者可考虑以下方案:①全脑放射治疗;②大剂量阿糖胞苷 ± 依托泊苷化疗;③最佳的支持治疗。

3. 复发和难治性原发中枢神经系统淋巴瘤的治疗 原发中枢神经系统淋巴瘤的复发率较高,即使最初达到完全缓解的患者,50% 以上最终会复发。

（1）对于既往行全脑放射治疗患者,可以考虑以下治疗方案:①系统化疗或鞘内化疗;②大剂量化疗联合干细胞移植;③局部放射治疗;④姑息和最佳的支持治疗。

（2）既往行大剂量 MTX 为主的化疗、未放射治疗的患者,如果疗效持续 1 年以上,可以考虑以下方案:①再次大剂

量 MTX 化疗 ± 其他化疗药物；②其他药物化疗；③大剂量
化疗联合干细胞移植；④姑息和最佳的支持治疗。对于疗效
不足 1 年的患者可考虑以下方案：①其他药物化疗；②全脑
放射治疗或局部放射治疗 ± 化疗；③大剂量化疗联合干细胞
移植。

（3）对于既往行大剂量化疗联合干细胞移植患者，疗效
持续 1 年以上的患者可考虑以下方案：①再次大剂量化疗联
合干细胞移植；②其他化疗药物治疗；③最佳的支持治疗。对
于疗效不足 1 年的患者可虑以下方案：①全脑放射治疗或局
部放射治疗；②其他化疗药物治疗；③姑息和最佳支持治疗。

（4）其他治疗淋巴瘤的药物包括利妥昔单抗、替莫唑胺、
拓扑替康、阿糖胞苷、顺铂、培美曲塞等药物。

（八）中枢神经系统淋巴瘤的疗效评估标准

详见表 11-2-8。

表 11-2-8　原发中枢神经系统淋巴瘤疗效评价标准

疗效	头部影像	激素用量	眼部检查	脑脊液细胞学
CR	无增强	无	正常	阴性
CRu	无增强	有	正常	阴性
	轻微异常	有	轻微视网膜色素上皮异常	阴性
PR	增强病灶减少 50% 以上	无关	轻微视网膜色素上皮异常或者正常	阴性
	无增强	无关	玻璃体或视网膜肿瘤浸润减少	持续或可疑阳性
PD	增强病灶增加25% 以上中枢神经系统新发病灶	无关	复发或新发眼部病灶	复发或阳性

CR：完全缓解；CRu：不确定的完全缓解；PR：部分缓解；PD：疾病进展。

（九）随访

治疗的前 2 年内每 3 个月复查头部增强 MRI，第 3～5 年内每半年复查头部增强 MRI，然后每年复查 1 次头部增强 MRI。对于有脊髓病变需要同时复查脊髓增强 MRI 和脑脊液细胞学。对于有眼部病变患者，同时行眼科随访检查。

（林　松　任晓辉）

十二、脊索瘤
（一）流行病学

脊索瘤是一种起源于胚胎时期残余脊索组织的呈低度恶性生物学行为的肿瘤，多数发生于颅底和骶椎。早期多无明显症状，肿瘤较大时，压迫周围的神经结构可导致明显的神经功能障碍。脊索瘤可以发生于任何年龄，目前文献报道发病年龄最小 2.5 岁，最大 95 岁。

颅底脊索瘤最常起源于斜坡和颈枕交界处，也可起源于鞍区、蝶窦、鼻咽部、鼻旁窦等，多数主体位于硬脑膜外，向周围颅底骨质以及硬脑膜内侵袭生长。少数主体位于硬脑膜内。

（二）病理学

根据肿瘤病理，分为 3 个亚型。①普通型：最为常见。②肉瘤样型：又称去分化型，恶性度最高，预后最差。③软骨样型：发育相对成熟，预后相对较好。脊索瘤大多生长缓慢，呈局部侵袭性生长，少数肿瘤发生远处转移。

（三）临床表现

最常见的颅底脊索瘤为斜坡脊索瘤，其典型症状是脑神经功能障碍，其症状和肿瘤位置密切相关。

1. 起源于三叉神经根以上部分，包括鞍背的斜坡脊索瘤，当其压迫视神经可导致视力下降、视野缺损。

2.压迫动眼神经可出现动眼神经麻痹的症状,如眼睑下垂、眼球外展、瞳孔散大等。

3.起源于三叉神经根与舌咽神经之间部分的斜坡脊索瘤,压迫展神经可出现复视等症状。

4.起源于舌咽神经以下部分的斜坡脊索瘤,累及后组脑神经时,可出现声音嘶哑、饮水呛咳等症状。

5.斜坡脊索瘤压迫脑干时可出现锥体束征、共济失调等症状。

6.当其侵及硬脑膜、压迫三叉神经或者因占位效应导致颅内压升高时,可导致头痛。

(四)影像特点

1.**头部 CT 检查**　主要表现为颅底中线区软组织肿块伴局部骨质破坏,肿块内常见钙化或残留骨质。骨质破坏区形态不规则,边界不清,无硬化。增强扫描,病变轻度至中度强化。

2.**头部 MRI 检查**　软组织肿块多表现为长 T_1、长 T_2 信号,内可见短 T_1、短 T_2 信号影,增强扫描,病变不均匀强化,强化程度不一,多呈小蜂窝状。DWI 上,由于脊索瘤细胞密度较低,最小 ADC 较其他良性颅骨病变较低。

(五)临床分期和分型

1.**临床分期**　根据肿瘤的生长方式及进展程度,将颅底脊索瘤分为四期:

(1)Ⅰ期:肿瘤生长限于某一部位,完全位于硬脑膜外,无颅内侵袭。

(2)Ⅱ期:肿瘤主要位于硬脑膜外,但对颅内结构产生压迫。

(3)Ⅲ期:肿瘤突破硬脑膜。

(4)Ⅳ期:肿瘤生长广泛,压迫脑干或与脑干粘连。

2.**临床分型**　根据内镜经鼻手术临床需要,将脊索瘤进行以下分型。首先以内镜经鼻颅底手术目前所能达到的两侧界限为依据,采用两侧眼眶内侧壁、海绵窦外侧壁、内听道、颈静脉结节、舌下神经孔以及枕髁连线,将颅底分为中线区域和中线旁区域。然后,中线区域划分为鞍底前方的前颅底区域和斜坡区域。

中线区域的斜坡区域以经鼻手术角度观察清晰的斜坡腹侧解剖标志(鞍底平面和蝶窦底壁平面)为界限再进一步划分为上、中、下斜坡区域。无论肿瘤向斜坡后、蝶窦、鼻腔或鼻咽部生长,区域划分以水平平面为标准。

根据以上颅底解剖区域划分方法,颅底脊索瘤分型如下。

(1)中线区域型:肿瘤位于中线区域,进一步分为,①前颅底型;②上斜坡型;③上中斜坡型;④中下斜坡型;⑤下斜坡型;⑥全斜坡型。

(2)中线旁区域型:一般多为复发肿瘤,位于中线旁区域。

(3)广泛型:肿瘤广泛生长于中线及中线旁区域。

(六)鉴别诊断

斜坡脊索瘤需要与软骨肉瘤、转移瘤相鉴别。作为骨源性肿瘤,斜坡脊索瘤和软骨肉瘤增强扫描常呈小蜂窝状强化,而转移瘤没有此种表现。斜坡脊索瘤的发病率远高于软骨肉瘤,尽管两者均呈蜂窝状强化,但软骨肉瘤恶性度高,病变的强化边界往往不如脊索瘤清晰、完整。

(七)手术治疗

1. **手术适应证** 颅底脊索瘤肿瘤体积越小,累及区域越小,全切率越高。所以,提倡早期手术,争取切除彻底,达到长期治愈的目的。

2. **手术入路选择** 颅底脊索瘤为低度恶性肿瘤,因为广泛侵袭颅底骨质,包裹重要神经和血管,很难完全切除,所以具有手术后高复发率的特点,其手术切除到目前为止仍然为神经外科医师需要面对的挑战。对于颅底脊索瘤的切除,手术入路的选择至关重要。

颅底脊索瘤手术入路选择的原则：距病变最近；显露最佳；破坏最小，不牵拉甚至不暴露脑组织。依据上述分型方法，入路选择如下。

（1）中线区域型首选内镜经鼻颅底手术入路切除肿瘤。

1）前颅底型：内镜经鼻 - 前颅底入路。

2）上斜坡型：内镜经鼻 - 上斜坡入路。

3）上中斜坡型：联合应用内镜经鼻 - 上斜坡入路和内镜经鼻 - 中斜坡入路；对于侵犯海绵窦的肿瘤，联合应用内镜经鼻 - 海绵窦入路。

4）中下斜坡型：联合应用内镜经鼻 - 中斜坡入路和内镜经鼻 - 下斜坡入路；对于侵犯侧方岩骨区域的肿瘤，应用内镜经鼻 - 岩斜区入路。

5）下斜坡型：内镜经鼻 - 下斜坡入路。

6）全斜坡型：联合应用内镜经鼻 - 上、中、下斜坡入路。

（2）中线旁区域型：如果手术前评估，使用内镜经鼻入路无法到达病变部位或切除程度较低，则使用上方开颅显微镜入路切除。

（3）广泛型：使用内镜经鼻手术入路结合其他开颅手术入路（颞下、远外侧、额颞等）进行肿瘤切除。

（桂松柏）

十三、神经节细胞胶质瘤

（一）流行病学

神经节细胞胶质瘤（ganglioglioma）在临床发病率较低，占中枢神经系统肿瘤的 0.3%～3.8%，由发育异常的神经节细胞与异常增生的胶质细胞混合组成。神经节细胞胶质瘤好发于 20 岁以下者，一般男性略多于女性。肿瘤好发于颞叶，其次分别为额叶、顶叶、小脑及鞍区。

神经节细胞胶质瘤生长缓慢，绝大多数者为 WHO 1 级，肿瘤细胞恶变者较少。Ki-67 增殖指数很低。

神经节细胞胶质瘤具有良好的生物学行为和预后，首选手术治疗。一般无需术后辅助放射治疗和化疗。但婴儿（小于 1 岁）和脑干肿瘤患者的生存率差。

（二）临床表现

神经节细胞胶质瘤最常见的临床表现是癫痫发作，且常为药物难治性癫痫，发生率可达 50%。该肿瘤相关性癫痫发作类型多为部分性发作，尤其以复杂部分性发作为主，可占 73%。其他症状包括：头痛、语言障碍、肢体活动障碍、感觉异常、情感异常、智力障碍等。

该病临床进展通常较为缓慢，囊变及坏死者少见。肿瘤恶变、坏死、出血、体积突然增大，可导致颅内压突然升高，表现为突发剧烈的头痛、恶心、呕吐及意识障碍。

（三）病理学

肉眼观病灶切面多呈灰白色，实性或囊实性，质地多略韧，很少见到出血及坏死。镜检：病灶由肿瘤性的神经节细胞和胶质细胞混合构成。组织学上包含增生的胶质细胞成分和接近成熟的神经节细胞成分。肿瘤内有大量神经节细胞样细胞。

免疫表型：NeuN、Map-2 显示肿瘤性神经元呈阳性表达，GFAP 显示星形细胞呈阳性，Olig-2 显示少突胶质细胞和星形细胞阳性。巢蛋白（Nestin）和 CD34 在肿瘤组织中主要为弥漫表达，周边小卫星灶多呈簇状或单个细胞阳性。

（四）影像学检查

神经节细胞胶质瘤的影像学表现多样，影像上主要分为囊性、囊实性和实性 3 种。临床上以实性多见，且多见于颞叶，肿瘤周围多不伴水肿且均匀强化，而囊实性或囊性常见囊壁强化。肿瘤较小时常表现为局限性粗大脑回,范围较广或弥漫者表现为类似肿胀的脑回,这是该类肿瘤的特点。

(1)囊性:CT多为低密度,囊壁及壁结节为等密度;MRI扫描 T_1 像以低信号为主, T_2 像以高信号或等信号为主,增强后囊壁及壁结节可见轻到中度强化。

(2)囊实性:CT扫描多为混杂密度;MRI扫描 T_1 像以等或低信号为主, T_2 像以高信号为主,增强后实性成分可有不同程度的强化,形状多不规则。

(3)实性:CT扫描呈等或稍高密度为主;MRI扫描 T_1 像多为等或低信号, T_2 像呈高或稍高信号;打药增强后肿瘤强化程度不一,可以轻-中度强化,也可以明显强化。

(五)鉴别诊断

1.弥漫性星形细胞瘤　发病年龄多为30～40岁,癫痫不是最主要的临床表现。肿瘤呈浸润性生长,边界不清,增强扫描后病灶可不强化。大于60%患者可有p53阳性,CD34阴性。

2.局灶性皮质发育不良　是脑皮质发育畸形中一种局灶性异常表现的疾病。病理表现为皮质分子和细胞形态与结构异常。主要为层状或柱状结构紊乱。白质或分子层内神经元数量增多,分别表现为不成熟神经元、巨大神经元、形态异常神经元或气球样细胞。

3.转移瘤　该病以老年患者多见。多有肺部、肝脏、肠道等部位肿瘤病史。临床进展速度较快,多以进行性加重的头痛起病。CT及MRI可见瘤周水肿,通常较为显著,病灶多呈结节状,打药后病灶多呈显著强化,可单发或散在多发。

4.原发中枢神经系统淋巴瘤　该病原发于脑实质、脑神经、软脑膜、眼或脊髓,无其他部位受累。绝大部分为弥漫大B细胞淋巴瘤。临床表现缺乏特异性,颅内高压症状和认知障碍最常见。其典型病灶MRI可表现为:局限性边缘不规则的颅内病灶,病灶周围水肿明显。增强后病灶呈弥漫性显著强化。

(六)治疗

手术切除是治疗神经节细胞胶质瘤的有效办法。术中尽可能全切肿瘤,对患者的预后及癫痫控制均有较大影响。该类肿瘤患者脑电图具有局灶、多形、分布广泛、大脑半球多见且容易累及颞叶等特征。手术切除可使此类患者癫痫发作得到很好控制,但仍有 10%~30% 的患者术后仍有癫痫,如何提高癫痫的治愈率,是该类手术的治疗难点。术前颅内电极植入可帮助一些难治性癫痫的患者进一步明确癫痫灶位置及范围,对病灶周围有异常放电的脑区靶点必要时可进行毁损,对控制术后癫痫有极大帮助。术中脑电图监测,可在术中肿瘤切除完毕后,探测瘤腔周围皮质是否有异常放电,必要时可行皮质热灼,有助于术后控制癫痫。另外,术中导航、术中磁共振、术中 B 超等亦对此类手术有很大帮助,对"个体化、精准化"切除肿瘤及致痫灶有实用价值,可客观、实时有效地评估手术切除范围及手术效果。

(七)预后

神经节细胞胶质瘤属于良性病变,全切后一般不会复发,且癫痫能够得到很好控制。肿瘤多位于颞叶,病灶全切术后一般不用放射治疗及化疗。对于肿瘤有残留或者恶变的神经节细胞胶质瘤,术后可考虑辅助放射治疗。

(闫长祥)

十四、室管膜瘤
(一)流行病学

室管膜瘤(ependymoma)可以发生在神经轴的任何地方,起源于脑室和中央管的室管膜内衬。颅内室管膜瘤约 75% 位于幕下第四脑室，幕上仅占 25%。脑实质室管膜是一种与脑室系统室管膜无关的特殊类型的室管膜瘤，可能起源于脑实质异位室管膜残留，发病部位主要以额叶、顶叶、颞叶为主。

室管膜瘤约占颅内肿瘤的 2%～9%，占神经上皮肿瘤的 10%～18.2%。可发生儿童的任何时期，以 0～4 岁高发。虽然成年室管膜瘤多位于脊髓，但在儿童和青少年中，颅内是主要发生部位，约占 90%。约 2/3 的儿童颅内室管膜瘤位于颅后窝。室管膜瘤占儿童所有颅脑肿瘤的 10%，男女比例为 1.3∶1。病因仍不清楚，与环境或感染性病因没有明确的相关性。一些非特异性数据显示猿猴空泡病毒 40（simian vacuolating virus 40，SV40 病毒）能够诱发包括室管膜瘤在内的脑肿瘤的发生。神经纤维瘤病 2 型（*NF2*）是唯一已知的易感遗传因素，约 25%～70% 的散发性椎管内室管膜瘤存在 *NF2* 突变。

（二）病理及分子分型

1. **室管膜下瘤（WHO 1 级）** 多位于颅内，大多数位于第四脑室或侧脑室。偶发于脊髓。室管膜下瘤在儿童中的发生似乎罕见。其与周围脑实质的界限清楚，无浸润性生长。显微镜下可见典型的结节状结构，核密度或纤维基质增加，可出现"假玫瑰花"结或囊肿。黏液乳头状型室管膜瘤（WHO 1 级）是另一种少见的病理亚型，主要发生在脊髓下部。儿童黏液乳头状型室管膜瘤偶尔也会出现在骶尾部的软组织中，与脊髓肿瘤相比，黏液乳头状型室管膜瘤更表现为惰性生长。尽管组织病理学分类为 I 级，黏液乳头状型室管膜瘤在儿童患者可发生转移。

2. **室管膜瘤（WHO 2 级）** 2007 年 WHO 中枢神经系统肿瘤分类除经典室管膜瘤外，还根据不同细胞分化特点收录 4 种变异型，即细胞型、乳头型、透明细胞型和伸长细胞型室管膜瘤。具诊断意义的是结节状生长模式、血管周围假"菊形团"样结构和室管膜"菊形团"样结构或裂隙。核分裂象罕见，WHO 2 级室管膜瘤无假"栅栏"样坏死和血管内皮细胞增生。

3. 间变性室管膜瘤（WHO 3 级）　以细胞密集度增高、丰富的有丝分裂、假栅栏坏死和微血管增生为特征。

4. 分子分型　除 WHO 1 级肿瘤外,结合肿瘤发生部位将幕上室管膜瘤分为 *YAP1* 和 *ZFTA* 融合基因两种分子亚组;颅后窝室管膜瘤分为 PFA 和 PFB 两组;脊髓室管膜瘤为 *NF2* 和 *MYCN* 基因突变型,其中颅后窝室管膜瘤 PFA 组和 *ZFTA* 融合基因阳性幕上室管膜瘤预后最差。

（三）临床表现

与所有神经系统肿瘤一样,室管膜瘤的症状学和前驱症状与肿瘤大小、位置有关。总体而言,由于脑积水,69% 的脑室管膜瘤患者出现恶心、呕吐,50% 的患者会出现头痛。幕上室管膜瘤常表现为头痛、癫痫发作,而幕下的儿童更常患有共济失调,继发于梗阻性脑积水的恶心、呕吐。室管膜下瘤通常是偶然发现的,或是由于肿瘤慢慢增大引起脑积水症状。

（四）影像学检查

幕上室管膜瘤常发生于室周,也可发生于大脑半球及脑室内,直径多数大于 4cm。幕下最常见于第四脑室底部,进而导致上部脑室系统扩张。室管膜下瘤边界清楚,通常小于 2cm,最常见于侧脑室或第四脑室。

1. 头部 CT 检查　室管膜瘤在 CT 常表现为等、低密度实性占位,常伴有囊性变及钙化。

2. 头部 MRI 检查　室管膜表现为实性占位或"囊性伴有附壁结节"形成,可与毛细胞型星形细胞瘤、神经节细胞胶质瘤和多形性黄色星形细胞瘤进行鉴别诊断。T_1 加权成像上表现为等、低信号,在 T_2 及 FLAIR 呈等、高信号。增强扫描呈不均匀强化,强化比例依据肿瘤的发生部位而有所不同,侧脑室者为 2/3,第四脑室为 4/5。

（五）鉴别诊断

髓母细胞瘤（medulloblastoma，MB）难以与颅后窝室管膜瘤鉴别：髓母细胞瘤起源于小脑蚓部，多与脑干存在一定的间隙，而室管膜则无。室管膜瘤通常通过第四脑室外侧孔（Luschka 孔）和 / 或第四脑室正中孔（Magendie 孔）延伸，而髓母细胞瘤很少见。髓母细胞瘤由于肿瘤细胞密集，弥散加权成像通常显示弥散受限。

（六）治疗

室管膜瘤的当前治疗策略：最大限度地安全手术切除，然后进行辅助治疗。辅助治疗多为放射治疗，其次为化疗。

1. **手术切除**　手术切除最关键，肿瘤全切除后行放射治疗。然而文献报道，只有 42%～70% 的病例才能全切，尤其第四脑室浸润生长的室管膜激进切除后引起严重的致残率。对于不能完全切除的第四脑室室管膜瘤，术后辅助化疗进行第二次手术是获益的。80% 的肿瘤复发病例为局部复发，孤立性远处复发为 3%～9%，且与肿瘤的级别相关。

2. **放射治疗**　放射治疗在低级别室管膜，尤其是全切术后，显示了良好的治疗反应。在脊髓室管膜瘤和 2 级颅内室管膜瘤中，光子束放射治疗的反应率已超过 80%。除组织学外，最重要的预测指标是放射治疗剂量，在接受 >50Gy 的患者中疗效最好。室管膜瘤复发多为局部复发，局部适形技术显示良好局部控制，即使在 3 岁以下的颅后窝患者中也是如此。因此，使用 54～60Gy 的局部适形放射治疗或调强放射治疗推荐于室管膜的治疗。接受放射治疗的患者存在身体发育障碍及情感、认知缺陷的风险，应用引起重视。

3. **化学药物治疗**　室管膜瘤化疗的作用存在争议。研究表明细胞毒性药物：环磷酰胺、长春新碱、顺铂、依托泊苷有一定的疗效。药物治疗除了应用于不能放射治疗的儿童患者外，还应用于复发患者抢救性治疗。

（七）预后

对于颅内室管膜瘤患者来说，绝大多数学者认为幕上室管膜瘤的预后要好于幕下，其原因在于幕上组的室管膜瘤全切率高于幕下组，从而使5年生存率幕上组（84.5%）高于幕下组（49.8%）。年龄、肿瘤组织学类型、肿瘤切除程度与患者的生存率相关。

（闫长祥）

十五、原始神经外胚叶肿瘤

（一）病因

原始神经外胚叶肿瘤（primitive neuroectodermal tumor，PNET）：新的名称是中枢神经系统（CNS）胚胎性肿瘤非特指型（not otherwise specified，NOS），是2016年世界卫生组织CNS肿瘤分类第四版修订版中独立分型的一类神经系统恶性肿瘤，属排除性诊断。CNS胚胎性肿瘤NOS型是分化极差的、快速生长的神经上皮肿瘤，肿瘤起源于原始神经轴的生发基质，具有沿着多个细胞系分化的潜能。此类肿瘤发病率很低，临床恶性程度高，除神经外科手术切除以外，还需行辅助放射治疗、化学治疗，临床预后不佳。

（二）流行病学

CNS胚胎性肿瘤NOS型在CNS发生率较低，仅为不到1%，在儿童脑肿瘤中不到5%。CNS胚胎性肿瘤NOS型的定义为：①位于小脑以外，罕见的胚胎性神经上皮肿瘤；②可偶见神经细胞、星形胶质细胞等细胞分化；③无其他CNS肿瘤的组织学和/或分子遗传学变异特征；④多数相当于原先的PNET经典型。因此，CNS胚胎性肿瘤NOS型为排除性诊断。

（三）病理学

组织病理学表现为低分化原始神经上皮肿瘤细胞紧密

排列的组织,核质比高,核分裂象和凋亡小体常见,Homer-Wright 花环结构可见,坏死和血管内皮增生亦不少见。免疫组织化学染色部分区域可见 GFAP、NSE、Syn、NF 等标志物阳性,提示神经胶质或神经元方向分化。

(四)临床表现

颅内压增高。头痛、恶心、呕吐、视力下降等与颅压相关的症状常是 CNS 胚胎性肿瘤 NOS 型的首发症状。

神经功能损害与肿瘤部位相关的定位体征,如肢体肌力下降、语言迟钝等也较为常见。

(五)辅助检查与诊断

CNS 胚胎性肿瘤 NOS 型病变可位于幕上任何部位,多位于中线附近或侧脑室旁皮髓交界区。病变呈分叶状或类圆形团块,界限清楚,体积较大。组织学上由于肿瘤细胞核较大,细胞质少,排列紧密,组织间隙含水量少。影像学检查中,CT 仅能提供初步的定位诊断,MRI 是目前诊断中枢神经系统肿瘤的首选方法。

头部 MRI 检查:T_1 像为不均匀低信号或等信号,T_2 像为不均匀或高信号,内部坏死、出血、囊变等常见,T_1 增强像有明显的花环样或结节样不均匀强化,周围脑组织水肿不显著。而高级别胶质瘤和脑转移瘤虽然也有明显强化,但其周围脑组织水肿明显,边界不清,可与 CNS 胚胎性肿瘤 NOS 型相互鉴别。

此外,肿瘤实体部分在 MRI 液体衰减反转恢复序列像上为与灰质相同的等信号,MRI 弥散加权成像中为弥散受限的高信号,这些特点也可作为 CNS 胚胎性肿瘤 NOS 型的影像学鉴别依据。沿脑脊液途径播散种植是 CNS 胚胎性肿瘤 NOS 型特点之一,术前应行常规全神经系统包括颅内和椎管内的 MRI 增强检查,以明确病情状态,指导术后治疗。

（六）治疗

CNS 胚胎性肿瘤 NOS 型的首选治疗方案为手术切除加辅助放化疗。

1. 手术切除　手术全切除仍是延长生命、提高生活质量的重要手段。手术全切患者的 5 年总生存率是非全切患者的 2.4 倍左右，其差异具有显著性趋势。由于 CNS 胚胎性肿瘤 NOS 型病变和周围脑组织边界清晰，显微镜下仔细沿边界分离可比较完整切除肿瘤。对于有囊变的肿瘤，可首先释放囊液，有利于减少张力和占位效应，更好地分离肿瘤边界。此外对于位于深部的病变，神经导航和纤维束成像可准确规划手术路径，规避重要功能结构，减少术后并发症，提高手术疗效。

2. 辅助治疗　术后放化疗对延长患者生命至关重要，CNS 胚胎性肿瘤 NOS 型术后多采用亚硝脲类烷化剂、铂类、依托泊苷等药物进行系统化疗；放射治疗剂量为 45～50Gy，1.5Gy/d，5d/ 周分割。

（七）预后

由于病例罕见，目前对 CNS 胚胎性肿瘤 NOS 型的总体预后尚不清楚，有报道显示该病术后 3 年生存率不足 33%，可见预后很差，但其病变局限，手术全切、术后积极放化疗者，5 年生存率有报道可达 50%。总之，CNS 胚胎性肿瘤 NOS 型虽然总体预后较差，只要通过规范化的综合治疗，患者仍有希望获得较长生存期和一定的生活质量。

（闫长祥）

十六、皮样和表皮样囊肿
（一）流行病学

皮样囊肿（dermoid cyst）为良性肿瘤，源于异位的胚胎外胚层或间充质，皮样囊肿可发生于全身各部位。约占颅内肿瘤的 0.1%～0.24%，发病年龄小，好发于中线及附近结构。皮样囊肿囊壁厚，外层为纤维组织，内层为皮肤组织，囊内容物主要为皮脂腺产物及皮肤附件，少数病例可见牙齿。

表皮样囊肿多源于胚胎外胚层，占颅内肿瘤的 1.2%～2.6%，好发于小脑脑桥角，鞍区纵裂以及颅骨板障，囊壁薄，内容物为角化表皮及胆固醇结晶，具有钻缝匍行的生长特点（图 11-2-3）。

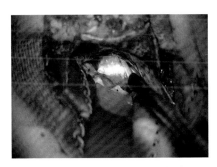

图 11-2-3　CPA 表皮样囊肿
术野可见白色肿物及面听神经。

（二）**病理学**

1. **来源**　表皮样囊肿来自胚胎外胚层；而皮样囊肿来自外胚层或间充质。

2. **囊肿壁形态**　表皮样囊肿薄而透明；皮样囊肿较厚，部分钙化。

3. **囊肿壁组织学**　表皮样囊肿外层为纤维结缔组织，内层为复层鳞状上皮；皮样囊肿为复层鳞状上皮覆盖，基底层含纤维组织和真皮层。

4. **内容物成分**　表皮样囊肿为角化表皮和胆固醇结晶；皮样囊肿可包含皮脂腺、汗腺、毛囊、水和油脂，亦可杂有少量毛发及牙齿。

5. 内容物颜色 表皮样囊肿有珍珠样光泽,结晶灰白色干奶酪样或豆渣样;皮样囊肿为淡黄色或灰黄色干酪样。

(三)临床表现

皮样囊肿及表皮样囊肿生长缓慢,主要表现为占位效应引起的局灶神经功能缺失症状及颅内高压症状。

1. CPA 多表现为脑神经功能缺损或刺激症状,如累及三叉神经引发的三叉神经痛,面部麻木或痛觉过敏;累及面听神经引起的面瘫,面肌痉挛,耳鸣,听力减退;累及后组脑神经或小脑引发的吞咽困难,饮水呛咳,声音嘶哑及共济失调等。

2. 鞍区皮样囊肿 主要表现为累及视神经症状如视力下降,视野缺损等,少数累及下丘脑可表现为多饮,多尿,性功能减退,生长发育障碍等下丘脑功能损害症状。向侧方生长入颞叶底面可导致癫痫发作。位于鞍旁可向中颅底生长导致三叉神经受压。

3. 脑室系统内 多位于侧脑室及第四脑室,次为第三脑室。第四脑室肿物可压迫小脑半球及蚓部导致共济失调,压迫神经核团及锥体束可引起相应功能障碍及锥体束症状。第三脑室囊肿少见,可阻塞中脑导水管或室间孔导致慢性或急性颅内压增高。

4. 其他 少数皮样囊肿可表现为无菌性炎症或继发感染引发的刺激症状。皮样囊肿随病灶体积增大可自发破裂,而表皮样囊肿自发破裂较少。

(四)辅助检查

1. 头部CT检查

(1)表皮样囊肿:CT表现为囊肿边界清楚,形态不规则,典型者为低密度灶或略低密度灶。部分可为混合密度。增强多表现为无强化或边缘部分强化。

(2)皮样囊肿:CT表现为类圆形低密度灶,少见钙化,多无增强。

2. 头部 MRI 检查

（1）表皮样囊肿：形状多不规则，多为 T_1WI 低信号，T_2WI 高信号，与脑脊液类似。若囊内蛋白质，脂质及胆固醇结晶含量较多时，表现为 T_1，T_2 双高信号。

（2）皮样囊肿：MRI 表现为类圆形，在 T_1WI 上呈不均匀稍低信号或等高信号，信号多不均匀。少数不典型可表现为 T_1WI 及 T_2WI 高信号。若颅内皮样囊肿较大，破裂后颅内脂肪进入蛛网膜下腔，脑室内可见脂液界面。

（五）鉴别诊断

1. 表皮样囊肿壁薄，为不规则形或椭圆形，多见于 CPA 或鞍区，而皮样囊肿壁厚，囊内张力大，常表现为圆形或类圆形，常见于鞍旁或脑室内。

2. 表皮样囊肿信号近似于脑脊液，病灶向邻近蛛网膜下腔蔓延生长，有钻孔去向，而皮样囊肿多发生钙化。两者增强扫描下多不增强，而皮样囊肿壁强化可略高于表皮样囊肿。

（六）治疗

皮样囊肿及表皮样囊肿对放射治疗均不敏感，手术治疗为唯一治疗方案。术中需注意：

1. 根据囊肿所在的部位选择最佳手术入路。

2. 术中尽可能不让囊内容物流入蛛网膜下腔。

3. 囊壁为病变复发的关键，术中应尽量剥除或全切囊壁。

4. 囊肿多与周围组织粘连不紧密，但可包绕、挤压、推移神经或脑干，术中需仔细辨认解剖结构，小心分离。

5. 为避免术后无菌性脑膜炎发生，囊肿切除完毕后可用生理盐水中加入少量氢化可的松反复冲洗术野。

6. 鞍区、脑室内等部位的囊肿可用神经内镜手术，有利于解剖结构的保留及肿物的全切。

（七）术后并发症及处理

1. **术后感染**　表现为术后发热、头痛等，可迟发于术后

5~7d,若发热患者腰椎穿刺证实颅内感染,可立即行大剂量高级别抗生素治疗,同时反复腰椎穿刺或腰椎穿刺置管,促进脑脊液循环,至患者体温正常,同时脑脊液指标正常时可停用抗生素。

2. 术后出血 多为术后囊腔内化学性物质刺激术区小血管导致少量出血,多发于术后一周左右,患者可突发剧烈头痛,脑膜刺激征,伴有发热,腰椎穿刺脑脊液为血性。此类患者易与术后感染混淆,故突发头痛患者需复查CT以排除出血。

3. 无菌性脑膜炎 临床表现类似于术后感染,腰椎穿刺脑脊液培养无阳性菌群,若症状严重可静脉应用氢化可的松治疗。

(王 磊)

十七、松果体区及胚胎性肿瘤
(一)松果体区肿瘤
松果体区包括:①上界:胼胝体压部及脉络组织。②下界:小脑蚓部。③前界:第三脑室后部、四叠体板(collicular plate)和中脑顶盖。④后界:小脑幕顶。

1. 流行病学 松果体区肿瘤在儿童中多见,以生殖细胞肿瘤(germ cell tumor,GCT)最为常见,其次为松果体实质肿瘤和来源于邻近或支持结构的肿瘤(如星形细胞瘤),许多肿瘤含有多种细胞类型。

2. 分型 松果体区肿瘤主要分为生殖细胞肿瘤和松果体实质肿瘤。前者包括生殖细胞瘤和非生殖细胞瘤性生殖细胞肿瘤(nongerminomatous germ cell tumor,NG-GCT)(包括胚胎性癌、绒毛膜癌、卵黄囊瘤和畸胎瘤等)。后者进一步分为松果体细胞瘤、中等分化松果体实质肿瘤、松果体母细胞瘤和松果体区乳头状肿瘤。

3.**临床表现** 肿瘤以颅内压增高、脑积水及背侧中脑局部压迫症状为主要表现。其他还包括：肿瘤侵袭周围其他组织引起的症状；内分泌改变；脑脊液转移等。

4.**辅助检查**

（1）影像学检查主要包括头部 CT 和 MRI 检查。

（2）肿瘤标志物：松果体区肿瘤可引起脑脊液和血清中肿瘤标志物的改变，以甲胎蛋白（alpha fetoprotein，AFP）和人绒毛膜促性腺激素 β 亚单位（human chorionic gonadotrophin-β，β-HCG）为主（表 11-2-9）。

表 11-2-9 松果体区肿瘤脑脊液中的肿瘤标志物

肿瘤类型	AFP	β-hCG
生殖细胞瘤	−	+/−
绒毛膜癌	−	++
胚胎性癌	+	−
卵黄囊癌	+	−
卵黄囊瘤	++	−
未成熟畸胎瘤	+	−
成熟畸胎瘤	−	−

5.**治疗**

（1）颅内压管理：在进行手术切除或组织活检之前，应保证患者的脑积水和颅内压增高情况稳定，可急诊行脑室外引流术（external ventricular drainage，EVD）或内镜下第三脑室底造瘘术（ETV）。

（2）治疗：目前对于松果体区肿瘤的评估和治疗尚无统一方案。

1）部分松果体区肿瘤对放射治疗敏感性差，可先行活检。然而，松果体区活检风险高，且患者需接受两次手术。

2）有症状的患者即行松果体区肿瘤开放手术，根据术中快速冰冻切片病理指导手术切除程度；且对于混合性肿瘤患者而言，开放手术允许更充分的组织活检。然而，对恶性肿瘤不适合，且无并发症的生殖细胞瘤患者会接受不必要的手术。

3）立体定向活检用于明确肿瘤病理诊断、确定手术策略。

4）部分学者推荐放射治疗不敏感、良性肿瘤、包膜完整者行开颅手术治疗。

（3）非手术治疗：根据患者年龄、病理类型、脑脊液转移可采用立体放射定向治疗、放射治疗及化疗。

（二）胚胎性肿瘤

1.**流行病学**　胚胎性肿瘤起源于颅内胚胎细胞，可以在任何年龄起病，好发于婴儿和儿童。胚胎性肿瘤大多数恶性程度较高，患儿预后较差。

2.**辅助检查**

（1）影像学检查：MRI 作为影像学检查的主要方法，脑、脊髓成像可有助于明确是否存在转移。

（2）脑脊液检查：术前和术后 10d 内，对脑脊液进行细胞学检查评估肿瘤分级。

3.**诊断**

（1）临床表现：以颅后窝病变为主，压迫第四脑室和中脑导水管，多伴有颅内高压和脑积水相关的症状（头痛、呕吐、嗜睡和步态不稳等）。可挤压和侵袭周围组织结构；可随脑脊液发生种植转移。

（2）诊断分级：胚胎性肿瘤恶性程度较高，在 2021 年新分类中，整合了组织学特征和遗传学特征的新分类，有利于对胚胎性肿瘤进行更好的诊断和预测预后。

4.**治疗**

（1）手术之前应保证患者的脑积水和颅内压增高情况稳定。

（2）治疗评估：中枢神经系统胚胎性肿瘤的治疗取决于

肿瘤的类型和儿童的年龄(3 岁为界)。

（3）手术目的是减轻占位效应和获取组织标本；手术原则是在保护功能的前提下，尽可能最大限度地切除肿瘤，随后根据病理类型予以化疗、放射治疗或自体干细胞支持下超大剂量化疗。

（王　磊）

十八、脉络丛肿瘤

（一）流行病学

脉络丛肿瘤占所有颅内肿瘤的 0.4%～1%。肿瘤在各年龄段均有发病，主要见于儿童，约 70% 的患者＜2 岁。一些肿瘤发生于新生儿。脉络丛肿瘤发生在成人时通常位于第四脑室，发生在儿童时则常位于侧脑室。

（二）病理学

脉络丛肿瘤起源于神经外胚层，少见且大多生长缓慢，组织学上多为良性肿瘤（脉络丛乳头状瘤，WHO 1 级），少数为中间（非典型脉络丛乳头状瘤，WHO 2 级）和恶性肿瘤（脉络丛癌，WHO 3 级）。所有患者均可能出现脑脊液脱落转移，但脉络丛癌更常见。非典型脉络丛乳头状瘤的细胞密度增高，核多形性，实质性生长，乳头状结构不清楚，主要区别在于核分裂象增多。而脉络丛癌核分裂象多见、细胞密度增加，核多形、呈实性片状生长、坏死。

（三）临床表现

脉络丛肿瘤的临床表现主要分为两种：脑积水所致颅内压增高表现以及局灶性神经功能缺陷。

1. 颅内压增高主要表现为头痛、恶心、呕吐、视神经盘水肿以及癫痫发作、蛛网膜下腔出血等表现。

2. 局灶性神经功能缺陷包括偏瘫、感觉功能障碍、小脑体征或第Ⅲ、Ⅳ、Ⅵ脑神经麻痹。

3. 脑积水是最常见的临床表现。这可能是由于肿瘤导致脑脊液循环通路受阻、脑脊液产生过多或者脑脊液吸收障碍导致，但是肿瘤完全切除并不一定能够治愈脑积水（通常发生于脑脊液蛋白含量高、肿瘤出血或手术出血以及室管膜炎的患者），往往需行脑室分流治疗。

（四）诊断

脉络丛肿瘤表现为脑室内肿物，边界清晰光滑或可不规则，分叶多见。脉络丛癌具有侵袭性，可向周围脑组织浸润性生长，也可随脑脊液播散，出现出血、坏死和囊变的表现。

1. **头部 CT 检查** 肿瘤实体多数呈现等或略高密度，密度较均匀；少数肿瘤可见钙化，呈现砂粒样或斑片状。增强后肿瘤呈现均匀强化，少数呈现不均匀强化。

2. **头部 MRI 检查** 肿瘤实体在 T_1WI 上多数呈现等或略低信号，信号比较均匀。病灶边界清晰；少数瘤内和／或瘤周见小点片样或小条样更低信号；少数肿瘤实体内见高信号。

（五）鉴别诊断

脉络丛肿瘤主要与脑室内肿瘤相鉴别，如脑膜瘤、室管膜瘤以及胶质瘤等。

1. 脑膜瘤也常发于侧脑室三角区，为实质性肿瘤，明显增强。但脑膜瘤以中年女性多见，形态规则，脑积水较少。

2. 室管膜瘤可见于侧脑室和第四脑室，实质性，可伴室管膜下浸润，囊变机会较多，可见钙化和出血，多有轻至中度均匀或不均匀增强。

3. 星形胶质细胞瘤可向脑室内生长，可有小钙化、出血或囊变；少突胶质细胞瘤钙化明显，出血多见，可有囊变。两者都明显不均匀强化，都有脑实质或透明隔浸润。

（六）治疗

1. 脉络丛乳头状瘤生长缓慢，手术全部切除可达治愈效果，5 年生存率约为 100%，未达到全切者长期随访观察发现仅有少数复发，因此不推荐放化疗等其他辅助治疗。

2. 非典型脉络丛乳头状瘤细胞增殖程度较脉络丛乳头状瘤高，手术全切肿瘤仅需随访观察；部分切除、转移播散或者复发的患者，则需行放射治疗或者化疗，考虑到放射治疗损伤患儿脑组织、影响后续智力发育等，放射治疗仅适用于大于 3 岁以上患儿。

3. 脉络丛癌侵袭性强、易发生转移、脑脊液播散，瘤体血供丰富且具有侵袭性，肿瘤难以全切，辅助放化疗能有效提高患者的预后。

（王　磊）

十九、其他原发性脑肿瘤

（一）中枢神经细胞瘤

1. **流行病学**　中枢神经细胞瘤是一种少见的分化较好的颅内良性肿瘤，好发于青年，常见发病部位为侧脑室近室间孔区。中枢神经细胞瘤约占原发颅内肿瘤的 0.1%～0.5%，各年龄均可发病，青年人多发，70% 的患者处于 20～40 岁之间，平均发病年龄为 31 岁。无明显性别差异。2016 年世界卫生组织（WHO）中枢神经系统肿瘤分类根据其发病部位的不同可分为中枢神经细胞瘤（CN）和脑室外神经细胞瘤（extraventricular neurocytoma，EVN），属于神经元与混合型神经元 - 胶质肿瘤，均为 WHO 2 级肿瘤。

2. **临床表现**

（1）因阻塞室间孔引起脑积水，而出现的颅内压增高相关的症状和体征，以头晕头痛最为常见，其次为恶心呕吐，此外还包括继发于视神经盘水肿的视力下降、视野缺损以及耳鸣、乏力及意识状态改变等。

（2）侵犯半球的肿瘤多导致肢体无力及癫痫，有癫痫症状的患者几乎都伴有不同程度的意识状态改变。较少出现偏瘫、面瘫、偏身麻木等症状。可压迫垂体柄，引起月经紊乱、泌乳等症状。

（3）EVN 的症状随病变发生的位置不同而表现多样，幕上可表现为癫痫、视力改变、头痛、呕吐、偏瘫、偏身麻木等症状，脊髓内病灶可表现为下肢瘫痪、感觉异常等局灶定位体征。

3. 辅助检查　影像学检查示 CN 多位于侧脑室，特别是前部近室间孔区，多呈广基底与透明隔相连，可占据双侧侧脑室、突入三脑室。肿瘤边界清楚，分叶状，瘤内可存在多处囊样区域，呈"蜂窝状"或"丝瓜瓤"样改变。半数病例可见钙化，绝大多数伴有脑积水或单侧脑室扩大。

（1）头部 CT 检查：肿瘤为不均匀的等或高密度，可见低密度囊样区域，钙化通常表现为点灶状，也可见丛状、条状、团块状钙化。增强扫描肿瘤多呈轻到中等程度增强。

（2）头部 MRI 检查：可因瘤内钙化、囊样区域以及匍行性血管流空影而呈现不均一表现，典型为"肥皂泡"样表现。

4. 治疗　中枢神经细胞瘤的治疗包括手术切除，放射治疗及化疗等方式；其中手术治疗是治疗 CN 最主要的方式，目的是解除颅内高压症状、建立有效的脑脊液循环通路、为后续的放射治疗等提供条件。

放射治疗也是治疗 CN 的主要措施，但多数报道认为放射治疗对控制肿瘤的局部复发有效，应作为治疗残存肿瘤或复发肿瘤的主要辅助手段。化疗对于 CN 的疗效仍没有明确的结论。

5. 预后及随访　中枢神经细胞瘤一般预后较好，其生存率主要与手术切除程度有关，全切患者 5 年总生存率为 99%。术后放射治疗可提高 10 年局部控制率，对比术后无放射治疗患者，两者的比例分别为 75% 和 51%，但对于总生存期无明显影响。

（二）黑色素瘤

1. **病因**　颅内黑色素瘤是一种少见的恶性肿瘤，恶性度高，进展快，病程短，诊断和治疗困难。可分为原发性黑色素瘤和转移性黑色素瘤两大类。前者罕见，后者多为皮肤的黑色素瘤经血运转移到颅内。

一般认为，原发性黑色素瘤来源于软脑膜的成黑色素细胞。瘤细胞可脱落于蛛网膜下腔，沿蛛网膜下腔播散，在软膜上形成数个大小不等的瘤结节。肿瘤也可侵蚀脑表面的小血管，造成蛛网膜下腔出血。恶性程度高的肿瘤还可侵蚀颅骨和脊椎骨。

2. **流行病学**　本病男性好发，男女之比为 2∶1。颅内黑色素瘤可发生于任何年龄，多见于 40 岁以下，原发黑色素瘤以儿童多见。

3. **临床表现**　原发性黑色素瘤多位于颅底，常出现脑神经受累症状，肿瘤也可侵入脑干或脑叶而出现相应的临床表现，如偏瘫、失语或精神症状等。肿瘤转移至蛛网膜下腔，造成脑脊液下腔脑脊液循环通路受阻，产生颅内压增高症状。

肿瘤代谢产物的刺激可引起剧烈的蛛网膜反应，脑脊液中细胞数和蛋白的含量可增高。当肿瘤细胞发生坏死时，其胞浆中的黑色素先进入脑脊液循环，后可进入血液循环，经肾脏排出体外，可出现黑色素尿。此种情况下，临床上常可见到反复的蛛网膜下腔出血，亦可形成脑实质内血肿。

4. **辅助检查**

（1）头部 CT 检查：可见 70% 的肿瘤表现为均匀高密度病灶，也可表现为混杂密度，出血的患者可见到出血灶，也有少数患者仅表现为蛛网膜下腔出血或脑内血肿。增强扫描多数强化，其形态多为圆形，边界清，亦可多发。

（2）头部 MRI 检查：多数颅内黑色素瘤的黑色素含量丰富，常伴出血，故表现为 T_1 高信号，T_2 低信号，也可因黑色素含量不均，而表现为高、低混合信号。

5. 诊断　原发性黑色素瘤无明显特征表现，且症状、体征弥散，诊断十分困难。Willis 提出诊断原发性黑色素瘤的三个基本条件：①皮肤及眼球未发现有黑色素瘤；②上述部位以前未做过黑色素瘤切除术；③内脏无黑色素瘤转移。

对蛛网膜下腔出血的患者，腰椎穿刺检查如能发现黑色素瘤细胞，即可明确诊断。

6. 治疗　颅内黑色素瘤恶性程度高，发展迅速，提倡早期诊断和早期治疗。主要的治疗方法包括手术与术后放化疗。因肿瘤生长快、侵及范围广，手术切除困难，突入脑叶内的肿瘤，可连脑叶一并切除，也可去除颅骨，行减压术以缓解症状。黑色素瘤对放、化疗均不敏感，目前提倡综合治疗，术后辅以放化疗以及靶向治疗。

7. 预后及随访　预后差，生存期多不超过 1 年。

（三）颅内脂肪瘤

1. 病因　颅内脂肪瘤（lipoma）是中枢神经组织胚胎发育异常所致的脂肪组织肿瘤，是临床上少见的一种颅内良性肿瘤。颅内脂肪瘤常合并有其他中枢神经系统先天性畸形，如胼胝体缺失、脊柱裂、颅骨中线部位局限性骨缺损或脊髓脊膜膨出，以胼胝体缺失最常见；也可同时合并有先天性脑神经异常。多数学者认为此病由于胚胎发育紊乱、神经管闭合不全所致。

2. 流行病学　颅内脂肪瘤很少引起临床症状，多在尸检中发现，尸检发生率约为 0.08%～0.2%，约占颅内肿瘤的 0.1% 以下。流行病学统计发现有三个发病高峰，分别是 <5 岁、20～30 岁，50 岁左右，约半数患者在 30 岁以下发病。绝大多数病灶位于脑中线附近，其中最常见的部位是胼胝体

区,约占 50%,少部分位于第三脑室下部、脑干、小脑、基底节、四叠体区、侧脑室、外侧裂和小脑脑桥角。

3. **临床表现**　约 1/3 的患者可无任何临床表现,余下 2/3 患者临床表现与颅内脂肪瘤发生部位有关。胼胝体部位脂肪瘤的患者常有癫痫发作;靠近脑室系统的病灶可引起梗阻性脑积水,患者多表现为智力障碍;小脑脑桥角的脂肪瘤可产生后组脑神经障碍。

4. **辅助检查**

(1)头部 X 线平片:常可见在纵裂中间有圆周形钙化圈影,有时可见中线部位颅骨缺损。

(2)头部 CT 检查:CT 是诊断颅内脂肪瘤最可靠的检查方法。病灶呈边缘光滑、均质低密度的占位,形态多变,病灶周围的脑组织无水肿改变。钙化是颅内脂肪瘤的一大特征,尤其在大龄患者的 CT 影像中更明显,表现为肿瘤周围一环形亮带。

(3)头部 MRI 检查:病灶在 T_1、T_2 加权像呈高信号,但在 T_2 加权像信号稍低。与脑组织附着处呈锯齿状,提示肿瘤与脑组织粘连紧密。病灶在 MRI 抑脂扫描可确定脂肪组织,在皮样囊肿、表皮样瘤和畸胎瘤鉴别上有一定意义。

5. **治疗**　脂肪瘤生长缓慢,极少恶变,较少对周围脑组织产生压迫,很少引起临床症状,但瘤体富含血管或包裹正常血管,手术切除瘤体难度较大,且易损伤脑组织。脂肪瘤引起的癫痫术后很少缓解。所以对于颅内脂肪瘤一般倾向于非手术治疗。合并脑积水者可行脑室 - 腹腔分流术;病灶较大有明显症状时可行手术切除病灶。

(四)颈静脉球瘤

1. **流行病学**　颈静脉球位于颈静脉顶端血管外膜上一层 0.25～0.5mm 的特殊组织。颈静脉球瘤(glomus jugular tumor)来源于副神经节,也称副神经节瘤,发生于颅底颈静脉孔内及其附近。本病女性多见,男女发病比例为 1:6,可见于任何年龄段,高发于 50~60 岁。具有发病年龄越小,肿瘤发展越快、越容易具有多病灶性和血管活性物质分泌性的特点。肿瘤多为单侧发生,可伴有其他化学感受器瘤。绝大多数颈静脉球瘤生长较为缓慢,个别病例肿瘤侵袭性强,生长迅速,1%~5% 的患者可出现区域淋巴结或远处转移。

2. **临床表现** 临床表现主要分为三个方面:耳部症状、神经学症状及神经内分泌症状。

(1)耳部症状:早期患者多有头晕、眩晕及颈枕区疼痛等症状,肿瘤侵犯中耳后可造成患侧听力丧失。由于肿瘤富含血管,搏动性耳鸣也较常见。

(2)神经学症状:若肿瘤较大可引起后组脑神经等功能障碍,其中面神经和迷走神经较易受累。肿瘤向前方生长可包绕颈内动脉,产生霍纳综合征(Horner syndrome)。侵犯海绵窦、沿颈静脉孔向颅内扩展或沿岩骨嵴向硬脑膜外生长,导致三叉神经或展神经功能障碍。颅内侵犯可产生颅后窝症状,如眼球震颤、共济失调、步态不稳等,在些病例还可出现轻偏瘫或颅内压增高。肿瘤沿颈静脉向颅外延伸可致口咽部或颈部肿块。在血管腔内生长可使颈静脉回流受阻,阻塞乙状窦。双侧颈静脉球瘤导致乙状窦阻塞者可引起颅内静脉高压。

(3)神经内分泌症状:颈静脉球瘤还有化学感受器的功能,肿瘤细胞可分泌儿茶酚胺,导致阵发性面部潮红、心动过速及高血压症状。

(4)体格检查:可发现耳内鼓膜下一个淡蓝色肿块。如肿瘤穿破鼓膜进入外耳道,偶可出现外耳血性溢液,有时乳突区听诊可闻及血管性杂音。

3. **辅助检查**

(1)头部 X 线平片:常显示颈静脉孔扩大,骨质破坏。

（2）头部 CT 检查：肿瘤表现为等或高密度影，边界不清，增强后均匀强化。可见颈静脉孔扩大，其周围的骨质有不规则的破坏。增强扫描有助于判断肿瘤是否侵犯颅内及对颅脑结构的侵犯程度，了解肿瘤供血情况。

（3）头部 MRI 检查：MRI 平扫及增强扫描能较清晰地显示位于颅底的肿瘤及其与邻近血管神经结构的关系。肿瘤 T_1 等信号，T_2 不均匀高信号，瘤内可见多个条状低信号留空的血管影。增强扫描肿瘤强化明显。

（4）脑血管造影：可评估动脉受累程度、肿瘤主要供血血管、脑组织侧支循环等信息。静脉期造影可显示颈静脉孔静脉窦的堵塞情况，还能显示肿瘤在血管腔内的扩展状况。

4. **治疗**　手术是最主要的治疗手段。对术前听力损伤不重的患者，可采取改良侧颅底入路，保存中耳听觉功能，保留膜迷路。若患者儿茶酚胺水平升高，术前可用 α 受体阻滞剂，术中可用 β 受体阻滞剂。手术并发症主要在于面、听神经及后组脑神经的功能损伤。吞咽困难是最常见的并发症之一。

其余的治疗手段包括栓塞和放射治疗。颈静脉球瘤的供血动脉主要是咽升动脉和颈外动脉分支，可于术前进行超选择性栓塞。对手术无法切除或全切者、高龄患者或不宜手术者也可行放射治疗。

（五）良性原发骨肿瘤

1. **骨瘤**　骨瘤是最常见的原发性骨良性肿瘤，生长缓慢，较易发生在颅面骨以及鼻窦，使正常骨质变厚。颅盖骨的骨瘤通常发生自颅骨外板，也有少数起自内板，大部分的肿瘤位于额窦，筛窦次之。

（1）临床表现：骨瘤一般没有症状，但可造成局部的肿胀、压痛、面部疼痛以及鼻窦炎。还可造成颅骨膨胀，导致额叶或眶内容物的移位。如果肿瘤侵蚀到了硬脑膜或者蛛网膜会造成脑脊液漏，继而导致脑膜炎或者脑脓肿。好发于

20～30 岁青壮年顶部,男女之间无明显差别。病程多较长,可达 10 年以上。

(2) 辅助检查:X 线平片或 CT 扫描骨瘤显示为均匀的高密度,典型表现为从颅骨向外突出的光滑、均匀、锐利的肿块边界,对周围组织没有挤压效应。

(3) 治疗:肿瘤全切可达到治愈,对于有症状的或者影响容貌的病变,应全切肿瘤;没有症状的肿瘤如果生长迅速或累及眼眶也应手术治疗。

2. 骨样骨瘤 骨样骨瘤是由肿瘤细胞产生的骨样的肿瘤组织。可以造成局部的肿胀、压痛,尤其在夜间疼痛明显,但对非甾体抗炎药治疗反应极好。该病主要见于青少年,男性较多。

3. 软骨瘤及骨软骨瘤 软骨瘤(chondroma)及骨软骨瘤(osteochondroma)是缓慢生长的软骨良性肿瘤,在颅骨少见。软骨瘤界限清楚,一般表现为表面光滑有黏膜覆盖的肿块,主要发生于颅底尤其是在蝶骨或者枕骨的破裂孔处。肿瘤有完整的包膜,很少恶变为软骨肉瘤。

(1) 临床表现:肿瘤通常生长缓慢,但会导致视力下降、眼肌麻痹、头晕、头痛及面部疼痛。偶尔会合并其他骨骼的软骨瘤。

(2) 辅助检查:骨软骨瘤的 CT 表现为远离中线、分叶状、界限清楚、有增强效应、与颅骨连续、有爆米花样钙化。软骨瘤同样有明显增强效应。

(3) 治疗:主要治疗手段为手术切除肿瘤,包括软骨性的包膜一并切除。但因肿瘤生长在颅底,且质地硬,常与重要的脑神经和血管粘连,故全切除十分困难,只能做部分切除,达到减压缓解症状的目的。

(王 磊)

第三节 儿童颅内肿瘤

一、概述

15岁以下儿童脑肿瘤的发病率为2.4/10万～3.5/10万，近20年发病率有逐年轻度增加的趋势。以5～14岁患儿居多，男性略多于女性。儿童脑肿瘤幕下肿瘤较幕上肿瘤多见，幕下肿瘤约占60%，幕下多见于第四脑室，其次为小脑半球和小脑蚓部，以颅后窝和脑中线附近多见。幕上多见于大脑半球，其次为第三脑室和侧脑室。

儿童脑肿瘤的病理组织学类型和成人有明显的不同，常见的良性肿瘤在儿童中很少见，而胶质瘤的发病率却远高于成人，最常见的病理组织类型是星形细胞瘤、髓母细胞瘤、室管膜瘤，生殖细胞肿瘤及颅咽管瘤等。

二、临床表现

临床表现因肿瘤位置不同可存在较大差异，幕下肿瘤常以头痛、呕吐、步态不稳为主要首发症状。幕上肿瘤以头痛、神经功能障碍为主要表现。总体来说，儿童脑肿瘤的表现还以颅内高压的三联征为主。

（一）髓母细胞瘤

1. **颅内压增高症状** 头痛、恶心呕吐、视神经盘水肿。

2. **小脑共济障碍症状**

3. **颅后窝危象** 合并梗阻性脑积水，严重时出现呼吸、循环、意识障碍、锥体束征及去皮质强直。

4. **肿瘤转移症状** 髓母细胞瘤在蛛网膜下腔转移后，可出现相应的脑和脊髓受累症状，如癫痫、神经根刺激，以及偏瘫、截瘫等症状。

（二）室管膜瘤

94%的儿童室管膜瘤起源于颅内，其中2/3位于幕下，1/3

位于幕上。肿瘤的临床表现和其生长部位、大小、局限程度、年龄以及是否有软脑膜转移密切相关。室管膜瘤呈局灶性生长，生长相对缓慢，生长方式呈膨胀性而并非侵袭性，与脑室系统和中央管关系密切，其生物学特性类似低分级星形细胞瘤。位于临床上所谓的"哑区"时肿瘤体积相当大时才被发现，例如侧脑室、第四脑室、额叶和在颅缝未闭的婴幼儿。

大约 60% 的儿童幕上室管膜瘤起源于或包含侧脑室和第三脑室壁组织。肿瘤增大后常会阻塞脑脊液循环通路，引起高颅压症状，包括视神经盘水肿、头围增大、昏睡以及头痛呕吐。而其余 40% 儿童幕上室管膜瘤发生在近皮质区域，所以多引起偏瘫及癫痫等症状。

几乎所有的幕下室管膜瘤都起源于第四脑室。肿瘤生长过程中首先填充第四脑室下部，然后钻出后正中孔延伸到颈髓背面。除颅内压增高外患者多表现为斜颈和共济失调。30% 的幕下室管膜瘤发生在侧隐窝，肿瘤向四脑室内生长的同时也向 CPA 生长，包绕和 / 或压迫脑桥，并向前方斜坡向下沿着延髓表面生长。患者多有后组脑神经症状，包括听力损害、构音不良、吞咽困难等。

（三）颅咽管瘤

颅咽管瘤占儿童颅内肿瘤的 5.6%～13%，鞍区肿瘤的 54%，可发生于任何年龄段，但多见于 15 岁前的儿童。肿瘤大多数位于鞍上，少数在鞍内。颅咽管瘤的临床表现主要为视力、视野改变、内分泌改变及颅内压增高。

1. 视功能改变通常是因为肿瘤位于鞍区，对视神经、视交叉及视束引起直接压迫所致。

2. 内分泌功能紊乱为颅咽管瘤的主要临床表现。导致内分泌改变的原因是颅咽管瘤的好发部位为鞍上、鞍内，这些部位与下丘脑、垂体关系密切，其生长对毗邻的垂体、垂体柄和下丘脑造成压迫，引起内分泌症状，在儿童主要表现性腺功能低下、肾上腺皮质功能低下、中枢性甲状腺功能低下、泌乳素分泌增多、尿崩症等。

3. 当肿瘤向鞍上发展至一定程度或侵及第三脑室时，特别是肿瘤压迫或阻塞室间孔导致脑脊液循环障碍或脑积水时可引起颅内压增高症状。

（四）松果体区肿瘤

松果体区肿瘤在儿童中枢神经系统肿瘤中发病率较高，约占儿童颅内肿瘤的 3%～11%，病理类型多样，包括生殖细胞肿瘤、松果体实质细胞肿瘤以及胶质瘤等其他类型肿瘤。

松果体区肿瘤多表现为脑积水所致的颅内压增高和肿瘤压迫或浸润脑干、第三脑室壁和丘脑所致的神经功能障碍，病情发展较成人快。常见的临床表现为颅内高压征象和 Parinaud 综合征等眼球运动障碍，其他如性早熟、垂体功能减退、尿崩症、锥体外系症状、听力损害、偏侧综合征、小脑症状等。

（五）视神经胶质瘤

视神经胶质瘤的临床表现为：视力下降，视野缺损（中心、旁中心暗点，周边视野缩小，双颞侧偏盲等），眼痛，眼球突出，眼球运动障碍，斜视，复视，眼震，眼底视神经盘边界不清、水肿、出血、萎缩等。晚期可出现头痛及其他颅压升高症状和体征，如恶心、呕吐、脑积水等。也可出现因侵犯脑垂体导致的侏儒症、性早熟等。肿瘤累及下丘脑出现体重下降，癫痫发作。

（六）大脑半球肿瘤

病理类型多为低级别胶质瘤，临床表现多变，主要表现为颅内压增高症状和局部神经功能障碍、癫痫发作等。

三、诊断

诊断以临床症状和影像学检查为主，影像学表现详见本章第二节肿瘤各论部分。

四、治疗

1. **手术治疗** 治疗儿童颅脑肿瘤目前仍采取以手术为主，辅以放射治疗、化疗及其他辅助治疗手段在内的综合治疗。手术前应根据患儿的一般情况和对手术的耐受能力、肿瘤的部位及病理类型，制订不同的手术切除方案：低级别胶质瘤应争取全切除，可获得良好的效果，对重要功能区域肿瘤，如语言中枢、运动中枢、视觉中枢、丘脑、第三脑室及脑干胶质瘤，应充分评估手术的风险及效果，慎重切除以提高患儿的生活质量。对不能切除太多肿瘤组织的力争活检以明确其病理性质，为下一步治疗提供依据。手术应在显微镜下进行，并辅以神经导航技术、磁共振手术单位、术中神经电生理监护等技术，在保全神经功能的前提下，尽可能最大限度地切除肿瘤。

2. **放射治疗** 放射治疗是针对恶性程度高或手术不能完全切除及术后复发性肿瘤的有效治疗办法。儿童颅脑肿瘤中，对放射治疗最敏感的是髓母细胞瘤，其他类型的胶质瘤对放射治疗也较敏感，此外生殖细胞瘤、松果体细胞瘤及垂体腺瘤等均有较高的放射治疗敏感性。近年发现，放射治疗也可以明显改善颅咽管瘤患儿的预后。在经过全脑全脊髓放射治疗＋局部放射治疗的患儿中，5 年无复发生存可以达到 50% 以上。然而 3 岁以下低龄患儿对放射治疗耐受差，易出现认知障碍、生长发育迟缓、血液系统抑制及内分泌功能紊乱等，且原发肿瘤的发生概率也明显增加，治疗较为棘手，有学者主张采用低剂量全脑全脊髓放射治疗＋常规剂量局部放射治疗＋辅助化疗，这种方式可以减少放射治疗剂量、延迟接受放射治疗时间，从而提高生存质量，改善预后。

五、预后

患儿的预后主要与病理级别相关，WHO 1 级肿瘤可通过手术全切治愈，但高级别肿瘤预后仍不佳。在进行手术操作时，应注意保护脑功能区，减少术后并发症，为提高患儿术后生存质量提高保证。

（宫　剑　余亚雄）

第四节　脑 转 移 瘤

一、流行病学

脑转移瘤临床常见。美国每年新发脑转移瘤病例 > 100 000 例，而原发性脑肿瘤约为 17 000 例。约有 15%～30% 的癌症患者发生脑转移。其中以肺癌脑转移最多见，约占 36%～64%，其次是乳腺癌（15%～25%）、肾癌（5%～20%），这三种病因约占脑转移瘤的 67%～80%。在没有发现癌症病史的患者中，15% 的患者以脑转移病灶作为首发症状。约有 25%～30% 的患者中发现不了原发灶，脑转移灶是唯一可发现的转移灶。

不同于原发神经肿瘤，脑转移瘤在临床特征、病理组织类型以及治疗等方面均有完全不同的特点。

二、脑转移瘤的部位

脑转移瘤最常见的部位是大脑半球（85%），其次是小脑（10%～15%）。也可表现为侵犯软脑膜的癌性脑膜炎。

三、临床表现

脑转移瘤大多慢性起病，但病程进展迅速。部分患者以颅内转移瘤为首发症状（原发灶未发现）。临床表现包括颅内压升高症状以及特异的局灶性症状和体征。

207

（一）颅内压增高

主要表现为头痛、呕吐和视神经盘水肿，其中头痛是多数患者的早期症状，开始为局限性头痛，多位于病变侧（与脑转移瘤累及硬脑膜有关），以后发展为弥漫性头痛（与脑水肿和肿瘤毒性反应有关），此时头痛剧烈并呈持续性，伴恶心呕吐。当转移瘤囊性变或瘤内卒中时可出现急性颅内压增高症状。

（二）局灶症状

脑功能区附近的转移瘤早期可出现局部刺激症状，晚期则出现神经功能破坏性症状，且肿瘤部位、大小的不同可产生特异的定位症状和体征。

1. **运动功能障碍**　累及运动区和锥体束的转移瘤，表现为肿瘤对侧肢体肌力下降或完全性上运动神经元瘫痪。

2. **感觉功能障碍**　累及顶叶的转移瘤可出现对侧肢体的各种深、浅感觉功能障碍。

3. **言语障碍**　累及优势半球语言中枢及弓形束的转移瘤，可出现各种失语症。

4. **视野损害**　枕叶及顶叶、颞叶深部肿瘤因累及视辐射，而引起对侧同象限性视野缺损或对侧同向性偏盲。

5. **精神症状**　常见于累及额叶的转移瘤，可表现为性情改变、反应迟钝、认知功能下降等。

6. **癫痫发作**　各种发作形式均可出现，见于约 40% 的患者，以全面性强直阵挛发作和局灶性发作多见。此外，丘脑转移瘤可产生丘脑综合征，累及小脑的转移瘤可出现步态不稳、行走困难等症状，肿瘤阻塞第四脑室的早期即出现脑积水及颅内压增高表现。

四、影像诊断

（一）头部 CT 检查

脑转移瘤在 CT 平扫中多表现为等密度或低密度，少数为高密度灶，通常发生于灰白质交界处。特征性表现为：在增强 CT 上强化明显，周围明显白质水肿（"指状水肿"），从肿瘤向脑组织深部延伸。典型 CT 在脑转移瘤的诊断、疗效评价及随访中均有重要作用。对头部磁共振检查禁忌的患者应行 CT 检查。

（二）头部 MRI 检查

头部 MRI 检查是脑转移瘤首选的影像学检查方法，典型脑转移瘤在头部 MRI 上表现为 T_1 中低、T_2 中高异常信号，肿瘤周围水肿明显，增强扫描可见病灶明显强化。在和其他颅内占位鉴别中，转移瘤 MRI 特征如下。

1. 好发于大脑半球灰、白质交界区，尤其在大脑半球的分水岭区。脑转移瘤大多位于幕上，以大脑中动脉分布区多见，约占 78%，发生部位依次为额、顶、颞叶及其交界区，幕下以小脑为主，占 10%～15%，脑干占 2%～3%，幕上和幕下同时受累者约 10%。

2. 以多发病灶为主（64%），单发略少（36%）。病灶具有"多形性"，瘤灶周围水肿程度各异。

3. 转移瘤 T_1 加权上呈中低信号，T_2 加权上呈中高信号，常常合并囊性变，少数可合并出血（约占 4%～14%，其中以肺癌、乳腺癌、胃癌、黑色素瘤较多见），在 T_1 及 T_2 上均呈高信号。

4. 脑转移瘤在增强 MRI 中表现为"多态性"，可表现为环状、结节状、线团状、脑回样、头节状等多种形态的强化。其中以环状强化最为多见，表现为环壁厚薄不一，外壁光滑而内壁凹凸不平，常可见壁结节，局部环壁可见脐样凹陷，但不会发生环壁不完整情况。

5. 转移瘤水肿呈大片指状水肿，瘤体大小常与瘤周水肿程度不成比例，即"小病灶大水肿"的征象，为转移瘤较为特征性的影像学表现。

6.典型的氢质子磁共振波谱分析谱线表现为 N- 乙酰天冬 N- 乙酰天冬氨酸（NAA）下降或消失，胆碱（Cho）显著升高，易出现可检测到乳酸（lactic acid，Lac）或脂质（Lip）峰。

7.动态磁敏感对比增强磁共振成像（dynamic susceptibility contrast enhanced MRI，DSC-MRI）和动脉自旋标记（arterial spin labeling，ASL）法可以评价转移瘤的灌注特点。转移瘤的新生血管不存在血脑屏障，故肿瘤实质部分呈高灌注，但瘤周水肿区的毛细血管结构始终保持正常，无肿瘤细胞浸润。转移瘤与胶质母细胞瘤的实质区脑血流量无明显差异，但胶质母细胞瘤瘤周水肿区的血流量高于转移瘤。

（三）正电子发射计算机体层显像

多发脑转移瘤或者原发肿瘤不明确的患者可考虑 PET 检查。PET/CT 能够评价肿瘤及正常组织的代谢差异，有助于肿瘤的定性诊断，同时可寻找原发肿瘤。在 ^{18}F- 氟代脱氧葡萄糖（^{18}F-FDG）PET 上，脑转移瘤具有变化多样的代谢特点，可能与原发肿瘤的组织来源、病理类型有关。大多数转移瘤的糖酵解增强，故在 PET 图像上表现为病灶局部 ^{18}F-FDG 的浓聚，少数转移瘤由于其 ^{18}F-FDG 浓度与邻近正常脑灰质相近或肿瘤体积过小，而无法显现。

五、治疗
（一）手术治疗

手术适应证：明确诊断，切除肿瘤减压，获取组织标本对原发灶的分子病理进行分析。转移灶与原发灶的分子病理不完全相同。

1.**活检** 明确病理、分子或基因类型，指导下一步治疗。

2.**手术切除**

（1）脑内单发、非重要功能区、易于切除且肿瘤或水肿占位效应重，或存在脑积水的患者适宜手术切除。

（2）多发脑转移瘤手术治疗目前尚存在争议。

（3）肿瘤最大径＞3cm者宜首选手术,肿瘤最大径＜5mm且位于脑深部（丘脑、脑干等）者宜首选放射治疗或化疗,肿瘤最大径介于1～3cm者应综合评估全身状况、手术风险等再选择是否行手术治疗。

（4）位于脑干、丘脑、基底核的脑转移瘤原则上不首选手术。

3. 脑膜转移瘤的手术治疗

（1）高颅压脑膜转移瘤:侧脑室-腹腔分流术,侧脑室内Ommaya囊置入手术。

（2）正常颅压脑膜转移瘤及脑室内转移瘤:侧脑室内Ommaya囊置入手术。

4. 囊性脑转移瘤姑息减症手术治疗 囊性脑转移瘤囊腔内Ommaya囊置入手术。

（二）放射治疗

1. 立体定向放射治疗 立体定向放射治疗（SRT）是一种更微创的治疗方式,可以规避手术风险。多项临床研究数据支持肿瘤数量有限且直径均小于3cm为其适应证。SRS能够治疗无法手术切除的深部病变或靠近脑功能的病变,如靠近视交叉或脑干等部位。

2. 全脑放射治疗 虽然全脑放射治疗（WBRT）曾是治疗颅内转移瘤患者的主要方式。对不具备SRT或手术条件、体能状态良好的患者,WBRT主要目标是改善由转移瘤和周围水肿引起的神经功能障碍,防止进一步神经功能恶化。对于无法接受手术及SRS的患者WBRT可以作为初始治疗,或SRS后复发的辅助治疗。但WBRT因其相关副作用造成神经认知功能减退导致生存质量下降,并未改善患者总体生存情况。

（三）激光热疗

激光热疗（laser-induced thermal therapy, LITT）又称间质

激光消融。LITT 为 SRS 治疗失败的患者提供一种选择，精确处理病灶，并保证不损伤周围正常结构。目前，前瞻性研究临床试验较少，需要进一步研究。

（四）内科治疗

脑转移瘤化疗以铂类联合培美曲塞为基础，考虑血脑屏障可给予大剂量培美曲塞。脑外病灶控制良好或达到 CR，使用替莫唑胺联合培美曲塞。鳞癌脑转移以瑞滨类联合替莫唑胺化疗。

脑转移的化疗及靶向治疗：替莫唑胺，透血脑屏障好，建议联合奥拉帕利；PD-1 联合替莫唑胺；安罗替尼联合替莫唑胺。

（五）鞘内或 Ommaya 囊注射

鞘内注射或脑室内 Ommaya 囊内常用的化疗药物包括：氨甲蝶呤、阿糖胞苷、培美曲塞，适用于腺癌。

（于书卿）

第五节　脑肿瘤的综合治疗

一、放射治疗

（一）胶质瘤

放射治疗为胶质瘤综合治疗的重要组成部分，其可杀灭或抑制肿瘤细胞，延长生存期，常规分割外照射是胶质瘤放射治疗的标准方式。立体定向放射治疗（包括伽玛刀、赛博刀和 X- 刀）不适用于胶质瘤的初始治疗。本节提及的胶质瘤为脑胶质瘤。

1. **高级别胶质瘤**　高级别胶质瘤具有很强的浸润性，即便达到影像学肿瘤完全切除，术后放化疗仍为标准治疗，可提高肿瘤的局部控制率并延长生存。

（1）放射治疗时机：高级别胶质瘤生存时间与放射治疗开始时间密切相关，术后早期放射治疗能有效延长高级别胶质瘤的生存期，强烈推荐手术切口愈合后尽早开始放射治疗。

（2）放射治疗技术：推荐采用三维适形放射治疗（three-dimensional conformal radiotherapy，3D-CRT）或调强适形放射治疗（intensity-modulated radiation therapy，IMRT），常规分次，适形放射治疗技术可提高靶区剂量的覆盖率、适形度及对正常组织保护，缩小不必要的照射体积，降低晚期并发症发生率。

（3）放射治疗剂量：推荐照射总剂量为 54～60Gy，1.8～2.0Gy/次，分割 30～33 次，1 次 /d，每周 5 次。肿瘤体积较大和 / 或位于重要功能区及 WHO 3 级间变性胶质瘤，可适当降低照射总剂量。

（4）靶区确定：高级别胶质瘤放射治疗靶区争议至今，靶区勾画原则是在安全的前提下，尽可能保证肿瘤足量照射，应参考术前、术后 MRI，正确区分术后肿瘤残存与术后改变，在临床实践中，医师应根据靶区位置、体积、患者年龄、KPS 评分等因素综合考虑，灵活运用以上关于靶区设定的建议，平衡照射剂量、体积与放射性损伤之间的关系。

（5）联合放化疗：放射治疗和替莫唑胺（TMZ）同步应用。

1）胶质母细胞瘤：成人新发胶质母细胞瘤的标准治疗为 Stupp 方案。放射治疗联合 TMZ（75mg/m^2）同步化疗，并随后 6 个周期 TMZ 辅助化疗。在放射治疗中和放射治疗后应用 TMZ，显著延长生存期，这一现象在 O^6- 甲基鸟嘌呤 -DNA 甲基转移酶（O^6-methylguanine-DNA methyltransferase，*MGMT*）启动子区甲基化者中尤为明显。

2）间变性胶质瘤：目前 TMZ 对 WHO 3 级胶质瘤的治疗显示初步疗效。研究 TMZ、放射治疗、1p/19q 联合缺失三者关系的 2 项大型临床随机试验正在进行中，中期结果显示：对

于无 1p/19q 联合缺失者,放射治疗联合 12 个周期 TMZ 化疗,
显著改善生存。异柠檬酸脱氢酶(isocitrate dehydrogenase,
IDH)和端粒酶逆转录酶(telomerase reverse transcriptase,*TERT*)
启动子区突变与预后密切相关,*IDH* 野生型预后差,同时伴
有 *TERT* 启动子区突变时则预后最差,应加强放化疗强度。

目前间变性胶质瘤放化疗无标准治疗方案,放射治疗应
根据患者具体情况,包括一般状态、分子生物学特征和治疗
需求等采用个体化治疗策略,治疗选择包括术后单纯放射治
疗、放射治疗结合 TMZ 同步和 / 或辅助化疗等。

2. 低级别胶质瘤 低级别胶质瘤术后放射治疗适应证、
最佳时机、放射治疗剂量等一直存在争议,目前通常根据患
者预后风险高低来制订治疗策略。

(1)危险因素:年龄≥40 岁、肿瘤未全切除,肿瘤体积大,
术前神经功能缺损,*IDH* 野生型等是预后不良因素。对于肿
瘤未全切除或年龄≥40 岁的患者,推荐积极行早期放射治疗
和 / 或化疗。年龄 <40 岁且肿瘤全切除者,可以选择密切观
察,肿瘤进展后再治疗。*IDH* 野生型低级别胶质瘤可按胶质
母细胞瘤治疗。

(2)放射治疗剂量:强烈推荐低级别胶质瘤放射治疗的
总剂量为 45～54Gy,分次剂量 1.8～2.0Gy。分次剂量超过
2Gy 会增加发生远期认知障碍的风险。

(3)靶区确定:GTV 主要是根据手术前后 MRI T_2/FLAIR
异常信号区域来确定,需正确区分肿瘤残留和术后改变。

(4)TMZ 作用:目前 TMZ 对于低级别胶质瘤的作用尚
不明确。

3. 室管膜瘤 室管膜瘤全切后多数学者主张无需辅助
治疗,部分切除的室管膜瘤和间变性室管膜瘤是放射治疗适
应证。

室管膜瘤术后 3 周,需行全脑全脊髓 MRI 和脑脊液脱落

细胞学检查，无脑或脊髓肿瘤播散，应局部放射治疗，反之则推荐全脑全脊髓放射治疗。

4. 老年胶质母细胞瘤

（1）老年胶质瘤中胶质母细胞瘤占绝大多数，如 KPS≥60分，推荐采用 Stupp 方案。

（2）对于 KPS＜60 分者有以下选择：①短程放射治疗（40Gy/15f 或 34Gy/10f）；② *MGMT* 启动子区甲基化者可放射治疗同步及辅助 TMZ 化疗或单纯 TMZ 化疗；③支持治疗。

5. 复发胶质瘤 复发胶质瘤应首选手术，再程放射治疗十分复杂，应充分考虑肿瘤位置、体积、既往放射治疗情况，充分评估放射性坏死的风险。可采用单次或多次放射治疗模式。

（二）脑膜瘤

手术切除是脑膜瘤的首选治疗方法，放射治疗可以降低肿瘤局部生长速度，分为常规分次放射治疗和立体定向放射治疗，两种方法各有利弊。肿瘤体积大，附着硬脑膜广泛时适用于常规分次放射治疗，肿瘤体积小且边缘清晰适用于后者。

脑膜瘤术后是否需要放射治疗要考虑肿瘤级别、手术切除程度：① WHO 1 级观察或放射治疗；② WHO 2～3 级无论是否手术全切推荐术后放射治疗。放射治疗的原则：

1. 推荐采用 IMRT/VMAT，可以显著减低正常脑组织照射剂量。

2. 制订放射治疗靶区时要准确判断肿瘤是否残余及其位置；肿瘤蔓延方向，特别注意穿过的神经孔，受侵犯的骨组织，脑膜尾征等；如肿瘤已经侵入脑实质，也应包括在靶区内。

3. WHO 1 级脑膜瘤推荐剂量为 45～54Gy；WHO 2～3级脑膜瘤，推荐剂量为 54～60Gy。

（三）垂体腺瘤

1. 放射治疗适应证包括手术未达到肿瘤全切、肿瘤复发或进展、肿瘤分泌激素控制不佳以及组织病理为不典型或恶性。

2. 功能性垂体腺瘤放射治疗的主要目标是激素水平恢复正常和控制肿瘤生长，对于非功能性主要是控制肿瘤生长。

3. 鉴于部分切除的肿瘤具有较高复发概率，常建义行术后放射治疗，但放射治疗时机尚无定论。

4. 放射治疗所导致的内分泌功能低下必须予以足够重视。

5. 放射治疗剂量上对无功能性腺瘤推荐 45～50.4Gy，功能性腺瘤推荐 50.4～54Gy。

（四）生殖细胞肿瘤

生殖细胞肿瘤（GCT）诊疗十分复杂，应在放射治疗科、神经外科、神经病理科和神经影像科等多学科医师共同研究和讨论后决定，治疗方案的确定应综合考虑患者年龄、性别、一般状况、肿瘤标志物水平、术后病理和患者意愿等因素。

各种 GCT 预后差异很大，其中生殖细胞瘤是少数可通过放射治疗治愈的肿瘤之一。既往的治疗模式为单纯放射治疗，对患儿的生长发育可造成严重影响。目前优化的治疗手段为中低剂量的放射治疗联合以铂类为基础的化疗，手术和活检的目的只是取得准确的病理诊断。需要强调的是，放射治疗是生殖细胞瘤的治疗基石，化疗的主要作用是降低放射治疗剂量从而减轻放射治疗带来的副反应。生殖细胞瘤单纯化疗就可以达到完全缓解，但如不联合行放射治疗的患者常在 6 个月～2 年间复发。

成熟畸胎瘤手术完全切除可治愈，而其他非生殖细胞瘤性生殖细胞肿瘤（NG-GCT）则必须全面评估手术切除、术前和/或术后化疗、放射治疗的利弊，采取个体化的综合治疗。GCT 具有较高的全中枢轴播散概率，放射治疗靶区应至少包括全脑室系统。

放射治疗剂量：生殖细胞瘤推荐为 30～40Gy，NG-GCT 推荐为 54～60Gy。对于明确存在中枢神经系统播散的患者建议行全中枢轴放射治疗。

（五）髓母细胞瘤

髓母细胞瘤（MB）对放射治疗敏感，单纯手术切除无法治愈髓母细胞瘤，放射治疗有利于控制肿瘤局部及中枢神经系统播散。

1. **年龄≤3岁患儿**　以化疗为主。

2. **年龄>3岁患儿**　应根据危险度分层治疗。

（1）高危险度患者：术后肿瘤残余>1.5cm^2 或存在明确的播散病灶，或病理类型为大细胞型/间变性。一般危险度患者：肿瘤全切或近全切除，无肿瘤播散证据，病理类型为经典或促纤维增生/结节型。

（2）对于高危险度患者建议术后化疗并行全中枢神经系统+肿瘤局部放射治疗，一般危险度患者建议采用全中枢减量照射联合化疗，质子与常规 X 线治疗髓母细胞瘤相比，效果相近副反应稍轻。

（六）颅咽管瘤

放射治疗可加强颅咽管瘤局部控制、延缓肿瘤复发。对于术后肿瘤残余、肿瘤复发或难以耐受手术者可行放射治疗。激进的手术策略可能导致术后严重并发症，适度的切除联合术后放射治疗可能为患者带来益处。放射治疗的最佳时机尚无定论，考虑到次全切除的肿瘤常在术后 3 年内复发，建议放射治疗不宜推迟过久，应在肿瘤进展前开始治疗。推荐照射剂量为 50～54Gy。

（七）其他脑肿瘤

1. **原发中枢神经系统淋巴瘤（PCNSL）**　PCNSL 浸润性强且多发较为常见，手术/活检主要作用是明确诊断，其对延长患者生存时间无益。治疗以高剂量氨甲蝶呤化疗为主。

放射治疗曾是治疗 PCNSL 的主要手段，潜在风险为认知为主的神经毒性。目前主要应用于无法行系统性化疗、化疗后肿瘤残余以及肿瘤复发的患者。放射治疗方式主要采取全脑或全脑＋局部放射治疗，具体需根据患者综合情况评定。

2. **中枢神经细胞瘤** 放射治疗是提高中枢神经细胞瘤局部控制率的有效手段，建议对存在肿瘤残余、增殖指数高（Ki-67 指数≥2%）以及复发肿瘤进行局部放射治疗，总剂量45～54Gy。

3. **血管周细胞瘤** 手术是血管周细胞瘤的首选治疗方式，但肿瘤常常体积较大、侵及硬脑膜及颅骨且血供丰富而难以达到全切。放射治疗是有效的辅助治疗手段，建议术后行常规分次局部放射治疗。剂量＞60Gy 可提高局部控制率，但应充分权衡利弊，保证安全。

4. **视路胶质瘤** 视路胶质瘤好发于儿童，预后较好，主要关注点在于视力保护。患者生存时间长，应延迟放射治疗来降低放射毒性。目前放射治疗主要应用于化疗失败或肿瘤进展的患者（如肿瘤增大、视力下降）。局部照射剂量建议45～54Gy。

5. **特殊类型胶质瘤** 脊髓高级别胶质瘤放化疗是否获益证据级别低，争议较大。脊髓低级别胶质瘤放化疗在可能延长生存的同时生存质量下降的风险也增大。WHO 1 级胶质瘤如毛细胞型星形细胞瘤、室管膜下巨细胞型星形细胞瘤、室管膜下瘤手术全切无须放疗。儿童胶质瘤与成人胶质瘤有完全不同的遗传学特征，如 *IDH* 多为野生型、*MGMT* 启动子区甲基化率低，成人胶质瘤治疗模式是否适合儿童未知。

（八）放射性脑损伤

放射治疗对脑组织损伤依据发生的时间和临床表现划分为三种不同类型：急性（放射治疗后 6 周内发生）、亚急性

（放射治疗后 6 周至 6 个月发生）和晚期（放射治疗后数月至数年）。

1. **急性和亚急性放射损伤**　急性和亚急性放射损伤可能为血管扩张、血脑屏障受损和水肿所致。急性损伤表现为颅内高压征象，如恶心、呕吐、头痛和嗜睡等。通常是短暂而且可逆，应用皮质类固醇可以缓解症状。有时可以在 MRI 表现出弥漫性水肿。亚急性放射性脑损伤表现为嗜睡和疲劳，通常可在数周内自愈，必要时予以皮质类固醇类药物治疗以控制症状。

2. **晚期放射损伤**　晚期放射反应常常是进行性和不可逆的，包括白质脑病、放射性坏死和其他各种病变（多为血管性病变）。放射治疗的总剂量、分割剂量、照射体积等与白质脑病的发生直接相关。

非治疗相关因素包括一些使血管性损伤易感性增加的伴随疾病，如糖尿病、高血压及高龄等，均可使脑白质病的发生率增加。同步化疗也是另外一个危险因素。胶质瘤 TMZ 同步放化疗后假性进展发生率明显增高，其本质就是早期放射性坏死。

放射治疗最严重的晚期反应是放射性坏死，发生率约为 3%～24%。放射治疗后 3 年是出现的高峰。放射性坏死的临床表现与肿瘤复发相似，如初始症状的再次出现，原有的神经功能障碍恶化和影像学上出现进展的，不可逆的强化病灶，其周围有相关水肿。临床有时很难区分放射性坏死与肿瘤复发，定期复查 MRI 仍然是最佳选择，各种功能性 MRI 有助于鉴别。减少放射损伤根本在于预防，合理规划照射总剂量，分次量及合适的靶体积可有效减少放射性坏死发生率。

（邱晓光）

二、化疗

化学治疗是除手术和放射治疗之外肿瘤治疗的重要手段。目前能够明确化疗可以延长中枢神经系统肿瘤患者的生存时间。

(一)细胞周期以及化疗药物的选择原则

根据不同时期细胞分裂、增殖的特点人为地将细胞周期分为：细胞静止期（G_0），DNA 合成前期（G_1），DNA 合成期（S），DNA 合成后期（G_2），有丝分裂期（M）。化疗药物能够作用于不同的细胞增殖周期，或对某一细胞增殖周期更加敏感。根据这一特点，将化疗药物分为两类，一类是细胞周期非特异性药物，可以杀灭静止期细胞和增殖期细胞，另一类为细胞周期特异性药物，杀死增殖期细胞的能力要强于静止期（表 11-5-1，表 11-5-2）。

表 11-5-1　常用的细胞周期特异性药物

G_1 期	S 期	G_2 期	M 期
门冬酰胺酶	阿糖胞苷	平阳霉素	鬼臼毒素
肾上腺皮质激素	氨甲蝶呤	博来霉素	依托泊苷
泼尼松		氟尿嘧啶	替尼泊苷
			长春新碱

表 11-5-2　常用的细胞周期非特异性药物

烷化剂	亚硝脲类	抗生素类	其他
环磷酰胺	尼莫司汀	柔红霉素	丙卡巴肼
白消安	卡莫司汀	多柔比星	达卡巴嗪
苯丁酸氮芥	洛莫司汀	丝裂霉素	替莫唑胺
	司莫司汀		

临床应用中为了达到更好的治疗效果，一般采用不同作用机制的药物进行联合化疗或者序贯使用细胞周期非特异

性或特异性药物。大多数的常用化疗药物与肿瘤细胞的存活呈线性关系，即一定量的化疗药物能够杀灭一定比例的肿瘤细胞，这就需要我们进行多周期的化疗才能尽可能杀灭肿瘤细胞。临床上多采用两药或者三药联合，根据药物的不同细胞周期特点，选择合理的给药方案，以期达到肿瘤细胞的完全杀灭。但多周期用药后肿瘤细胞可能产生耐药，因此有时需换用或加用与原化疗方案无交叉耐药的才有望达到肿瘤的真正治愈。

（二）颅脑恶性肿瘤常用的化疗药物及其作用机制

1. **烷化剂**　烷化剂直接与 DNA 碱基形成分子交叉，或在蛋白质与 DNA 之间形成交联，从而影响 DNA 的复制与转录。代表药物包括替莫唑胺，亚硝脲类：尼莫司汀、卡莫司汀、洛莫司汀等。能够杀伤 G_1/S、S、M 期的肿瘤细胞。替莫唑胺为新型烷化剂，通过甲基化加成物的错配修复，发挥细胞毒作用。

铂类化合物，如顺铂、卡铂，能够与 DNA 双链形成交叉偶联，作用与烷化剂类似，是广谱的抗肿瘤药物。

2. **抗代谢药物**　抗代谢药与体内 DNA 代谢途径中的某些代谢物相似，但不具有功能，干扰核酸、蛋白质大分子的生物合成。代表药物包括：氨甲蝶呤（MTX），阿糖胞苷（Ara-C），氟尿嘧啶（fluorouracil）等。作用于 S 期。

3. **植物类药物**　植物类药物主要与细胞核的微管蛋白结合，阻止微管的形成，终止有丝分裂达到。代表药物有：长春新碱（VCR）、长春瑞滨（vinorelbine，NVB）、紫杉醇（paclitaxel，PTX）等，作用于 M 期和 S 期。

4. **拓扑异构酶抑制剂**　拓扑异构酶 I 抑制剂阻止 DNA 复制时双链解螺旋后的重新接合，造成 DNA 的双链的断裂。代表药物包括：伊立替康（irinotecan，CPT-11）。鬼臼毒素类药物包括依托泊苷（VP-16）和替尼泊苷（teniposide，VM-26）

为拓扑异构酶Ⅱ抑制剂,对 G_1 和 S 期细胞有杀伤作用,但对 G_2 期不敏感。

（三）颅脑恶性肿瘤化疗方案设计的一般原则及给药方法

想要设计合理的化疗方案一定要遵循细胞周期的原则,调控肿瘤细胞的分裂周期,最大限度地同步化杀灭肿瘤细胞;在进行药物联合治疗时,选择细胞周期特异性和非特异性的药物进行联合使用,增加抗肿瘤的协同作用。治疗过程中加强随访,如出现肿瘤耐药及药物相关严重不良事件,应及时调整给药方案和治疗剂量。

注意:肿瘤治疗的基本前提是明确诊断。其中以病理诊断为"金标准"。

（四）抗癫痫药物与化疗

癫痫是脑肿瘤患者起病或者疾病进展过程中常见的临床症状,而一些化疗药物在与抗癫痫药物合用时会对抗肿瘤药物的代谢及降解产生较大的影响。在临床中推荐尽量避免使用肝酶诱导剂,可使用非肝酶诱导剂,例如拉莫三嗪、左乙拉西坦等。

（五）化学治疗的禁忌证

1. KPS 评分（附表 14）< 50 分,但功能区肿瘤可适当放宽评分要求。

2. 合并严重心、肝、肾等重要脏器功能障碍的患者。

3. 出现严重的感染或脓毒血症的患者。

4. 骨髓储备差,不能耐受化疗者。白细胞计数 $<3\times10^9/L$,中性粒细胞计数 $<1.5\times10^9/L$,血小板计数 $<70\times10^9/L$（相对禁忌证）。

5. 对治疗药物存在过敏,或存在化疗后严重不良反应者。

6. 患者存在特殊情况如妊娠、严重精神障碍不能控制等。

7. 患者或家属不愿意或者不能配合治疗者。

（六）化疗药物常见不良反应及其处理原则

化疗药物在发挥治疗作用的同时，因其细胞毒性，会产生治疗作用以外的不良反应。常见的不良反应包括：消化道反应、骨髓抑制、肝肾毒性、心脏毒性、神经毒性、药物变态反应等。原则上发生轻度的药物相关不良反应，无须停药，给予积极对症支持治疗。发生严重不良反应，需要减量或者停药。

（七）颅脑恶性肿瘤的个体化精准化疗

在精准医学的背景下，更好地预测哪类人群对哪些化疗方案敏感已成为目前肿瘤精准化疗的发展方向。以胶质瘤为例，O^6- 甲基鸟嘌呤 -DNA 甲基转移酶（MGMT）甲基化的患者更易从替莫唑胺治疗中获益。对于间变性少突胶质细胞瘤和间变性少突星形细胞瘤来说，化疗敏感性要高于间变性星形细胞瘤，在这些类型的脑胶质瘤中，如存在 1p/19q 联合缺失则对 PCV 方案（洛莫司汀 + 丙卡巴肼 + 长春新碱）反应率要高于 1p/19q 未缺失者。有研究证实，脑转移瘤患者存在某些特定的驱动基因，如表皮生长因子受体（epidermal growth factor receptor，EGFR）和间变性淋巴瘤激酶（anaplastic lymphoma kinase，ALK），更容易发生脑转移。在对于存在 *EGFR* 突变的脑转移瘤患者进行抗 EGFR 的酪氨酸激酶抑制剂治疗能够显著延长患者的生存期。探寻合适的标记物来预测化疗的有效性，以便进行更好的人群选择。

（八）颅脑常见恶性肿瘤的常用化疗方案

1. 脑胶质瘤

（1）初发高级别脑胶质瘤化疗

1）同步放化疗阶段：替莫唑胺胶囊，每天 $75mg/m^2$，连续服药 42～45 天，与放射治疗同步进行。

2）辅助化疗：①替莫唑胺胶囊：第 1 周期每天 $150mg/m^2$，连续服药 5 天，28 天为 1 周期；第 2 周期每天 $200mg/m^2$，连续服药 5 天，28 天为 1 周期。②PCV 方案：丙卡巴肼每天 $60mg/m^2$，口服，第 8～21 天；洛莫司汀 110mg/m²，第 1 天；长春新碱 1.4mg/m²，第 1、29 天，每 6 周为 1 周期。

（2）复发脑胶质瘤化疗

1）剂量密度方案：①替莫唑胺胶囊每天 100～150mg/m²，服药 7 天停 7 天；②替莫唑胺胶囊每天 75～100mg/m²，连续服药 21 天，停药 7 天，每 4 周为 1 周期；③替莫唑胺胶囊每天 40～50mg/m²，持续口服。

2）其他治疗方案：①替莫唑胺联合顺铂方案：替莫唑胺胶囊每天 200mg/m²，第 2～6 天；顺铂每天 40mg/m²，第 1～2 天，每 4 周为 1 周期。②依托泊苷联合铂类方案。③贝伐珠单抗与化疗的联合方案，如伊立替康、洛莫司汀等。

2. 髓母细胞瘤

（1）依托泊苷联合卡铂方案：每天 100mg/m²，第 1～3 天；卡铂每天 100mg/m²，第 1～3 天，28 天为 1 周期。

（2）顺铂每天 75mg/m²，第 0 天；长春新碱 1.5mg/m²，第 0、7、14 天；环磷酰胺 1 000mg/m²，第 21、22 天，每 6 周为 1 周期。

3. 中枢神经系统淋巴瘤

（1）大剂量氨甲蝶呤方案：氨甲蝶呤 3～3.5g/m²，第 1 天，每 2～3 周为 1 周期。

（2）氨甲蝶呤 3.5g/m²，第 8 天，长春新碱 1.4mg/m²，第 1 天，环磷酰胺 750mg/m²，第 1 天，多柔比星 50mg/m²，第 1 天，地塞米松每天 10mg/m²，第 1～5 天，每 3 周为 1 周期。

（3）利妥昔单抗 500mg/m²，第 1 天；氨甲蝶呤 3.5g/m²，第 2 天，21 天为一治疗周期。

4. 室管膜瘤

（1）单药治疗方案：顺铂每天 60mg/m²，第 1、2 天，每 3～4 周为 1 周期。依托泊苷每天 50mg/m²，口服，连续服药 3 周，停药 2 周，每 5 周为 1 周期。

（2）以含铂药物为基础的联合治疗方案。

化疗是颅脑肿瘤的重要治疗手段,化疗在提高颅脑恶性肿瘤生存方面的作用得到了广泛的认同。根据肿瘤的性质和特点选择合适的化疗方案,在化疗前进行严格的化疗指征筛选,熟练掌握化疗药物的特性及可能发生的不良事件,给予积极有效的辅助支持治疗,将更有利于患者获益并提高化疗期间的生活质量。

（李文斌）

三、基因和靶向治疗

随着肿瘤分子生物学研究进展迅速,极大地促进了人们对分子遗传学变异在肿瘤细胞生长、侵袭、血管生成及转移过程中作用机制的理解。肿瘤分子靶向治疗是针对肿瘤某些生物学事件进行分子水平的干预与调控,以肿瘤组织或细胞所具有的特异性分子为靶点,利用能与这些靶点结合的抗体、配体抑制瘤细胞中失调的细胞信号传导途径,达到抑制肿瘤生长的目的。

目前,大量以肿瘤细胞表达分子为靶点的新型抗肿瘤药物不断问世,并不断走向临床,主要包括细胞信号转导通路抑制剂、血管生成抑制剂、肿瘤细胞表面抗原单克隆抗体、肿瘤耐药逆转剂、细胞代谢抑制剂、免疫检查点抑制剂等。

（一）血管生成抑制剂

恶性胶质瘤一般具有丰富的血管,因此探索如何抑制肿瘤血管生成或血液供给一直是当前的研究热点,治疗靶点有血管内皮生长因子受体（VEGF receptor, VEGFR）、bEGF、PDGFR 等。贝伐珠单抗（BEV）是一种重组人源性 IgG_1 单克隆抗体,能够特异性地与 VEGF 结合（主要与 VEGF-A 结合）,减弱或阻止 VEGF 与血管内皮细胞表面的 VEGFR-1、VEGFR-2 结合,并阻断 VEGFR 介导的下游信号转导通路,抑制肿瘤新生血管的形成,使肿瘤生长受限。

贝伐珠单抗是目前在恶性胶质瘤领域研究最为广泛且疗效最为肯定的血管生成抑制剂,能够有效改善胶质母细胞瘤的无进展生存期,但由于对患者总生存期改善不明显,而且治疗后影像学评价很难界定。

(二)表皮生长因子受体(EGFR)抑制剂

EGFR 基因扩增、过度表达及突变,常见于多数包括神经上皮性肿瘤在内的实体肿瘤,靶向抑制在恶性肿瘤中异常表达及突变的 *EGFR* 一直是肿瘤研究的热点。EGFR 的单克隆抗体制剂通过干扰配体与受体结合,从而抑制活化信号从细胞表面向细胞内转导;小分子 EGFR 酪氨酸激酶抑制剂能抑制受体磷酸化,进而阻断后续的 EGFR 介导信号通路的活化;以及反义寡核苷酸等特异性基因阻断剂可作用于具有 EGFR 活性的核内作用位点,从基因水平干扰 EGFR 信号通路的活化及转导等。

尼妥珠单抗(nimotuzumab)是全球第一个以 EGFR 为靶点的单抗类药物,中国第一个治疗恶性肿瘤的人源化单克隆抗体。研究结果显示,对伴有 *EGFR* 扩增且 *MGMT* 启动子非甲基化的患者,联合尼妥珠单抗组患者的总生存期(23.8个月)较标准放化疗组(13.8 个月)显著延长。许多实验研究证实,EGFR 抑制剂可以增加肿瘤对放射治疗的敏感性。

(三)多靶点抑制剂

酪氨酸激酶通过一个复杂的细胞内网络通路控制细胞增殖、生存、细胞凋亡、血管生成、侵袭和转移。肿瘤组织最初可能对单一 RTK 抑制剂有反应,但可以通过多种机制获得拮抗能力,肿瘤存在这种逃逸机制是多靶点治疗必要性的基础。

舒尼替尼(sunitinib)是一种口服多靶点酪氨酸激酶抑制剂,同时具有抗肿瘤和抑制肿瘤血管生成的作用,它选择性阻断 VEGFR、PDGFRA、PDGFRB、KIT、FLT3、CSF1R 和

RET。目前，美国和欧洲已经批准舒尼替尼用于肾透明细胞癌患者，而在中枢神经系统恶性肿瘤中的疗效还有待临床试验的进一步证实。

（四）异柠檬酸脱氢酶抑制剂

异柠檬酸脱氢酶（*IDH*）基因突变是脑胶质瘤一个常见和重要的分子事件。*IDH* 基因突变后所编码的新型酶可以催化 α- 酮戊二酸转变为 2- 羟基戊二酸，2- 羟基戊二酸在细胞中不断累积，过量的 2- 羟基戊二酸可以干扰细胞内的部分酶类发挥作用，抑制细胞的分化，并对组蛋白和 DNA 甲基化过程产生影响，被认为是潜在的致癌物质之一。

IDH 抑制剂的临床研究始于 2013 年，目前已有数种小分子 IDH 抑制剂进入Ⅰ期或者Ⅱ期临床试验。但最新研究发现，单独使用 IDH1 抑制剂的效果并不理想，究其原因，*IDH1* 基因突变后还有一系列的原癌基因发生激活或突变，从而造成肿瘤不断增长，这可能是导致 *IDH1* 基因靶向治疗失败的原因之一。研究人员提出，除了抑制 IDH1 这一条肿瘤代谢通路，还要抑制后续激活的如 NAD 肿瘤代谢通路，有可能获得更好的疗效。

（五）免疫检测点抑制剂

PD-1 是一种重要的免疫抑制分子，为 CD28 超家族成员，主要存在于 T 细胞膜表面上。PD-L1 作为跨膜蛋白，存在于正常组织以及部分肿瘤细胞上。T 细胞被激活后同时表达 PD-1，当 PD-1 与其受体结合，就会抑制免疫反应，使得正常组织免受攻击。正基于此，有些肿瘤细胞在与免疫系统反复接触的过程中，通过大量表达 PD-L1 伪装自己，实现免疫逃逸。研究人员发现，通过使用抗 PD-1 或抗 PD-L1 单抗，可以通过阻断 PD-1 与其受体结合，重新激活免疫系统来攻击肿瘤细胞，以达到治疗肿瘤的目的。

由于血脑屏障的存在，人们过去认为大脑是一个免疫豁免疫器官，后来研究人员发现在胶质瘤病灶中，有相当数量的肿瘤浸润淋巴细胞，而且与低级别胶质瘤相比，胶质母细胞瘤中的 PD-L1 表达量明显升高，这成为在胶质瘤领域进行抗PD-1/PD-L1 治疗的重要基础。目前，在胶质母细胞瘤中仅针对 PD-1 的临床试验就已超过 20 种，大多处于 I/II 期临床试验阶段。相信随着研究进展，抗 PD-1 相关药物将会在胶质瘤领域取得突破，或成为治疗胶质瘤的重要手段之一。

（六）融合基因与靶向治疗

融合基因是指两个基因的全部或一部分序列相互融合而形成的新基因，是染色体易位、插入、中间缺失或倒置的结果，融合基因能够通过改变基因的转录活性、产生新的嵌合体蛋白等方式促进肿瘤的发生和发展。在脑胶质瘤基因治疗领域，江涛团队于 2014 年首次构建包含 214 个融合基因的全级别脑胶质瘤融合基因图谱，发现 *PTPRZ1-MET* 融合基因是继发性胶质母细胞瘤恶性进展的关键驱动因子。MET通路异常激活被认为与多种肿瘤起源和恶性进展相关。在*PTPRZ1-MET* 融合基因中，*MET* 基因被完整的保留，并与*PTPRZ1* 部分序列相融合，使得 *MET* 在高表达的同时出现了与原基因不同的分子特征，促进了继发性胶质母细胞瘤的恶性进展。针对 *PTPRZ1-MET* 融合基因自主研发的小分子靶向药物 PLB-1001（伯瑞替尼），目前已进入 II 期临床试验，有望为继发性高级别脑胶质瘤患者提供全新的治疗方案。

（王永志）

四、立体定向活检
（一）立体定向活检的适应证

1. 颅内双侧病灶、多发病灶或弥漫性生长病灶，不能明确病理性质。

2. 开颅手术风险大，需明确病变性质，以决定下一步治疗方案。

3. 患者一般状况差、不能耐受开颅手术，但需要明确肿瘤性质决定化疗和 / 或放射治疗方案。

4. 颅内病灶不能明确是炎性病灶、原发肿瘤或者转移性肿瘤。

5. 高度怀疑是放化疗敏感的肿瘤，如生殖细胞瘤、淋巴瘤等，需要明确诊断。

6. 颅脑肿瘤复发与放射性坏死需作出鉴别诊断。

（二）立体定向活检的禁忌证

1. 年龄 < 2 岁，颅骨骨板菲薄，无法固定立体定向框架（框架手术禁忌）。

2. 出凝血功能严重障碍者。

3. 低位脑干延髓内弥散病灶。

4. 影像学高度怀疑为富含血管或血管性病变（动静脉畸形、动脉瘤、血管网织细胞瘤等）。

（三）手术要点

1. 术前影像准备

（1）常规影像准备 MRI：包括 3D-T$_1$ 及增强成像、T$_2$WI、3D-FLAIR 成像等。如果病变强化明显，应用增强 3D-T$_1$ 作为解剖结构像，如果强化不明显可加用 3D-FLAIR 作为解剖结构像。

（2）如果病变无明显强化、弥散、多发，可加做代谢影像：PET/CT 检查；MRS 检查：胆碱（Cho）、N- 乙酰天冬氨酸（NAA）、肌酸（Cr）、乳酸（Lac）及脂质（Lip）。

（3）如果病变累及重要功能区可加做功能影像：血氧水平依赖脑功能成像（blood oxygen level dependent functional magnetic resonance imaging，BOLD-fMRI）和弥散张量成像（DTI），标识出累及的功能区和重要传导束，避免因穿刺活检引发新的功能障碍。

（4）如果病变周围血管结构复杂可考虑行 MRA 和 / 或 MRV 检查。

2. **术前规划** 手术当日患者头部固定框架或头皮标记，行头部 CT 检查（层厚≤1mm），全头部扫描并包含定位标记点。用对应计划系统将 CT 图像与术前 MRI 及多模态影像融合，制订合适的手术规划。

（1）靶点选择：靶点设定原则应位于病变中心，但是针对高级别肿瘤应避免取病变中心坏死区域，可选择病变强化明显的边缘区域；对于强化不明显的弥漫生长肿瘤，应结合代谢影像等，设定靶点在代谢增高区域。

（2）路径设计：原则上取最短路径，尽量垂直骨面进针。但应尽量避开脑室和中央区；可结合功能影像，尽量避开重要功能区和重要传导束；可结合皮质分割技术及血管分割技术，尽量避开脑沟和血管。

（四）术后管理

1. 术后 4～6h 常规复查头部 CT，高度怀疑出血的尽量术后 2h 内复查头部 CT，尽早明确颅内出血情况。

2. 术后常规给予预防癫痫药物及抗感染药物，可短期应用止血药物。

3. 术后 24h 内应严密观察生命体征及病情变化，如无特殊情况，2～3d 可出院。

（五）并发症处理

立体定向活检并发症相对较少，文献报道穿刺活检的阳性诊断率为 89%～99%，并发症的发生率为 3%～12%，病死率为 0～1.5%。主要的并发症包括：出血、癫痫发作、脑水肿等，术后应密切观察并及时处理。

（刘焕光）

第十二章

脑血管疾病

第一节　自发性蛛网膜下腔出血

蛛网膜下腔出血（SAH）是指各种原因导致脑血管破裂出血，血液进入蛛网膜下腔而出现的一组病征，分为外伤性和自发性两类，本章节对自发性 SAH 进行系统阐述。

一、流行病学

在自发性 SAH 的病因中，最常见的是颅内动脉瘤破裂，约占 75%～80%；第 2 常见的病因是脑动静脉畸形破裂，约占 4%～5%；其他常见病因包括原发性高血压、动脉粥样硬化、烟雾病、血管炎和凝血功能异常等。约 14%～22% 的自发性 SAH 病因不明。

动脉瘤性 SAH 的发生高峰年龄是 55～60 岁，美国发病率为 9.7/10 万～14.5/10 万，这些患者往往存在有不良生活习惯、合并基础疾病（如高血压等）、既往动脉瘤性蛛网膜下腔出血病史和颅内动脉瘤家族史等。动脉瘤性 SAH 后，患者往往有比较高的死亡率和致残率，因此值得重视。

二、临床表现

1. **出血症状**　97% 的患者表现为突发的剧烈头痛和恶心呕吐，可合并项背部疼痛，严重时出现意识模糊、定向力障碍等。以一过性意识障碍最为常见，严重者可出现昏迷，甚至脑疝而死亡。

30%～60% 的 SAH 患者有警示性头痛。其可能机制是 SAH 前动脉瘤增大或局限动脉瘤壁的出血。警示性头痛往往突然发生、疼痛剧烈，多在 1d 之内消失。当发生警示性头痛时，如果疼痛可忍，且患者神志清楚，可能往往不会及时就诊；但如果头痛剧烈或合并意识水平下降，大部分患者会马上就诊。

2. **神经功能损害** 以一侧动眼神经麻痹常见，约有 6%～20% 的患者会出现此症状，这往往提示患者存在同侧颈内动脉 - 后交通段或大脑后动脉的动脉瘤。

3. **癫痫** SAH 后有 4%～26% 的患者可出现癫痫症状，其中 38% 患者表现为早期癫痫（发生在 SAH 后 2 周内），62% 为晚期癫痫（发生在 SAH 后 2 周后）。SAH 后，患者发生癫痫的高危因素包括脑内血肿、大脑中动脉瘤、脑血管痉挛、脑积水、高血压、再出血和脑梗死等。

4. **颈项强直** 常发生于 SAH 后 6～24h。表现为颈部的疼痛，活动受限，Kernig 征阳性或 Brudzinski 征阳性。

5. **迟发性缺血性神经功能障碍** 脑血管痉挛（CVS）是造成 SAH 患者死亡和功能障碍的主要因素，可以分成症状性 CVS 和影像学 CVS，前者也称为迟发性缺血性神经功能障碍（delayed ischemic neurological dysfunction，DIND），而后者没有明显症状。通常发生在 SAH 的 3d 后，7d 左右达到高峰，持续 10～14d。高 Hunt-Hess 分级和 Fisher 分级是 DIND 的主要危险因素。DIND 的症状可呈现逐渐发展，呈进展性或波动性，主要表现是头痛加重、意识水平下降和定向力障碍。部分患者可出现局灶性神经功能障碍，如肢体和语言的障碍等。但应与再出血，脑水肿、脑积水、电解质紊乱等相鉴别。

6. **神经源性应激性心肌病和心律失常** 神经源性应激性心肌病的主要表现为 SAH 后的心功能减退，多发生在 SAH

后的 2～14d。神经源性应激性心肌病的心电图表现和心肌梗死非常相似，其中 90% 为可复性心电图。心电图的主要表现为：T 波增宽倒置，S-T 段升高或降低，高大正向 U 波或负向 U 波，肢体或胸导联可出现病理性 Q 波。神经源性应激性心肌病的机制尚不清楚，可能与 SAH 后的下丘脑缺血、交感神经兴奋性升高、冠状动脉反射性缺血等因素有关。

7. 眼部出血　SAH 的患者可伴发眼球出血，主要表现为视网膜前出血、视网膜内出血和玻璃体内出血三种形式。其可能病理机制是由于视网膜中央静脉受压以及脑脊液压力升高引起视网膜脉络膜吻合支形成所致的静脉高压和视网膜静脉破裂。

三、辅助检查与诊断

1. 头部 CT 扫描　非增强的高分辨 CT 扫描是诊断 SAH 的首选检查方法，95% 以上的 SAH 可在 48h 内发现。CT 扫描可以辅助判断是否合并脑积水、脑梗死和脑出血，同时还可以确定血肿的部位和大小。此外，根据 SAH 的表现和主要部位，有助于判定破裂动脉瘤所在位置。

2. 腰椎穿刺　现已不作为常规的检查方法。腰椎穿刺是诊断 SAH 最敏感的方法，但有假阳性的可能（穿刺损伤），对临床怀疑 SAH，但 CT 扫描阴性患者，或为鉴别诊断，可行腰椎穿刺检查，对颅内压明显增高患者慎用。

3. CT 血管造影（CTA）　CTA 是一种经静脉快速推注碘增强剂而显示血管的检查方法，CTA 的颅内动脉瘤检出率为 97%。目前 CTA 已经逐步成为破裂或未破裂颅内动脉瘤的首选检查方式。与数字减影血管造影（DSA）相比，CTA 简便易行，检查时间短，安全性高，成像质量优于 2D 的 DSA，接近于 3D 的 DSA，而且可以显示动脉瘤和周围骨性结构的关系。

4.数字减影血管造影(DSA) DSA是颅内动脉瘤诊断的"金标准",可以发现80%~85%的出血动脉瘤。DSA还可以发现CVS和评价侧支循环。DSA检查应包括全脑和全时相。全脑是指在DSA检查时,应首先检查高度怀疑的血管,然后无论是否发现颅内动脉瘤,都应继续常规完成四根血管(双侧颈内动脉、双侧椎动脉)的造影,这是因为有15%~33.5%的SAH患者中存在多发性颅内动脉瘤。必要时,需要加做双侧颈外动脉造影,除外来自颈外动脉供血的硬脑膜动静脉瘘等引起的SAH。全时相是指在DSA检查时,影像应包括动脉期,毛细血管期、静脉期和窦期,虽然颅内动脉瘤是造成自发性SAH的主要原因,但其他疾病也同样可以引起SAH,如静脉畸形(venous malformation,VM)、静脉窦闭塞等。所以全时相的观察,可以提高SAH的诊断准确性。

对于Hunt-Hess分级Ⅰ~Ⅲ级的自发性SAH患者,应尽早行脑血管影像检查,如CTA或DSA,以尽快明确诊断。对于Hunt-Hess分级Ⅳ~Ⅴ级的患者,可待病情稳定后再进行脑血管影像检查。但要注意,对于这些患者,应尽早行CT检查,除外颅内血肿和急性的脑积水等需要紧急处理的情况。

有14%~22%的自发性SAH患者经DSA检查仍不能明确出血原因。对于这些患者,应常规在SAH后1~2周复查DSA,特别是对于第一次造影时存在有严重CVS的患者,防止遗漏颅内动脉瘤。

5.头部MRI检查 SAH后24~48h内,MRI不能灵敏地检出SAH,这可能和薄层出血、高铁血红蛋白过少、去氧血红蛋白表现为等信号等因素有关。SAH后4~7d,MRI的敏感性逐渐增加,SAH后10~20d可达最佳效果。MRI的FLAIR相能辅助确定多发性颅内动脉瘤的出血来源。但平扫+强化MRI有助于确定颅内或脊髓内动静脉畸形、海绵状血管畸形(CM)和颅内肿瘤。

磁共振血管成像（MRA）有钆剂增强和非增强两种扫描方式。与 DSA 相比，MRA 对于 >5mm 的颅内动脉瘤，检查灵敏度为 87%，特异度为 92%，对直径 <5mm 的颅内动脉瘤敏感性和特异性均较低。

四、鉴别诊断

详见表 12-1-1。

表 12-1-1 常见 SAH 病因鉴别表

临床特征及辅助检查	动脉瘤	动静脉畸形	动脉硬化	烟雾病	脑肿瘤卒中
发病年龄	40～60岁	35岁以下	50岁以上	青少年多见	30～60岁
出血前症状	无症状	少数常见癫痫	发作高血压史	可见偏瘫	高颅压和动眼神经麻痹病灶症状
血压	正常或增高	正常	增高	正常	正常
复发出血	常见且有规律	年出血率2%	可见	可见	少见
意识障碍	多严重	较重	较重	有轻有重	较重
脑神经麻痹	第Ⅱ～Ⅵ对脑神经	无	少见	少见	见于颅底肿瘤
偏瘫	少见	较常见	多见	常见	常见
眼的改变	可见玻璃体出血	少见	眼底动脉硬化	少见	视神经盘水肿
CT检查	SAH	AVM影	脑萎缩或梗死灶	脑室出血铸型	增强可见脑瘤影
脑血管造影	动脉瘤和血管痉挛	动静脉畸形，动脉粗细不均	动脉硬化征象	脑底动脉异常血管团染色	有时可见肿瘤

五、蛛网膜下腔出血的分级和评估

为便于判断 SAH 病情、选择造影和手术时机、评价疗效，国际常采用分级方法有两种，Hunt-Hess 分级法（附表 11）和世界神经外科学会联合会（World Federation of Neurosurgical Societies，WFNS）分级（附表 12）。

六、治疗

SAH 治疗涉及如下方面。

1. 预防再出血是 SAH 后早期稳定病情的主要注意事项。

2. 判断脑积水及处置。SAH 后的急性脑积水通常为梗阻性的（由于血凝块阻塞脑脊液循环通路），但在后期阶段，脑积水通常为交通性的。急性脑积水可行脑室穿刺术，但交通性脑积水需要行分流手术治疗。

3. 迟发性缺血性神经功能障碍（DIND）治疗。通常由于 CVS 所致。SAH 后几天内开始出现。常规应用钙通道阻滞剂，扩充血容量，血液稀释和控制性降压等措施防治脑血管痉挛。

4. 纠正低钠血症与低血容量。

5. 预防深静脉血栓形成（DVT）与肺栓塞。

6. 预防和控制癫痫发作。

7. 确定出血来源。应早期行 CTA 或血管造影。

8. 增强脑灌注。可采用高动力治疗。

9. 控制性降压。SAH 后的升压治疗有助于改善 CVS 的症状。但升压治疗可能增加颅内动脉瘤再破裂出血的风险。因此，对于这类患者，应考虑其基础血压水平，进行合理的控制性降压。

（赵继宗 王 硕）

第二节　颅内动脉瘤

颅内动脉瘤是脑动脉血管的病理性突出或者扩张，可大致分为囊状、梭形或夹层。本章节将对颅内动脉瘤特点进行系统阐述。

一、流行病学

尸检研究的结果显示颅内动脉瘤的患病率约为 7%。中国人群中，颅内动脉瘤的影像发现率约为 6%。但随着影像技术的发展，以及 CT 和 MRI 的普及，颅内动脉瘤的影像发现率会逐渐升高。

破裂颅内动脉瘤和未破裂颅内动脉瘤（指偶然发现的、无症状的颅内动脉瘤）的比率约为 1 : 4。未破裂颅内动脉瘤在女性中更常见，约为男性的 1.6 倍，高发年龄为 40～60 岁之间。约 2% 的未破裂颅内动脉瘤发生在儿童，其中男童更为常见，约为女童病例数的 2 倍；在儿童患者中，约 40%～45% 颅内动脉瘤位于后循环。

1. 破裂颅内动脉瘤

（1）发病率：根据大规模的人群研究的结果表明，动脉瘤性蛛网膜下腔出血（aSAH）的发病率约为 9.1/10 万。

aSAH 常见于 ≥50 岁的人群，发病率随年龄的增加而增加，并以 50～69 岁的人群发病率最高；在儿童中相对少见，发病率为 0.18/10 万～2.0/10 万，同样随着年龄的增加而增加。

aSAH 具有性别差异性，女性发病率更高，约为男性 1.24 倍。在男性人群中，aSAH 的高发病年龄段为 25～45 岁或 >85 岁，而在女性人群中，aSAH 多集中在 55～85 岁的人群中。

（2）自然病史：10%～15% 的 aSAH 患者在入院前即死亡，出血后第 1 天死亡率约为 10%。如得不到有效的治疗，超过 50% 的患者会在 aSAH 出血后的 2 周内死亡。尽管在破裂颅内动脉瘤的诊疗技术上取得了很大的进展,但 aSAH 患者的死亡率和致残率仍不容忽视。

2. 未破裂颅内动脉瘤

(1)患病率:在世界范围内,成人颅内未破裂颅内动脉瘤的患病率为 4%,而中国局部地区的一项影像学筛查研究中发现,在 35～75 岁的成人群中,颅内动脉瘤的患病率约为 6%,这提示中国属于颅内动脉瘤高患病率国家。

约 85% 的未破裂颅内动脉瘤位于前循环,常见的位置包括颈内动脉、前交通动脉、大脑中动脉及分支、眼动脉段动脉瘤和颈内动脉分叉部位。后循环动脉瘤常发生在基底动脉顶端、小脑上动脉根部、小脑前下动脉根部以及小脑后下动脉根部。

未破裂颅内动脉瘤患病率存在性别分布,男女性别比例接近 1∶1.3。随着年龄升高,颅内动脉瘤的患病率升高,其中 60～79 岁为高发病人群。

在多囊肾、多发性内分泌肿瘤Ⅰ型、遗传性毛细血管扩张症、Ehlers-Danlos 综合征Ⅳ型、马方综合征、动脉粥样硬化或者具有动脉瘤家族史的患者中,动脉瘤的患病率升高。

(2)自然病史:目前的研究尚缺乏未破裂颅内动脉瘤的自然病史研究。ISUIA 研究提示:无 SAH 病史且 <10mm 的未破裂颅内动脉瘤年破裂率为 0.5%,有 SAH 病史的年破裂率将升高 10 倍,为 5.5%;总的来说,未破裂颅内动脉瘤年破裂率平均为 1% 左右,破裂相关的危险因素总结如下。

1)患者相关因素:①既往有动脉瘤性蛛网膜下腔出血病史。②多发颅内动脉瘤。③年龄:仍然存在争议,部分学者认为年龄与破裂风险呈负相关,一些学者认为破裂风险与超过 40 岁年龄呈正相关,其他认为二者之间没有联系。④个人史:高血压病史、吸烟史。⑤地域:地域的不同,破裂的风险不同。⑥性别:研究提示女性破裂的风险比男性更高。

⑦家族史：在 ISUIA 研究中发现，未破裂颅内动脉瘤患者的一级亲属中如有动脉瘤，则其破裂率会升高约 17 倍。

2）动脉瘤相关因素：①大小：动脉瘤的破裂风险与动脉瘤大小呈正相关。PHASES 研究中发现，相比于 <7mm 的颅内动脉瘤，7～10mm 的动脉瘤破裂风险将升高约 3 倍，>10mm 动脉瘤的破裂风险更是升高达 6 倍以上。②位置：ISUIA 研究中表明，位于后交通和后循环的颅内动脉瘤，其破裂风险显著高于其他部位的颅内动脉瘤，其次为位于前交通动脉瘤、大脑前动脉和大脑中动脉的颅内动脉瘤。③形态：形态不规则（存在子囊、分叶状的颅内动脉瘤）、动脉瘤呈现窄瓶颈状（动脉瘤大小与瘤颈的比值较大）以及动脉瘤相对大小较大（动脉瘤高度／载瘤动脉直径），这些颅内动脉瘤的破裂风险较高。

二、病因

颅内动脉瘤形成的确切病因仍存在争议。与其他血管相比，脑血管有着中膜外膜弹性纤维较少、中膜肌纤维较少、外膜薄，且内层弹力纤维更加发达的特点。位于蛛网膜下腔内的这些脑血管仅有少量的纤维结缔组织支撑。这些组织结构特点可能使这些血管易于发生颅内动脉瘤。值得注意的是，颅内动脉瘤常发生在血管分叉的部位和脑血管形态突变的部位，因此血流动力学因素在动脉瘤形成中起到了重要的作用。

目前报道的颅内动脉瘤形成可能原因如下。

1. **先天性因素**　如先天性动脉壁肌层发育异常。

2. **全身系统性疾病**　常见的有动脉粥样硬化性血管病和原发性高血压。

3. **心房黏液瘤相关性颅内动脉瘤**　黏液瘤栓子脱落至脑血管局部所引起的动脉瘤。

4. 感染　心血管系统感染所致，常见为霉菌性颅内动脉瘤，其外形多不规则。

5. 外伤　颅脑闭合性损伤或开放性损伤、手术创伤，或异物、器械、骨片等直接伤及动脉管壁，或牵拉血管造成管壁薄弱，形成真性或假性动脉瘤。

6. 其他脑血管疾病伴发动脉瘤　如脑动静脉畸形、烟雾病、脑血管发育异常及脑动脉瘤闭塞等也可伴发颅内动脉瘤，这可能和这些脑血管疾病导致的局部血流动力学改变有关。

三、分类

颅内动脉瘤的分类方法多种多样，目前较为常见的如下。

1. 按病因分类　分为先天性、获得性、感染性颅内动脉瘤和心房黏液瘤相关性颅内动脉瘤。

2. 按形态分类　大致分为囊状、梭形颅内动脉瘤和夹层动脉瘤。

3. 按大小分类　根据动脉瘤最大径可分为四类：当动脉瘤最大径 <7mm 为小颅内动脉瘤，7～<10mm 为中等大小颅内动脉瘤，10～25mm 为大颅内动脉瘤，>25mm 为巨大颅内动脉瘤。而动脉瘤最大直径 <3mm 被认为是微小颅内动脉瘤。

4. 按位置分类　最常用的分类方法，根据动脉瘤所在脑血管的名称进行命名，常见分类有颈内动脉动脉瘤、大脑中动脉动脉瘤、前交通/前动脉动脉瘤、大脑中动脉动脉瘤和后循环动脉瘤。该分类对于治疗方案选择具有一定的指导意义。

四、临床表现

（一）破裂

最常引起蛛网膜下腔出血，同时可以伴随以下的情况。

1. 脑内血肿　发生率为 20%～40%（在大脑动脉环远端的动脉瘤中更常见，如大脑中动脉瘤）。

2. 脑室出血　发生率为 12%～28%。发生后预后较差，死亡率高达 64%，入院时脑室的大小是预后最重要的预测因子，脑室越大，预后越差。小脑后下动脉动脉瘤可能直接破入第四脑室，前交通动脉瘤常破入第三脑室或侧脑室，较少见的情况是基底动脉远端或者颈内动脉末端动脉瘤破入第三脑室。

3. 硬脑膜下出血　发生率为 2%～5%。

（二）其他临床表现

一旦出现，可能是"预警症状"。

1. 占位效应

（1）巨大动脉瘤：如脑干受压导致的偏瘫或者脑神经症状。

（2）脑神经麻痹：约 9% 的后交通动脉瘤引起动眼神经麻痹，患者出现患侧眼球运动障碍导致复视、上睑下垂、瞳孔散大对光反射消失；眼动脉段动脉瘤压迫视神经可导致视力、视野受损；床突上或者海绵窦段动脉瘤可引起类似三叉神经痛的表现。

（3）内分泌功能紊乱：位于鞍内或者鞍上的动脉瘤，压迫垂体或垂体柄导致内分泌功能障碍。

2. 脑梗死　多表现为微小或者一过性梗死，多由于血管远端栓塞导致。

3. 癫痫　较少见，可能由于较大动脉瘤引起局部刺激导致。

4. 头痛　绝大多数的头痛在治疗后能够得到缓解甚至消失。

（1）急性出现：头痛剧烈且为"晴天霹雳"般出现，证实可能与动脉瘤的急剧增大、血栓形成或者壁内出血有关。

（2）超过 2 周：单侧头痛占一半，常位于眶后或眶周，可能是刺激硬脑膜导致。弥漫性或双侧头痛占一半，多数与占位效应使颅压升高相关。

五、影像检查

影像评估内容请参考本章第一节相关内容。

六、诊断

1. 结合病史和临床表现，并行影像学检查（CTA 和 MRA），颅内动脉瘤往往较易诊断。但是在选择治疗方式的时候，应需要进一步明确颅内动脉瘤的特点。

2. 当存在以下情况时应该考虑行数字减影血管造影（DSA）检查。

（1）大或者巨大动脉瘤（动脉瘤大小＞10mm）。

（2）动脉瘤累及重要分支血管的时候，为了更好地制订治疗计划。例如前交通动脉瘤伴一侧 A1 段缺如、小脑后下动脉宽颈动脉瘤等情况。

（3）伴有瘤颈附近的载瘤动脉存在狭窄时。

（4）特殊病理类型的动脉瘤　梭形动脉瘤、蛇形动脉瘤和夹层动脉瘤。

（5）动脉延长扩张症等。

3. 评价动脉瘤破裂后患者状况，使用 Hunt-Hess 分级和 WFNS 分级进行评估（附表 11、附表 12）。

七、治疗方式的选择

诊断颅内动脉瘤后，需要评估动脉瘤自然破裂的风险与手术／介入的风险，包括，①动脉瘤因素：如位置、大小、形态，瘤内血栓与否、是否存在子囊或者呈分叶状。②患者因素：如年龄、病史、是否合并蛛网膜下腔出血病史、家族性蛛网膜下腔出血病史。

（一）适应证

1. **绝对适应证**　动脉瘤性蛛网膜下腔出血。

2. **相对适应证**　对于未破裂颅内动脉瘤而言，目前没有统一的结论，以下情况如果没有治疗禁忌，可考虑治疗：①症状性未破裂颅内动脉瘤。②动脉瘤大小>7mm。③动脉瘤形态不规则（存在子囊、分叶状的颅内动脉瘤）。④动脉瘤呈现窄瓶颈状（动脉瘤大小与瘤颈的比值>1.6）。⑤动脉瘤相对大小较大（动脉瘤高度与载瘤动脉直径的比值>3）。

（二）治疗时机

对于 Hunt-Hess 分级Ⅰ～Ⅲ级的破裂颅内动脉瘤患者，在条件允许的情况下，应尽早治疗。但对于 Hunt-Hess 分级Ⅳ～Ⅴ级的破裂颅内动脉瘤患者，过早的手术干预并不会使患者获益，应先行保守治疗，待患者病情稳定后，再考虑手术治疗。对于未破裂颅内动脉瘤患者，如果出现"预警症状"，应尽早治疗。

（三）治疗方法的确定

1．目前动脉瘤的治疗越来越倾向于选择介入治疗。

2．宽颈动脉瘤介入治疗可能需要辅助技术，常用的辅助技术包括球囊辅助和支架辅助栓塞技术。

3．特殊动脉瘤，例如大或者巨大动脉瘤，梭形动脉瘤以及夹层动脉瘤可考虑行血流导向装置植入术。

4．大脑中动脉动脉瘤更倾向于选择开颅手术治疗。

5．破裂颅内动脉瘤伴有脑内血肿和严重脑室内出血可选择开颅手术治疗。

6．介入治疗困难的动脉瘤可考虑开颅手术。

（四）治疗前准备

1．治疗前应该详细了解病史，慎重评估治疗适应证、治疗和麻醉风险以及手术禁忌证。

2．介入治疗，具体如下：

（1）了解动脉瘤的形态、载瘤动脉条件。髂动脉及腹主/胸主动脉存在迂曲时，需要考虑准备长鞘和相应的导引导管。

（2）需要行支架辅助时，术前需要考虑行抗血小板治疗。

抗血小板用药通常需要提前 3 天口服，每天 100mg 阿司匹林肠溶片 + 75mg 氯吡格雷，可行血栓弹力图检查抗血小板功能是否达标，花生四烯酸（AA）或者 5′- 二磷酸腺苷（ADP）的抑制率通常≥70%，氯吡格雷或者阿司匹林两者至少有一个达标。

3. 开颅手术，具体如下：

（1）根据动脉瘤的形态、瘤颈及载瘤动脉情况决定是否需要准备特殊动脉瘤夹（例如跨血管夹，超长动脉瘤夹等）。

（2）如果需要进行血流重建，术前应行球囊闭塞试验（balloon occlusion test，BOT）检查以评价代偿及阻断耐受情况。

（3）如需要搭桥进行远端血流重建，需要评估代偿情况，根据需求决定行低流量（颞浅动脉、枕动脉等）/高流量（移植血管桡动脉、大隐静脉等）搭桥/原位血流重建等。

（4）对于大脑中动脉动脉瘤夹闭患者，应常规行术中电生理监测。

八、治疗技术
（一）介入治疗

1. **建立通路**　通常情况下导引导管在颈内动脉需要放置于岩段起始，在椎动脉需要放置于 V3 段起始，以获得微导管系统稳定并降低系统张力。当存在动脉系统迂曲的时候，常常需要采用套叠方式。

2. **选择治疗策略**　窄颈或者相对窄颈的动脉瘤可选择单纯弹簧圈栓塞，宽颈动脉瘤可选择球囊辅助或支架辅助栓塞的方式。支架通常分为编织支架和激光雕刻支架，如果瘤颈附近载瘤动脉迂曲明显，常常需要选择激光雕刻支架；如果动脉瘤较小，常常需要选择网眼较小的编织支架。球囊辅助栓塞，需要根据瘤颈宽度和载瘤动脉直径，来选择合适长度和直径的球囊。

3. 选择合适的工作角度　选择工作角度的时候常常需要考虑以下情况：动脉瘤近端的危险结构；充分展开动脉瘤瘤颈；动脉瘤周围的危险血管避免误栓；动脉瘤上的危险结构在栓塞的过程中尽可能避免在其中形成过大的张力；如果需要支架辅助的时候，需要考虑合适的工作角度展平载瘤动脉以达到较理想的支架释放。

4. 合适的微导管　根据动脉瘤的位置以及血管条件选择合适的微导管。通常情况下，微导管越硬其支撑性能越好，但是通过性能越差；反之，支撑性能越差，通过性能越好。

5. 微导管塑形　通常情况下对于主干血管的动脉瘤，理想的微导管塑形不需要微导丝导引进入动脉瘤囊内。这样在栓塞的过程中可较好地保持微导管的稳定性，并且在栓塞的过程中可随时调整微导管的位置以达到基本"无张力栓塞"。弹簧圈栓塞微导管根据动脉瘤和载瘤动脉的关系采取"适形塑型"的原则。

6. 肝素化　动脉鞘置入成功后即开始使用肝素。通常情况下需要全身肝素化，一般使活化部分凝血活酶时间（activated partial thromboplastin time，APTT）大于 120s。使用量的计算公式是肝素（mg）= 体重（kg）×2/3mg/kg，每 1 小时追加半量直至治疗结束。

7. 介入治疗并发症

（1）术中动脉瘤破裂：如果是微导丝或者微导管引起，微导丝或者微导管已经穿出动脉瘤，微导丝或者微导管保持不动，利用另一根微导管快速填塞动脉瘤，致密填塞后再撤出致动脉瘤破裂的微导丝或者微导管。如果填塞的过程中弹簧圈所致的破裂，此时应尽快继续填塞止血，同时中和肝素（鱼精蛋白 1～1.5mg∶1mg 肝素，使用鱼精蛋白时应注意患者是否有海鲜过敏病史）。

（2）术中血栓形成：血栓脱落引起，常见于导引导管内或导引管限制血流形成血栓，引起载瘤动脉远端闭塞。如果引起大血管闭塞或者重要功能血管闭塞，应考虑再通。脱落血栓常常对替罗非班不敏感，此时应考虑静脉补充肝素达到全身肝素化，局部注射尿激酶（urokinase,UK），一般可使用不超过80万单位。尿激酶不能再通，可行机械再通。

局部血栓形成常常是由于操作不当引起。此时首选的治疗方法是动脉内给予替罗非班，同时静脉持续泵入。

（3）弹簧圈移位：如果是小而短的弹簧圈，造影评价血流，如果不影响血流可不处理。如果是长而大的弹簧圈脱出应考虑弹簧圈抓取。

（4）迟发血栓：迟发血栓形成是术后常见的并发症。术后患者出现新的神经功能障碍，应立即行头部 CT 检查，除外出血后，应造影检查血管闭塞情况，可酌情行动脉或静脉溶栓、替罗非班抗血小板治疗或机械取栓治疗。

（5）迟发出血：动脉瘤栓塞治疗后的患者中偶尔可以发生迟发出血。早期发现、患者条件允许情况下，尽早造影复查，如果有动脉瘤囊显影，或新出现的血管结构异常，及时进一步血管内治疗动态观察。支架辅助栓塞的患者需要暂时停用抗血小板药物，等待血肿稳定后（通常需要动态观察24h），再考虑单抗治疗。根据血肿的多少选择不同的外科干预或保守治疗方法。

（二）手术治疗

1. 开颅夹闭术

（1）电生理监测：体感诱发电位（SEP）和运动诱发电位（MEP）。

（2）手术入路选择：根据动脉瘤的位置和形态选择术者熟悉的入路，原则是充分暴露动脉瘤和载瘤动脉的近端和远端。

1）前外侧入路：翼点入路、额外侧入路、眶上外侧入路等适用于大部分的大脑中动脉、大脑前及前交通动脉、脉络膜前动脉、后交通动脉、基底动脉上段、大脑后动脉 P_1 和 P_2A 段的动脉瘤夹闭。

2）前纵裂入路：适用于指向上方和后方的前交通动脉瘤，A2、A3 段动脉瘤。

3）侧方入路：颞下入路、扩大中颅底入路（Kawase 入路）、岩骨后方入路（乙状窦前入路）。这些入路可选择性地适用于基底动脉全长、P1、P2、P3 的动脉瘤夹闭。

4）后外侧入路：乙状窦后、旁正中、远外侧（包括针对枕髁/颈静脉结节的处理）和后正中入路。这些入路可选择性地应用于椎动脉 V4 段及其分支的动脉瘤夹闭。

（3）体位：根据手术入路选择采用仰卧位、侧卧位、侧俯卧位。通常需要将头位抬高，使其高于心脏水平。

（4）暴露及处理动脉瘤：手术中应按照近端载瘤动脉、远端载瘤动脉、动脉瘤的顺序暴露。如果动脉瘤与脑组织粘连紧密，可先暴露瘤颈以备随时夹闭。临时阻断时间：通常颈内动脉及大脑前动脉阻断时间不超过 10min，大脑中动脉阻断时间不超过 5min。如果需要长时间阻断，应采取间断性阻断的方法进行。阻断过程中应严密观察电生理监测的变化。

（5）动脉瘤夹闭：根据动脉瘤瘤颈的形态选择合适的动脉瘤夹闭进行夹闭。夹闭后应刺破动脉瘤确认是否夹闭完全。夹闭后应使用荧光造影/术中超声判断瘤动脉是否通畅。注意：荧光造影通畅/术中超声提示存在血流都不能明确血管是否存在狭窄，因此，还应该根据血管的条件来判断是否会造成载瘤动脉狭窄。

（6）关颅：彻底止血后，硬脑膜水密缝合，硬脑膜外留置引流管不超过 24h。

2. 动脉瘤孤立/载瘤动脉闭塞+血流重建

（1）治疗决策：载瘤动脉未累及重要的分支血管并且可以暴露，可选择动脉瘤孤立。如果动脉瘤累及重要的分支或者不能完全暴露，可考虑在动脉瘤的近端或者远端闭塞载瘤动脉。但是，对于破裂颅内动脉瘤，这样处理仍存在动脉瘤破裂的风险。

（2）血流重建方法：通常情况下分为低流量搭桥（流量<50ml/h，常用的有 STA-M4 搭桥、枕动脉 -PICA 搭桥等），高流量搭桥（流量≥50ml/h，常用的有桡动脉和大隐静脉搭桥），原位搭桥（如侧侧吻合）等。

3. 术中并发症的处理

（1）术中动脉瘤破裂：近端阻断后夹闭动脉瘤。

（2）术中瘤颈撕裂：载瘤动脉阻断后，局部使用棉絮/肌肉等覆盖并包裹撕裂的瘤颈后夹闭。

（3）如果发现在瘤动脉、瘤颈存在严重钙化，要警惕夹闭后存在瘤动脉狭窄、闭塞的可能。此时应做好搭桥准备。

（4）术后伤口感染、伤口延迟愈合等可进行对症处理。

九、治疗后随访

1. 通常介入治疗的患者在术后 6 个月进行第一次随访，12 个月时进行第二次随访。随访方式包括临床随访和影像随访，影像首选 DSA 检查，次选 MRA 随访。支架辅助栓塞的患者需要关注术后是否有自发出血倾向。如果易自发出血，应及时调整抗血小板药物。通常术后 6 个月和 12 个月随访，调整药量或停药。如果患者存在抗血小板药物治疗的潜在风险，可提前至术后 3 个月随访以调整药物用量。

2. 开颅夹闭/血流重建的患者，通常术后 6 个月和 12 个月进行临床和影像随访。影像随访可采用 DSA、CTA 或者 MRA 的检查方式。

3．之后的随访可根据前一次的随访结果进行。

（向诗思　张鸿祺）

第三节　脑血管畸形

一、概述和分类

脑血管畸形（cerebral vascular malformation，CVM）属于先天性中枢神经系统发育异常，分为四种类型：①动静脉畸形（AVM）占 44%～60%；②海绵状血管畸形（CM）占 19%～31%；③静脉畸形（VM）占 9%～10%；④毛细血管扩张症占 4%～12%。

特殊类型血管畸形包括：①动静脉瘘（AVF）：为单一或多条扩张动脉直接与一条静脉相连，无畸形血管团产生。其特点为高血流，高压力，出血率低。通常适合行介入治疗，如大脑大静脉（又称 Galen 静脉）畸形、硬脑膜动静脉瘘、颈内动脉海绵窦瘘（CCF）。②混合性或未分类的血管瘤：占全部血管造影隐匿性血管畸形（angiographically occult vascular malformation，AOVM）的 11%。

二、脑动静脉畸形

脑动静脉畸形是结构变异的脑动脉和脑静脉交结聚集在一起的血管团块，其内部动脉与静脉之间存在一个至数个瘘道而无毛细血管，血液由脑动脉通过血管巢内的动静脉瘘直入脑静脉，再汇聚到静脉窦。

（一）病因

AVM 是由胎儿发育过程中血管形成异常而导致先天性血管异常的病灶。有观点认为，血管胚胎发生过程中的原始血管丛，由于细胞信号调节紊乱，未能重构为成熟的动静脉

249

血管形成畸形团。近年有研究表明血管生成过程中周细胞募集异常、内皮细胞间质转化、基因突变（*KRAS* 突变）等导致异常的新生血管生成是 AVM 形成的重要原因。

（二）流行病学

AVM 的人群发病率为 0.4%～0.6%。有临床症状的 AVM 的发病率约 1.84/10 万。男性患者略多于女性，平均发病年龄为 33 岁左右。在脑出血病例中，38% 为 AVM 所引起。AVM 与动脉瘤比例接近 1∶1，男女性别之比约为 2∶1。青壮年发病居多，常见于 20～40 岁，平均年龄 25 岁。

（三）临床表现

1. **头痛**　多数患者主要症状为长期头痛，常为偏头痛样，但部位并不固定而且与病变的定位无关。当畸形出血时，头痛加剧，可伴有恶心呕吐。

2. **癫痫**　约 1/3 以上的患者以癫痫起病，多呈局限性抽搐。确诊年龄越小，越容易出现癫痫症状。

3. **出血**　患者可突发脑内血肿、蛛网膜下腔出血、脑室内出血和硬脑膜下出血等。可因体力活动、情绪激动等因素诱发，亦可无任何原因。表现为突发剧烈头痛、呕吐、意识障碍和脑膜刺激征。出血的高峰期为 15～20 岁，每次出血的死亡率为 10%，病残率为 30%～50%。小的动静脉畸形常比大的更易发生出血。

4. **局限性神经功能障碍及智力减退**　由于脑盗血现象，病变远端和邻近脑组织缺血，对侧肢体可出现进行性肌力减弱，并发生萎缩。在儿童期发病，当病变大而累及脑组织广泛者可导致智力减退。

5. **颅内杂音**　当畸形体积大、部位表浅，特别是伴有脑膜脑动静脉畸形时可伴有颅内杂音。

6. **其他**　儿童动静脉畸形（如大型中线部位的动静脉畸形并引流入增大的大脑大静脉动脉瘤样畸形）还可伴有脑积

水合并大头畸形（多由增大的大脑大静脉压迫中脑导水管所致）、心力衰竭伴随心脏肥大、前额静脉突起（多因静脉压增加所致）。

（四）诊断

1. **脑血管造影** 是确诊本病的主要手段，表现为畸形血管团、扩张的供血动脉、扩张的引流静脉、可伴有动静脉瘘、动脉瘤与静脉瘤。

2. **头部 CT、3D-CTA、MRI 及 MRA 检查** 对了解有无出血、病变定位及病变与周围脑组织的关系有很大帮助。在 MRI 上可表现为在 T_1WI 和 T_2WI 上的流空现象、可见畸形血管团及供血动脉、引流静脉。如果病变周围有一完整的低信号圈的存在（含铁血黄素的缘故），则提示可能有既往出血史。

3. **脑电图** 可表现为局限性慢波、棘慢复合波等。

（五）治疗

1. **分级与评估** AVM 的治疗方案必须充分权衡手术可能带来的并发症风险与疾病自然病程带来的风险。评估 AVM 手术风险应用最为广泛的是 Spetzler-Martin 分级（以下简称 S-M 分级）标准（附表 13），该分级标准根据病灶大小、与皮质功能区的位置关系、静脉引流模式提出的。随着分级的增高，手术风险相应增大。该分级的有效性得到了广泛的验证。Spetzler 推荐将 AVM 分为三类进行个体化诊疗：①A 类（S-M 分级 Ⅰ～Ⅱ级），手术治疗；②B 类（S-M 分级 Ⅲ级），个体化综合治疗；③C 类（S-M 分级 Ⅳ～Ⅴ级），定期复查并行血管造影，仅在出现神经功能缺损加重、反复出血等病情发展时进行手术治疗。

S-M 分级各指标均基于传统影像，对于功能区附近 AVM 的风险评估存在不足：没有纳入皮质下功能性白质纤维束，缺少病灶与功能区关系的量化标准。首都医科大学附属北京天坛医院提出了基于功能磁共振及弥散张量成像技术的脑动静脉畸形辅助评估分级系统（HDVL 分级）。将患者功能影像学信息融入分级系统，结合病灶的血管构筑学特征，共同为 AVM 的手术预后提供了更为精确的评估（表 12-3-1）。HDVL 分级 1～3 分，建议手术治疗；HDVL 分级 4～6 分，个体化综合治疗或观察。

表 12-3-1　AVM 的 HDVL 分级

分级指标		评分
病灶与功能性脑组织的最短距离 [a]（lesion-to-eloquence distance，LED）	>10mm	1
	5～10mm	2
	<5mm	3
病灶弥散 [b]	是	1
	否	0
深静脉引流 [c]	是	1
	否	0
病灶伴有血肿	是	1
	否	0

分级总评分 = LED 评分 + 病灶弥散评分 + 深静脉引流评分 + 病灶伴有血肿评分。[a] 功能性脑组织包括 fMRI 提示的运动感觉、视觉、语言相关功能区以及 DTI 提示的功能性白质纤维束，如锥体束、上纵束及视辐射；[b] 病灶弥散是指畸形团中夹杂正常脑组织；[c] 部分或全部引流均通过深静脉系统，如大脑内静脉、基底静脉、小脑中央前静脉等。

2. 治疗方式

（1）手术切除：根治性治疗方法，大多数的 AVM 需手术治疗。对于中、小型 AVM，S-M 分级 Ⅰ～Ⅱ级 AVM，显微手术治疗的风险较小，所以是首选的治疗方法。对于大型 AVM 及 S-M 分级较高的 AVM 应谨慎选择手术患者，治疗主张多模式（手术、介入、立体定向放射治疗）联合治疗方案。

（2）血管内治疗：对于大型与巨大型 AVM 常先采用血管

内栓塞,使其血流变慢,体积变小后再手术,或立体定向放射治疗。在病变未完全消除或闭塞前,患者有再出血的风险。

（3）立体定向放射治疗:适用于小的病灶(≤3cm)及深部AVM,或手术与栓塞后对残余的AVM进行治疗。一般放射性治疗需要1～2年后起效。在病变未完全消除或闭塞前,有再出血的风险。

（4）联合治疗:即上述三种方法中任意两种方法或三种方法联合应用,适用于大或巨大深部的AVM、S-M分级较高的AVM。

三、脑海绵状血管瘤

脑海绵状血管畸形(CM)亦称脑海绵状血管瘤(CCM),是常见的脑血管畸形。CM切面形似海绵,由许多薄壁扩张的毛细血管组成,为非真性血管瘤。病变内大血窦样毛细血管彼此相连,流经病变内的血流缓慢。

（一）病因

散发CM一般认为是先天性病变,确切病因尚不明了。

家族性CM常为多发病灶,是由定位在人类第7号常染色体的长臂7q、短臂7p和第3号染色体的长臂3q上3种基因中的1种(*CM1/KRIT1*、*CM2/MGC4607*和*CM3/PDCD10*)的功能丧失性突变引起的。这些基因均参与维持血管内皮细胞之间连接完整性的信号传导通路。家族性CM是具有不完全外显率的常染色体显性遗传病,并呈现等位基因及基因座的遗传异质性。对于可疑家族性CM的患者,可进行家族基因检测。

（二）流行病学

CM在自然人群中的发病率为0.16%～0.5%,其占脑血管畸形的8%～15%,仅次于颅内动静脉畸形。

CM可发生于中枢神经系统的任何部位。64%～80%的

CM 发生于小脑幕上,主要位于脑皮质下区,其中额叶、颞叶、基底节和丘脑多见。也可见于颅中窝底、海绵窦、蝶鞍旁和眼眶内等脑实质外(轴外海绵状血管瘤);20%～36% 的 CM 位于小脑幕下,以脑干和小脑蚓部为主,其中脑桥最多见,其次为小脑半球和小脑脑桥角。脊髓内海绵状血管瘤少见,约占脊髓病变的 5%,各段脊髓的发病率大致相仿,胸段脊髓稍多,极少数发生于硬脊膜外。

大约 20% 的 CM 为多发病灶。散发型主要为单发病例;家族型为常染色体显性遗传,绝大多数为多发。

(三)临床表现

CM 主要症状为癫痫发作、颅内出血和局灶性神经功能障碍等。随着 CT 和 MRI 等影像学检查逐步普及,20%～50% 的 CM 的患者为偶然发现,无明显临床症状。

1. **癫痫**　CM 引起癫痫发作占 35%～70%,常见于大脑半球病变,为患者就诊的主要原因。目前认为 CM 相关癫痫是由复发性微出血引起周围含铁血黄素沉积(hemosiderin deposition)、周围神经胶质增生和炎性反应所导致的。新发癫痫的年风险约为 2.4%。CM 患者在首次癫痫发作后再次发作风险较高。

2. **出血**　20%～30% 的 CM 患者曾有反复少量出血的病史,通常为脑内出血。也有报道 CM 可表现为蛛网膜下腔出血。CM 出血发生率明显低于脑动静脉畸形,且少有大量出血。CM 患者的年出血率为 0.6%～3.1%。既往出血史为再出血的重要危险因素。

3. **神经功能障碍**　约 25% 的患者首发症状为神经功能障碍。病变位于脑干、基底节和丘脑的患者多表现为神经功能障碍。可引起肢体麻木无力,患者复视或语言功能障碍。病变出血量大,临床压迫症状加重,亦可出现神经功能障碍。

（四）诊断

1. **头部 CT 检查** 对脑海绵状血管瘤诊断的敏感性次于头部 MRI。CT 表现为富含血管的高密度占位病变征象，边界清晰，周围无明显脑水肿。出血急性期可见高密度出血灶，等密度或低密度区代表血栓形成部分。如病变有钙化，则呈不均匀斑点状或洋葱头状高密度。注射造影剂后病变可轻度或明显强化，但不显示异常血管。

2. **头部 MRI 检查** CM 慢性反复出血吸收后存留的高铁血红蛋白（methemoglobin, MHB）、含铁血黄素沉积、血栓、钙化及周围反应性神经胶质增生，在 MRI 上均有特异性表现。出血急性期 MRI 的 T_1 像表现为等或高信号，T_2 低信号。含铁血黄素沉积在 T_1 和 T_2 像均为低信号，在 T_2 加权像更明显，在病灶外周形成含铁血黄素环（hemosiderin ring），影像表现为"黑环征"。偶见静脉引流血管的流空影。T_1 增强可用来判断病灶是否合并发育性静脉异常，也可与肿瘤进行鉴别。

3. **脑血管造影** 绝大部分脑海绵状血管瘤的脑血管造影时不显影。脑血管造影不作为常规推荐检查，常可用来与脑动静脉畸形进行鉴别。

（五）治疗

1. **手术治疗**

（1）术前评估：CM 手术的目的是降低病灶出血风险，改善控制癫痫。手术治疗前需要评估患者的年龄、家族史、神经系统检查、病灶的出血风险、既往出血的症状以及手术的风险。术前应行 MRI 检查，确定病变的位置和发现多发病变。

CM 术前可行多模态磁共振，包括血氧水平依赖脑功能成像（BOLD-fMRI）、弥散张量成像（DTI）等，对病灶及功能区、功能性白质纤维束进行三维重建，明确病灶与功能区的位置关系，对手术风险进行精确评估。

合并癫痫的 CM 患者，手术前应行脑电图（EEG）检查，

255

确定 CM 是否与癫痫发作有关。长时程脑电图监测有助于鉴别多发CM病灶中的责任癫痫灶。

手术治疗的适应证：①具有临床症状，手术容易到达切除的 CM；②病变出血或具有明显临床症状的深部 CM；③CM 诱发癫痫，尤其是药物治疗无效的顽固性癫痫，推荐早期切除；④病变增大，占位效应明显；⑤部分无症状、非功能区、容易切除的 CM，手术切除可降低出血率，减少患者心理负担与随访经济负担；⑥脑干 CM 出现第二次出血，或病情进展快。

（2）手术技术：大脑皮质表浅的 CM，切除前可应用术中超声或神经导航明确病灶定位、病灶周围引流静脉、功能区、纤维束的位置关系。位于功能区附近的 CM，可同时行术中直接皮质定位电刺激，验证功能区的位置。切除时多可经脑沟分开进入，寻找病变。位于大脑深部或脑干的 CM，可在多模态 MRI 影像导航引导下寻找病变，避开重要的功能性脑组织，减少手术造成的脑组织创伤。病变较大时，为减少脑组织的损伤，可分块切除。

2. 保守治疗 ①患者无临床症状；②伴有药物可控制的癫痫，可选择先行药物控制，但目前尚缺乏对比早期手术与药物控制癫痫治疗效果的临床试验；③多发病变，且不能确定症状是由哪个病变产生的；④患者高龄、身体虚弱且症状不严重。保守处理的患者应随访，3～6 个月后再行 MRI 头部扫描，如病变发展应及时手术治疗。

（六）预后

CM 为良性病变，手术治疗能有效地预防出血和控制癫痫发作。对于癫痫发作频率低或持续时间 1 年以内的患者，CM 切除可以有效控制 70%～90% 的癫痫发生。CM 的手术预后与病灶的位置密切相关。

四、血管造影隐匿性血管畸形

血管造影隐匿性血管畸形（AOVM）是指在技术上相当满意的血管造影上未显示的脑血管畸形，其他的影像技术（即 CT、MRI）可显示这些病变。尽管血管造影为阴性，但手术中可见很多病变有很粗大的畸形血管。

（一）流行病学

AOVM 的发生率估计为脑血管畸形的 10% 左右。

（二）临床表现

AOVM 常表现为癫痫发作或头痛，进行性的神经症状（通常为自发性颅内出血的结果）并不常见。可偶然被发现。

自然史尚不清楚，一般考虑血管造影不能显示病变的原因有病变出血（出血使血管闭塞或血块压迫）、血流缓慢、异常血管太小等。

（三）诊断

CT 可表现为边界清楚的均一或混杂的高密度影。MRI 可显示既往出血痕迹。对于存在多个病灶和如何选择治疗时很重要，T_1WI 可见网状的病灶有高低密度，周边可能存在一低信号的边缘（既往出血导致含铁血黄素存在）。

（四）治疗

手术主要是为清除血肿或明确诊断，特别是定位明确时。

五、静脉畸形

静脉畸形也称发育性静脉异常（developmental venous anomaly，DVA），为一簇髓静脉汇入一个增粗的中央干并引流入深部或浅表的静脉系统。静脉缺乏大量的平滑肌和弹力纤维。没有发现正常动脉。血管间有脑实质。最常见于 MCA 供应的区域或大脑大静脉的区域。可合并海绵状血管畸形。低流量，低压力。大多数无明显临床症状，但小部分有癫痫，极小部分有出血症状。

（一）流行病学

静脉畸形的发病率差别较大。Spetzler 等报道 3 249 例脑血管造影，142 例脑血管畸形中静脉畸形 13 例，仅占 9%，国内有相关报道静脉畸形仅占全部脑血管畸形的 3.3%。实际发生率比临床报告数据要高。可能与许多静脉畸形患者无症状，未被发现有关。近年 CTA 和 MRA 等无创性检查使得静脉畸形的检出病例逐渐增多。

（二）临床表现

多数患者很少有临床症状，出血也少见。症状依病灶部位不同而异，幕上病灶多有慢性头痛、癫痫、运动障碍或感觉障碍。幕下病灶多表现为步态不稳或其他颅后窝占位症状。静脉畸形出血主要为脑内和脑室内出血。

1. **癫痫**　最常见临床表现，主要为癫痫大发作。

2. **局限性神经功能障碍**　表现为单侧肢体轻瘫，可伴有感觉障碍，出现原因可能与畸形局部压迫或畸形引起缺血性梗死有关。

3. **慢性头痛**

4. **颅内出血**　幕下病灶比幕上病灶更易于出血。患者突然剧烈头痛，昏迷或偏瘫。

5. **脑积水**　位于脑干部位的静脉畸形可堵塞中脑导水管，引起梗阻性脑积水。

（三）诊断

静脉畸形患者的脑血管造影的动脉期均正常，脑血流循环时间亦正常。脑血管造影晚期可以存在毛细血管染色，但具有诊断特征性的血管造影表现在脑血管造影的静脉期。一个楔形或伞形扩张的髓静脉的聚集，即所谓"水母征"，是指数条扩张的髓静脉扇形汇集成一条扩张的中央静脉，从中央静脉再向浅静脉系统。深静脉系统或窦引流。

1. **头部 CT 检查**　CT 平扫多正常。增强扫描可见脑实质内一条粗线状的增强影指向皮质和脑深部,其周围无水肿和团块占位。有时也可表现为圆点状病灶,这种粗线状或圆点状影是中央静脉的影像。

2. 头部 MRI 检查　MRI 扫描表现与 CT 所见相似。在 T_1 加权像上病灶为低信号,在 T_2 加权像上多为高信号,少数为低信号。

(四)治疗

大多数脑静脉畸形患者无临床症状,其自然预后良好,若无特殊症状无须治疗。癫痫发作可给予抗癫痫治疗,效果良好。对于有出血者可开颅清除血肿或脑室内血肿清除引流术,术后患者多能得到较好的恢复。

六、硬脑膜动静脉瘘

硬脑膜动静脉瘘(DAVF)也称硬脑膜动静脉畸形。是指硬脑膜动脉与颅内静脉窦异常短路的脑血管疾病。多发性动静脉瘘占病例的 8%。位于硬脑膜静脉窦壁及其附近。常见部位如横窦(最常见,占 63%)、小脑幕/岩部、颅前窝/筛骨、颅中窝/侧裂、海绵窦(颈内动脉海绵窦瘘)、枕大孔等。

(一)病因

证据表明大多数 DAVF 是获得性、特发性病变,常见病因包括:血栓和血栓静脉炎、开颅手术损伤、颅内感染、创伤、妊娠、解剖异常、Osler-Weber-Rendu 病等。疾病确切的发病机制尚未完全清楚。

(二)流行病学

硬脑膜动静脉瘘占所有颅内血管畸形的 10%~15%。女性占 61%~66%,通常为 40~50 岁的患者。儿童罕见,如果出现,则倾向于高流量型,更为复杂,并为双侧。

(三)临床表现

1. 搏动性耳鸣。约 60% 患者伴有搏动性耳鸣,耳鸣程度与动静脉分流的流速有关,病变的血流速度越快,耳鸣越明显。杂音呈吹风样,与心跳同步,常在同侧,有时对侧亦可闻及,压迫同侧颈动脉时杂音减弱。

2. 头痛。约有 50% 患者伴发头痛,疼痛可在病变局部,也可遍及整个头部,多为钝痛或偏头痛。

3. 蛛网膜下腔出血。硬脑膜动静脉瘘向蛛网膜下腔及皮质静脉引流,这些静脉周围无组织支撑,血管内压力增高极易破裂出血,临床上可表现为蛛网膜下腔出血,硬脑膜下出血或血肿,脑内出血或血肿,其中 20% 以上患者以蛛网膜下腔出血为首发症状。

4. 颅内高压。原因包括:动静脉瘘分流、继发性静脉窦血栓形成、巨大的硬脑膜下静脉湖产生的占位效应。

5. 神经功能障碍。动静脉瘘向皮质静脉引流或硬脑膜窦压力增高,正常脑静脉回流受阻,局部充血水肿,或扩张静脉及静脉湖占位压迫,刺激脑组织,而导致精神错乱、痴呆、癫痫、语言障碍、偏瘫、运动障碍、视野缺损等。

6. 脊髓功能障碍。颅后窝硬脑膜动静脉瘘向脊髓静脉引流时,使脊髓静脉回流受阻,导致椎管内压力增高,脊髓静脉高压和脊髓缺血而造成脊髓功能障碍,表现为肢体无力、步行障碍、下肢感觉功能障碍,以及括约肌功能障碍。

7. 因硬脑膜动静脉瘘静脉引流方向不同而导致不同区域的缺血、水肿,进而出现不同症状,复视、听力下降、眩晕、视力障碍、耳鸣、眼球突出、胀痛、头皮静脉扩张等。

8. 若高流量瘘长期得不到有效的治疗,可增加心脏负担,出现心功能不全。

(四)影像学检查

头部无增强 CT 或 MRI 扫描通常正常。CTA 可以显示扩张迂曲的血管,对应扩张的供血动脉或引流静脉。MRA 可以显示扩张的软脑膜血管、早期静脉窦显著充盈、窦扩大或闭塞以及与静脉高压相关的白质水肿。

DSA 检查是诊断硬脑膜动静脉瘘的基本方法。DAVF 的供血动脉相当丰富，且十分复杂，不同部位的病变供血动脉亦不同，且有双侧对称性供血的特点，因此在检查时应做全部脑部供血动脉的选择性血管造影。造影时可发现瘘的供血动脉与引流静脉均有不同程度的迂曲扩张，当静脉窦压力过高，皮质静脉回流不畅时，特别是直接由皮质静脉引流的硬脑膜动静脉瘘，可能有弥漫性皮质静脉扩张，引流静脉或静脉窦常在动脉期即显影。且静脉窦循环时间较正常的循环时间长。部分病例引流静脉可呈瘤样扩张或湖样扩张。

（五）治疗

皮质静脉引流的病变一般应予以治疗。无皮质静脉引流的病变应进行影像学随访（约 2% 可能进展为皮质静脉引流）。如果出现血管杂音改变（加重或消失）应立即再次检查。干预指征：①出现皮质静脉引流；②神经功能障碍；③出血；④眼眶静脉充血；⑤顽固性症状（头痛、搏动性耳鸣）。

1. **介入栓塞** 可经动脉或静脉进行。弹簧圈可以栓塞距离动静脉分流点近的引流静脉，导致瘘中血栓形成。液体栓塞剂可以在一定距离处注射，在血流推动下通过动静脉分流点进行栓塞。

2. **手术** 虽然介入治疗已成为大多数 DAVF 的主要治疗方式，但某些类型的 DAVF 仍将手术作为首选治疗方案。如颅前窝 / 筛骨、小脑幕 DAVF。这两个位置的 DAVF 对于介入方法来说难度较大，而外科手术相对简单。此外，在既往部分栓塞或栓塞失败的病例中，手术治疗仍能获得成功。同时，可以通过介入与手术联合方式，提高治疗效果。

3. **立体定向放射外科** 可在栓塞以后应用。随着介入技术的持续进步，立体定向放射外科治疗 DAVF 的比例逐步下降；可作为无法行介入、手术治疗时的一种替代治疗方式。

七、颈内动脉海绵窦瘘

颈内动脉海绵窦瘘（CCF）主要是指海绵窦段颈内动脉壁或其分支破裂，导致颈内动脉与海绵窦间形成的异常的动静脉直接交通。另外，有极少数颈动脉海绵窦瘘主要或完全为颈外动脉系统与海绵窦之间形成直接交通，称为颈外动脉海绵窦瘘。

（一）病因

CCF 根据病因分为外伤性和自发性两种，前者多见。约占 CCF 的 75% 以上。

1. 外伤性 CCF 的发病机制：①颅底骨折，骨折片刺破海绵窦内颈动脉或其分支；②颈内动脉海绵窦段与颅骨固定，颅底骨折错位直接撕伤海绵窦段血管，或形成动脉瘤，而后动脉瘤破裂形成 CCF；③外伤后颅内压剧烈升高，使海绵窦内颈动脉及分支破裂；④医源性因素造成颈内动脉壁损伤或分支破裂。

2. 自发性 CCF 主要由于各种原因引起颈内动脉海绵窦段血管壁脆弱，以及海绵窦段颈内动脉或其分支动脉瘤形成破裂所致，原因包括海绵窦段颈内动脉的动脉瘤、肌纤维发育不良、Ehler-Danlos 综合征、马方综合征、神经纤维瘤病、迟发性成骨不全、假黄色瘤病、病毒性动脉炎以及少见的原始三叉动脉残留等。

（二）临床表现

CCF 的临床表现主要与瘘口、流量的大小和引流静脉有关。CCF 的引流途径主要有：①向前经眼上、下静脉、角静脉、面静脉引流；②向后经岩上窦、岩下窦及基底静脉丛引流，也可向小脑表面引流；③由海绵窦经蝶顶窦流入外侧裂静脉，然后经皮质静脉引流；④经颅底或颅骨上的导静脉流向翼窝，引起鼻咽部静脉扩张；⑤经海绵间窦向对侧海绵窦引流。

1. **搏动性眼球突出与球结膜充血水肿**　搏动性眼球突

出是 CCF 最典型的临床表现。动脉血经眼上、下静脉引流使眶内组织的静脉回流不畅而导致充血、渗出和水肿，造成眼球突出，并出现眼球与脉搏的同步搏动。眼球突出多发生于瘘的同侧，如经海绵间窦向对侧海绵窦引流，可出现双侧眼球突出。由于眼眶部静脉回流不畅，使眼眶内、眼眦部、眼结膜、视网膜等部的静脉怒张而引起充血，并出现水肿，严重者球结膜可翻出眼睑之外，引起闭眼困难。最终导致暴露性角膜炎，甚至角膜溃疡。

2. **颅内血管杂音是最早发生的症状**　患者可听到颅内有与脉搏一致的吹风样或机器轰鸣样杂音，安静、夜间睡眠时尤为明显。临床查体可以闻及颅内杂音，杂音最明显的部位可以提示引流方向。如流量较大，可在全颅闻及杂音。

3. **眼球运动障碍**　由于第Ⅲ、Ⅳ、Ⅵ脑神经受扩张的海绵窦病变的影响，而出现眼球运动的不全麻痹，伴有复视及角膜而面部感觉障碍。

4. **进行性视力障碍**　可见于视网膜的缺血或视神经直接损害，亦可由于长期眼球突出引起角膜混浊而致视力障碍；视网膜静脉的破裂出血，能够严重影响视力。另外，由于角膜边缘静脉的扩张，可导致继发性青光眼，也是造成视力损害的重要原因。

5. **头痛**　常见于本病的早期，部位多局限于眼眶部，与局部及脑膜血管的极度扩张或伴有皮质静脉引流有关；另外，三叉神经的眼支受到扩张的海绵窦壁牵拉，亦为头痛的一个原因。随着病程的迁移，头痛有时可逐渐减轻。

6. **鼻出血及颅内出血**　鼻出血并不多见，少量的鼻出血多数是鼻黏膜上的血管扩张破裂所致；大量的鼻出血多为 CCF 伴有假性动脉瘤形成突入蝶窦后破裂所致。颅内出血多因皮质引流静脉破裂造成的。颅内出血多表现为硬脑膜下血肿或蛛网膜下腔出血。

7. 神经功能障碍　由于颈内动脉的血液严重"盗流",如果侧支循环代偿不良,则可使患侧大脑半球处于长期的缺血状态。同时,CCF 造成的颅内静脉高压和静脉回流障碍可使大脑半球处于长期的淤血状态。表现为颅内压增高、精神障碍、癫痫、偏瘫、失语等症状。

（三）诊断

具有典型症状的 CCF 患者诊断并不困难,有时因昏迷或眼部有创伤而延误诊治,流量较低、病程发展缓慢、症状不典型的患者也常延误诊断。

典型的 CCF 患者头部或眼眶部 CT 可显示眼球突出、眼上静脉增粗、眶内肌群弥漫性增厚等,如有皮质或脑干引流,可显示脑水肿。另外,CT 对判断外伤性 CCF 并发损伤有意义。可发现骨折、血肿及脑挫裂伤、颅眶损伤范围、颅面部软组织损伤、脑积水等。MRI 可良好显示 CCF 向大脑皮质引流或颅后窝引流所致的脑组织水肿或脑干水肿,同时,MRI对 CCF"盗流"造成的脑缺血较敏感。MRA 可见明显扩张的海绵窦、眼上静脉及其他引流静脉走向。

脑血管造影是诊断 CCF 唯一可靠的"金标准"。造影应明确 CCF 瘘口位置、大小、引流情况、颈内动脉血流情况、侧支代偿情况等,为治疗方法的选择提供依据。

（四）治疗

目前血管内治疗是首选的 CCF 可靠治疗方法,治疗的基本原则是闭塞瘘口,保持颈内动脉通畅。

1. 经动脉途径 CCF 栓塞术

（1）球囊栓塞术:绝大多数 CCF 可以经颈内动脉进行栓塞,而最常采用的是球囊栓塞术,是治疗 CCF 最简单、经济、疗效好的常用方法。球囊进入海绵窦后充起球囊,并经导引导管造影,见瘘口消失,而颈内动脉血流通畅,解脱球囊。多数情况下一个球囊即可达到完全栓塞,有时海绵窦扩张成

"湖"，需用两个或多个球囊进行栓塞。球囊内充盈的造影剂应接近等渗，一般会在 2～3 周逐渐缩小。在球囊缓慢变小的过程中海绵窦内逐渐形成血栓而达到治疗目的。

（2）颈动脉途径弹簧圈栓塞治疗：主要适用于瘘口较小，球囊难以进入的患者，或海绵窦内已经填充一个或几个球囊，瘘口仍未闭合但无法再送入球囊者，其基本操作同动脉瘤栓塞术，相对安全但费用较高。

2. 经静脉途径 CCF 栓塞术　绝大多数的 CCF 是可以经动脉途径进行栓塞的。当动脉途径治疗有困难或风险较大，或经动脉途径治疗失败时，可以考虑经静脉途径进行栓塞。海绵窦区硬脑膜动静脉瘘经常采用静脉途径进行栓塞。

3. 颈内动脉闭塞术　CCF 的治疗应当是尽量保留颈内动脉的通畅。但是，确实无法栓塞瘘口时可考虑将瘘口和颈内动脉一同闭塞。闭塞颈内动脉的前提是血管造影显示在患侧颈内动脉试闭后，健侧颈内动脉或椎基底动脉向患侧供血代偿良好。试闭塞至少 30min 后，检查患者未见神经功能缺失症状或体征，必要时还须在试闭后降低血压进行加强试验。如果不能耐受缺血，应进行一段时间的压颈训练，然后再考虑闭塞颈内动脉。闭塞颈内动脉常采用球囊，球囊最好能堵在瘘口处，以避免侧支血管经颈内动脉远端逆行充盈而使 CCF 复发。闭塞后应常规在近端再放置一保护球囊，以防球囊向远端移位。

（曹　勇）

第四节　自发性脑出血

自发性脑出血是指非外伤引起的成人颅内大、小动脉、静脉和毛细血管自发性破裂所致的脑实质内出血，是脑卒中常见的第二大发病形式（占卒中的 15%～30%），致死率高。发病率为 12/10 万～15/10 万。按照发病原因可将其分为原发性和继发性脑出血。其中，原发性脑出血在脑出血中约占 80%～85%，主要包括高血压脑出血（50%～70%）、脑淀粉样血管病（cerebral amyloid angiopathy，CAA）脑出血（20%～30%）和原因不明脑出血（10%）。继发性脑出血主要包括动静脉畸形、动脉瘤、海绵状血管畸形、动静脉瘘、烟雾病、血液病或凝血功能障碍、颅内肿瘤、血管炎、出血性脑梗死、静脉窦血栓及药物不良反应等原因导致的脑出血。本节主要介绍高血压脑出血。自发性脑出血的常见部位见表 12-4-1。

表 12-4-1　自发性脑出血的常见部位

部位	概率
纹状体（基底神经节）、壳核最常见；还包括：豆状核，内囊，苍白球	50%
丘脑	15%
脑桥（约 90% 是高血压）	10%～15%
小脑	10%
大脑白质	10%～20%
脑干	1%～6%

一、诊断标准

1. 有明确的高血压病史（高血压脑出血患者）。

2. 影像学检查提示典型的出血部位，如基底节区、丘脑、脑室、小脑、脑干（高血压脑出血患者）、脑叶（CAA 脑出血患者）。

3. 排除凝血功能障碍和血液性疾病。

4. CTA/MRA/MRV/DSA 检查（选择 1～2 种检查）排除其他脑血管病变。

5. 超早期（72h 内）或晚期增强 MRI 检查排除颅内肿瘤。

二、手术治疗

手术治疗的主要目标在于及时清除血肿、解除脑压迫、缓解严重颅内高压及脑疝、挽救患者生命，并尽可能降低由血肿压迫导致的继发性脑损伤。

（一）术前准备

1. **手术指征** 幕上脑出血有下列表现之一者可考虑急诊手术：①小脑幕裂孔疝；②影像学有明显颅内高压表现（中线结构移位超过 5mm；同侧侧脑室受压闭塞超过 1/2；同侧脑池、脑沟模糊或消失）；③实际测量颅内压 > 25mmHg。小脑出血手术指征：①小脑血肿 > 10ml；②第四脑室、脑干受压或并发梗阻性脑积水。

2. **手术治疗禁忌证** ①严重凝血功能障碍；②确认为脑死亡（brain death）者。

（二）手术术式（幕上脑出血手术要点）

1. **骨瓣开颅血肿清除术** 骨瓣开颅虽然对头皮颅骨创伤稍大，但可在直视下彻底清除血肿，止血可靠，减压迅速，还可根据患者的病情及术中颅内压变化决定是否行去骨瓣减压术，是较为常用和经典的手术入路。一般行出血侧颞瓣或额颞瓣开颅，经颞中回或侧裂入路。经颞中回入路时在无血管或少血管区域用脑针穿刺，到达血肿腔，证实有陈旧性血液后，将颞中回或岛叶皮质切开约 0.5～1.0cm，用脑压板分离进入血肿腔；经侧裂入路时，尽可能多打开侧裂蛛网膜，充分释放脑脊液，轻柔牵开额叶或颞叶，即可进入血肿腔。根据出血时间和血肿硬度，用小到中号吸引器轻柔抽吸血肿，个别血肿较韧者，可用超声碎吸或肿瘤镊夹取血肿。彻底清除血肿后检查血肿腔，若有活动性动脉出血，可用弱电凝准确烧灼止血，一般渗血用止血材料及脑棉压迫止血即可，确定血肿全部或基本清除且颅内压下降满意后，还纳骨瓣，逐层关颅，结束手术。如果术中脑组织肿胀明显，颅内压下降不满意，可行去骨瓣减压术。

2. 小骨窗开颅血肿清除术　小骨窗开颅对头皮颅骨损伤小，手术步骤相对简便，可迅速清除血肿，直视下止血也较满意。于患者颞骨上行平行于外侧裂投影线的皮肤切口，长约 4～5cm，在颞骨上钻孔 1～2 个，用铣刀铣成直径 3cm 左右的游离骨瓣，硬脑膜"十"字切开。同样可采用经颞中回入路或经侧裂入路。确定血肿部位后切开脑皮质，切口长约 1cm，用小号脑压板逐渐向深部分离进入血肿腔，轻柔吸除血肿。彻底止血且确认颅内压不高、脑搏动良好后，缝合硬脑膜，固定颅骨骨瓣，逐层缝合头皮各层。

神经内镜血肿清除术：采用硬质镜与立体定向技术相结合清除血肿。在 CT 或 B 超定位下穿刺血肿腔，在不损伤血管壁、周围脑组织及不引起新的出血的前提下尽可能清除血肿，但不必强求彻底清除，以免引起新的出血，即达到有效降低颅内压的目的即可。

3. 立体定向锥颅血肿抽吸术　根据 CT 定位血肿部位，采用立体定向头架定位或标尺定位，避开重要血管和功能区，选择局部浸润麻醉，小直切口（2cm）切开头皮，钻孔后切开硬脑膜，在直视下运用一次性颅内血肿碎吸穿刺针或普通吸引器等器械穿刺血肿，首次抽吸血肿量不作限制，应以减压为目的，血肿腔留置硬式引流通道或引流管持续引流 3～5d。

（三）手术要点

无论采用何种入路和术式，均要避免或尽量减少手术对脑组织造成的新的损伤，应遵循以下注意事项：①尽量显微镜下精细操作；②要特别注意保护侧裂静脉、大脑中动脉及其分支以及未出血的豆纹动脉；③无牵拉，或轻牵拉，牵拉力度要适度；④轻吸引、弱电凝，保持在血肿腔内操作，尽量避免损伤脑组织。

（四）术后处理

包括降低颅内压、血压管理、镇静、镇痛、预防和治疗颅内及肺部等感染、保持内环境稳定、营养支持、防止癫痫等。术后 24h 内要常规复查头部 CT，以了解手术情况并排除术后再出血。建议对于有凝血功能不全或术中渗血明显者，术后短期（24～48h 内）应用止血药物。

三、非手术治疗

脑出血的非手术治疗包括颅内高压治疗、血压管理、癫痫防治、凝血功能异常的处理和预防深静脉血栓形成、体温管理、控制血糖、营养支持、并发症防治等多方面内容。

1. **颅内高压治疗**　积极控制脑水肿、降低颅内压是脑出血急性期治疗的重要环节，有条件的应对患者进行颅内压监测。常用的降颅压药物有甘露醇、甘油果糖、人血白蛋白、利尿剂等，尤以甘露醇应用最广泛，常用剂量为每天 1～4g/kg。

2. **血压管理**　①收缩压在 150～220mmHg 和无急性降压治疗禁忌证的脑出血患者，急性期收缩压降至 140mmHg 是安全的。②收缩压＞220mmHg 的脑出血患者，连续静脉用药强化降低血压和频繁血压监测是合理的。

3. **癫痫防治**　幕上血肿围手术期预防性使用抗癫痫药物有助于降低癫痫的发生率。对于脑出血后 2～3 个月再次发生的癫痫样发作，建议按癫痫的常规治疗进行长期药物治疗。

4. **凝血功能异常的处理**　凝血功能异常既是继发性脑出血的病因之一，也可加重原发性脑出血。对于脑出血患者，应常规监测凝血功能。对于凝血因子缺乏和血小板减少症者，可给予凝血因子或血小板替代治疗。对于口服抗凝药物如华法林等引发脑出血的患者，应停用此类药物，并以最快的速度纠正国际标准化比值（international normalized ratio，INR）。

5. **体温管理**　降温措施包括治疗感染、物理降温及亚低温治疗。降温目标是将体温控制在 38℃ 以下，尽量不低于 35℃。

6. **血糖管理**　脑出血入院时高血糖均提示更高的病死率和更差的临床预后。目前，脑出血患者的最佳血糖值还未确定，应将血糖控制在正常范围内。

7. **营养支持**　营养状况与患者的临床预后密切相关。建议采用营养风险筛查 2002（nutritional risk screening 2002，NRS 2002）等工具全面评估患者的营养风险程度。对存在营养风险者尽早给予营养支持，可在发病后 24～48h 内开始，原则上以肠内营养为首选，肠内营养无法满足需求时，可考虑肠外营养与经肠营养交替或同时应用。

8. **并发症防治**　脑出血后可出现肺部感染、消化道出血和水电解质紊乱等多种并发症，加之患者可能有原发性高血压、糖尿病、冠心病等慢性病史，极易合并心、肺、肾等脏器功能障碍。应高度关注并发症的防治。

四、预后及康复

急性脑出血后必须及早进行康复治疗，以提高患者的生活质量。一般来说，患者生命体征平稳后即可开始康复治疗，发病后 3 个月是黄金康复期，6 个月是有效康复期。康复治疗的方法包括：基础护理、保持抗痉挛体位、体位变换、肢体被动运动、床上翻身训练、桥式运动、坐位训练、站位训练、步行训练、日常生活功能训练（ADL 训练）、语言功能的康复训练、心理康复治疗等。

（陈晓霖）

第五节 缺血性脑血管病

一、概述

缺血性脑血管病是由脑血管狭窄或闭塞导致局限性或弥漫性脑功能障碍的一类疾病,主要以突然发病、迅速出现脑功能缺损症状为特征。

(一)病因

缺血性脑血管病病因多样,主要有三方面的因素:血管壁的结构和功能异常、血流动力学的紊乱及血液成分和血液流变学的改变。

1. **血管壁的结构和功能异常** 以高血压性动脉硬化和动脉粥样硬化所致的血管损害最为常见,其次为感染或结缔组织病等导致的动脉炎,再次为先天性血管病或外伤、颅脑手术、导管插入、穿刺等导致的血管损伤,另外还有药物、毒物、恶性肿瘤所致的血管病损等。

2. **血流动力学紊乱** 如高血压、低血压或血压的急骤波动,以及心功能障碍、传导阻滞、风湿性或非风湿性心脏瓣膜病、心肌病及心律失常,特别是心房纤颤等。

3. **血液成分和血液流变学改变** 包括各种原因所致的血液凝固性增加,如脱水、红细胞增多症、高纤维蛋白原血症等高黏滞综合征,抗凝血酶Ⅲ、蛋白 C、蛋白 S 缺乏和凝血因子 V 基因突变等遗传性高凝状态,以及其他各种血液系统疾病等导致的凝血机制异常。

缺血性脑卒中的 TOAST 病因分型包括大动脉粥样硬化,心源性栓塞,小动脉闭塞,脑分水岭梗死,有其他明确病因及不明原因型。

(二)流行病学

脑卒中是导致人类死亡的第二位原因。缺血性脑血管疾病的发病率、患病率和死亡率随着年龄的增长而增高。随着人口老龄化的加剧，缺血性脑血管疾病造成的危害日趋严重。在我国每年脑血管意外的发生率为 150/10 万～250/10 万，其中缺血性脑血管病占 4/5，发病率为 120/10 万～220/10 万。

（三）临床表现

突然发病、迅速出现局限性或弥散性脑损害的症状和体征，神经功能缺损症状与血管分布相符合为特点。

1. 神经功能损害表现与受累血管分布有关。大脑中动脉供血区病灶对侧偏瘫（包括中枢性面舌瘫和肢体瘫痪）、偏身感觉障碍及偏盲（三偏），伴双眼向病灶侧凝视，优势半球受累出现失语，非优势半球受累出现体象障碍。

2. 大脑前动脉供血区可出现双下肢截瘫、二便失禁、意识丧失、运动性失语和额叶人格改变等。

3. 颈内动脉的眼支供血区表现眼前灰暗感、云雾状或视物模糊，甚至为单眼一过性黑矇、失明。颈内动脉主干供血区可表现为眼动脉交叉瘫（患侧单眼一过性黑矇、失明和 / 或对侧偏瘫及感觉障碍），Horner 征交叉瘫（患侧 Horner 征、对侧偏瘫），可表现为大脑中动脉和 / 或大脑前动脉缺血症状。

4. 椎基底动脉系统最常见表现是眩晕、平衡障碍、眼球运动异常和复视。可有单侧或双侧面部、口周麻木，单侧或伴有对侧肢体瘫痪、感觉障碍，呈现典型或不典型的脑干病变综合征，严重时四肢瘫痪、共济失调、肺水肿、消化道出血、昏迷和高热。双侧大脑后动脉距状沟支（calcarine branch）缺血导致枕叶视皮质受累，引起暂时性皮质盲。

（四）诊断

中老年患者突然出现局灶性脑功能损害症状，符合颈内动脉或椎基底动脉系统及其分支缺血表现，同时患者多伴有高血压、动脉粥样硬化、糖尿病或高血脂等脑血管病危险因素。为明确不同类型病变的发病机制，需要进行进一步的影像学检查。

1. 头部 CT 平扫或 MRI 可以排除脑出血及其他可能存在的脑部病变，脑梗死患者多在发病 24h 后脑 CT 上显示出低密度梗死灶。

2. MRI 可清晰显示早期缺血性梗死，梗死灶 T_1 呈低信号、T_2 呈高信号。MRI 弥散加权成像（DWI）在症状出现数分钟内就可显示缺血病灶。灌注加权成像（PWI）可显示脑血流动力学状况和脑组织缺血范围。弥散 - 灌注不匹配（PWI 显示低灌注区而无与其相应大小的 DWI 异常）可提示可能存在的缺血半暗带的大小。

3. 颈动脉超声对发现颅外颈动脉血管病变，特别是狭窄和斑块，具有重要作用。

经颅多普勒超声（TCD）对评估颅内外血管狭窄、闭塞、痉挛或侧支循环有一定帮助，也用于检查微栓子和监测治疗效果。

4. CTA 和 MRA 可以发现血管狭窄、闭塞及其他血管病变，如动脉炎、烟雾病和动静脉畸形等，并可评估侧支循环状态，为卒中的血管内治疗提供依据。

数字减影血管造影（DSA）是脑血管病变检查的"金标准"。可以评价头颈部颅内外血管狭窄 / 闭塞情况以及侧支循环情况等。

5. 对心电图正常但可疑存在阵发性心房纤颤的患者可行动态心电图监测。超声心动图和经食管超声可发现心脏附壁血栓、心房黏液瘤、二尖瓣脱垂和卵圆孔未闭等可疑心源性栓子的来源。蛋白 C、蛋白 S、抗凝血酶等化验可用于筛查遗传性高凝状态。糖化血红蛋白、同型半胱氨酸、抗磷脂抗体等其他化验检查有利于发现脑梗死的危险因素，对鉴别诊断也有一定价值。对于有自然流产、静脉血栓和多次卒中发作史的年轻女性，则应该初始评估抗磷脂抗体（抗磷脂抗体综合征）。

（五）治疗

1. 一般内科支持治疗 患者的初始评估包括气道、呼吸及循环，以便发现需要立即干预抢救的情况，了解卒中发病时间及溶栓治疗的可能性。

（1）吸氧和通气支持：病情危重患者或有气道受累者，需要气道支持和辅助通气。

（2）心脏监测和心脏病变：发现和及时处理各种心律失常，避免或慎用增加心脏负担的药物。

（3）监测和适当控制血压：应遵循个体化、慎重、适度原则。

（4）营养支持。

2. 溶栓治疗 如果患者在溶栓治疗的时间窗内且有潜在溶栓治疗的指征，应尽快行头部 CT 检查，进行溶栓筛查、准备和治疗。开通卒中绿色通道，最大限度地减少卒中治疗的院内延误。重组组织型纤溶酶原激活物（recombinant tissue-type plasminogen activator，rtPA）和尿激酶（UK）是我国目前使用的主要溶栓药物。

（1）rtPA 静脉溶栓：发病 3～4.5h，应按照适应证和禁忌证严格筛选患者，尽快给予 rtPA 静脉溶栓治疗。使用方法：rtPA 0.9mg/kg（最大剂量 90mg）静脉滴注，其中 10% 在最初 1min 内静脉推注，其余持续滴注 1h。溶栓药用药期间及用药 24h 内应严密监护患者，定期进行血压和神经功能检查。

（2）尿激酶静脉溶栓：治疗发病 6h 内的急性脑梗死相对安全、有效。如没有条件使用 rtPA 且发病在 6h 内，对符合适应证和禁忌证的患者，可考虑静脉给予尿激酶。使用方法：尿激酶 100 万～150 万 IU，溶于生理盐水 100～200ml，持续静脉滴注 30min。

3. 药物治疗

（1）抗血小板治疗：非心源性栓塞性急性缺血性脑血管

病推荐抗血小板治疗。①阿司匹林（50～325mg/d）；②氯吡格雷（75mg/d）。

具有卒中高复发风险的急性非心源性 TIA 或轻型缺血性脑卒中患者，应尽早给予阿司匹林联合氯吡格雷治疗 21d。大动脉粥样硬化型脑梗死急性期不建议阿司匹林联合氯吡格雷治疗，在溶栓后 24h 内也不推荐抗血小板或抗凝治疗，以免增加脑出血风险。

（2）抗凝治疗：心源性栓塞性 TIA 一般推荐抗凝治疗，可在神经影像学检查排除脑出血后尽早开始实施。主要包括肝素、低分子肝素、华法林及新型口服抗凝药（如达比加群酯、利伐沙班、阿哌沙班、依度沙班等）。一般短期使用肝素后改为口服抗凝剂华法林治疗，华法林治疗目标为国际标准化比值（INR）达到 2～3，用药剂量根据监测结果调整。

（3）扩容治疗：纠正低灌注，适用于血流动力学改变的患者。

4. 外科治疗和血管介入治疗

（1）大动脉狭窄的治疗

1）颈动脉狭窄的治疗：根据动脉狭窄的部位、病变累及的长度以及斑块的性质等情况，可选择颈动脉内膜切除术（CEA）、颈动脉血管成形术和支架置入术（carotid angioplasty and stenting，CAS）。

2）颅内动脉狭窄的治疗：根据狭窄的部位、局部穿支动脉情况、斑块性质等，可考虑行颅内动脉血管成形术、颅内动脉支架植入术、颞浅 - 大脑中动脉吻合术（superficial temporal artery-middle cerebral artery anastomosis，STA-MCA anastomosis）、枕 - 小脑后下动脉吻合术等以改善狭窄远端脑组织血流。

（2）急性脑梗死的介入治疗：近年来快速发展的介入技术和材料使急性脑梗死的血管内治疗具有了明显的进步，根据闭塞部位、血栓负荷量、血栓类型等可采取动脉机械取栓、动脉机械取栓联合抽吸取栓术等方式再通闭塞动脉。

（李桂林）

二、颈动脉粥样硬化

颈动脉粥样硬化（carotid atherosclerosis）是指颈动脉由于动脉粥样硬化斑块的形成而导致其狭窄或闭塞性的疾病，可引起诸如短暂性脑缺血发作（TIA）、脑卒中等脑缺血表现。

（一）流行病学

脑卒中是我国成年人致死、致残的首位病因，《2018中国卫生健康统计提要》数据显示，在我国城乡居民疾病死亡中脑血管疾病占比为23.18%（农村）和20.52%（城市）。缺血性脑卒中占脑卒中的60%～80%，其中20%～30%与动脉粥样硬化相关。

（二）颈动脉狭窄分级

颈动脉狭窄程度多采用北美症状性颈动脉内膜切除试验（NASCET）提出的分级标准进行评估，该方法根据血管造影将颈动脉内径缩小的程度，即颈动脉的狭窄程度，分为4级。

1. **轻度** 颈动脉内径狭窄＜30%；
2. **中度** 颈动脉内径狭窄30%～69%；
3. **重度** 颈动脉内径狭窄70%～99%；
4. **闭塞前状态** 狭窄＞99%。

（三）临床表现

颈动脉狭窄患者可以完全无症状，于体检或检查无意中发现，也可以表现为脑组织灌注不足所致的脑缺血症状。

1. **无症状性颈动脉狭窄** 患者既往6个月内无颈动脉狭窄所导致的一过性黑矇、短暂性脑缺血发作（TIA）脑卒中及其他相关的神经系统症状，或只有头晕或轻度头痛等临床表现。

2. 症状性颈动脉狭窄　患者既往 6 个月内有一过性黑矇、TIA、狭窄侧轻度或非致残性脑卒中症状中的一种或多种症状发作。

颈动脉主要供应脑前循环的血流，因此脑卒中和 TIA 的症状主要表现为大脑前动脉供血区和 / 或大脑中动脉供血区受累相关的症状。运动障碍常表现为病变对侧肢体无力，甚至轻度到重度偏瘫；感觉障碍常表现为对侧肢体麻木、感觉减退，甚至部分感觉功能丧失。一过性黑矇是颈动脉疾病 TIA 症状的经典表现，常表现为短暂的视力丧失或视野缺损，与栓子沿眼动脉顺行栓塞视网膜动脉有关。

（四）辅助检查

1. 颈动脉超声

（1）狭窄程度判定：优点为①花费低；②方便快捷；③相对较高的敏感性；④可以为术者提供足够的信息。有学者认为术前 4 周以内的结果可以直接指导手术治疗；如果超过 4 周，建议术前行 CTA 或 MRA 进一步确认病情。但是颈动脉超声对于 50% 到 69% 的颈动脉狭窄的检查灵敏度较低。

（2）斑块性质判定：超声检查根据 Gray-Weale 分类将斑块分为以下四类：Ⅰ类，完全低回声；Ⅱ类，低回声掺杂少量高回声；Ⅲ类，高回声掺杂少量低回声；Ⅳ类，完全高回声。其中Ⅰ类、Ⅱ类斑块不稳定，出现临床症状的风险显著升高。再者颈动脉超声造影对斑块内新生血管较为敏感，对判断斑块性质有重要价值。

（3）脑血管及血流判定：经颅多普勒超声（TCD）对判断颅内血管有无狭窄及前、后交通代偿情况有重要意义，同时可以提供微栓塞、微梗死等信息，对判断斑块的稳定性及病情的严重程度有重要意义。

2. 头部 MRI 扫描　磁共振的一些序列可以提示血管情况及狭窄程度。时间飞跃法磁共振血管成像（time of flight MRA，TOF-MRA）对于狭窄程度在 70%～99% 的斑块有较高的灵敏度和特异度，但对于狭窄程度 50%～69% 的斑块灵敏度和特异度较低。3D TOF-MRA 对于狭窄的管腔有较高的空间分辨率，且有助于发现盗血现象。但缺点是易受运动干扰、扫描时间长，且扫描范围有限。对比增强磁共振血管成像（contrast enhanced magnetic resonance angiography，CE-MRA）扫描速度较快，可以在保证高分辨率的前提下进行从主动脉弓致颅内血管的大范围的扫描成像。同时头部磁共振可以提供患者脑组织信息，对术前评估有一定意义。

高分辨磁共振对斑块组织有较好的空间分辨率，可直观显示斑块的形态及组成成分。脂质核心在 T_1WI 上一般为等 / 高信号，固态或半固态 T_2WI 表现为低信号，液态表现为 T_2WI 稍高信号。高分辨磁共振可以显示斑块内出血，若信号强度是周围组织 1.5 倍以上时，高度提示新鲜出血。同时高分辨磁共振反映纤维帽的厚薄及有无破裂。

3. 头部 CT 扫描　颈动脉 CTA 检查有以下优势：①扫描及影像数据处理迅速；②费用较低；③空间分辨率高，可达亚毫米级；④易于获得高质量的 2D 和 3D 重建影像；⑤可将血管与组织、骨骼同时重建融合；⑥易于反映血管异常结构，如闭塞、钙化等；⑦扫描范围可从主动脉弓致颅内动脉，了解颅内血管代偿情况；⑧颅内 CT 灌注成像（computed tomography perfusion，CTP）可与 CTA 同时进行扫描，提供颅内灌注信息，了解脑组织缺血情况。

4. 数字减影血管造影　数字减影血管造影（DSA）是诊断颈动脉狭窄的"金标准"，现已不作为首选检查方法，但它在判定狭窄的部位、范围、程度上仍有一定优势。缺点是有创操作，术中有斑块和 / 或血栓脱落、动脉痉挛等风险。

（五）手术治疗

颈动脉内膜切除术（CEA）是治疗颈动脉狭窄的经典术式，也是预防和缓解由颈动脉狭窄导致的脑缺血和脑卒中的有效方法。

1. 手术指征

（1）症状性颈动脉狭窄，无创检查颈动脉狭窄程度≥70%或血管造影发现狭窄＞50%。

（2）无症状性颈动脉狭窄，且无创检查狭窄程度≥70%或血管造影发现狭窄≥60%。

（3）无症状性颈动脉狭窄，且无创检查狭窄程度＜70%，但血管造影或其他检查提示狭窄病变处于不稳定状态；有症状性颈动脉狭窄，无创检查颈动脉狭窄程度处于50%～69%。同时要求该治疗中心有症状患者预期围手术期卒中发生和病死率＜6%，无症状患者预期围手术期卒中发生和病死率＜3%，患者预期寿命＞3～5年。

（4）慢性完全性闭塞患者：鉴于该类患者的脑卒中发生率可能并不高，不推荐对该类患者行CEA治疗，但近年来部分中心的闭塞再通尝试似乎有所帮助，因此，建议仅在下述情况下尝试闭塞再通治疗：①症状性患者；②脑灌注影像证实闭塞侧大脑半球呈现血流动力学障碍；③仅在有经验的中心或由有经验的医师实施；④建议在严谨的前瞻性临床试验中实施。

2. 手术禁忌证

（1）12个月内颅内自发出血。

（2）30d内曾发生大面积脑卒中或心肌梗死。

（3）3个月内有进展性脑卒中。

（4）伴有较大的颅内动脉瘤，不能提前处理或同时处理者。

（5）慢性完全闭塞无明显脑缺血症状者。

（6）凝血功能障碍，对肝素以及抗血小板类药物有禁忌证者。

（7）无法耐受麻醉者。

（8）重要脏器如心、肺、肝和肾等严重功能不全者。

（9）严重痴呆患者。

3．手术时机

（1）急性缺血性脑卒中在发病 6 周后手术较为安全，对于近期出现症状发作，影像学检查提示为不稳定斑块时应尽量争取尽早手术，可以建议 2 周内手术。

（2）对于 TIA 或轻微卒中患者，如果没有早期血运重建术的禁忌证，可以在事件出现 2 周内进行干预。

（3）如为双侧病变，根据临床情况两侧手术间隔可以在 2～4 周，有症状侧和 / 或狭窄严重侧优先手术。

4．术中监测

（1）残端压力监测：残端压力是指阻断颈动脉后，所测得的颈内动脉远端反流血的压力值，它一定程度上代表了颈内动脉阻断后脑血流的代偿能力。通常认为残端压力低于 50mmHg 会大大增加脑缺血风险。但也有学者认为低于 50mmHg 也不一定会出现脑缺血损伤，且即使残端压力高于 50mmHg 也有脑缺血的风险。因此，残端压力监测对于脑缺血预测的准确性尚有争议。

（2）脑电监测和体感运动诱发电位监测：脑电图（EEG）监测是应用最广泛的术中脑电监测方式。由于脑电图过于敏感，有时增加术中不必要的转流，但是大量文献证实 EEG 和体感运动诱发电位监测是术中监测脑缺血的有效手段。

（3）经颅脑多普勒超声：在预测脑缺血方面 TCD 与 EEG 的一致性仅为 60%，但是 TCD 在发现术中微血栓方面有独一无二的优势，微血栓提示术者谨慎操作、避免导致进一步损伤。

5．术后并发症

（1）脑卒中是 CEA 术后最严重的并发症之一。如术后出现神经功能障碍，立即行头部 CT 明确有无颅内出血。如果颅内未见出血，再行 DSA 明确术区有无血栓形成、栓塞位置，以便行溶栓或介入拉栓等治疗，并争取在 1～2h 内恢复血流灌注。

（2）心肌梗死占 CEA 围手术期死亡的 25%～50%。国外报道，40%～50% 的 CEA 手术患者患有症状性冠心病。因此，术前应完善相关辅助检查以及围手术期药物治疗，降低术后心血管事件的发生及死亡率。

（3）神经损伤是 CEA 最常见的神经系统并发症，术后发生率达 5%～20%，最常见为舌下神经、迷走神经、副神经等。绝大多数的神经功能损伤是暂时性的，术后数周至数月内就可完全恢复，极少患者出现永久性神经功能障碍。

（4）过度灌注综合征通常 CEA 的几天后发生，与严重高血压密切相关。文献报道其发生率为 0.4%～7.7%，其症状包括头痛、癫痫和出血型卒中。该并发症与术后死亡率密切相关，在一些研究中甚至占死亡率的 75%～100%。其主要原因是狭窄解除后脑血管自动调节功能紊乱，导致局部脑血流急剧增加。因此严格控制术后血压十分重要，尤其是对合并对侧颈动脉严重狭窄或闭塞的患者。

（5）术区出血和感染，既往文献报道术区出血发生率最高为 3%，CEA 术后感染发生率为 0.09%～0.15%。

（张　岩）

三、脑动脉夹层

脑动脉夹层（cerebral artery dissection，CAD）是指脑动脉内膜破裂导致血液进入血管各壁层内，造成管腔狭窄、闭塞或夹层动脉瘤。受累血管包括颈动脉系统和椎基底动脉系统，可以发生在颈动脉或椎动脉的颈段，也可以发生在颅内动脉。CAD 是卒中尤其是青年卒中的重要病因。

（一）流行病学

脑动脉夹层可以累及各个年龄段，但以青年和中年为高发期；男女发病差别不显著。颈动脉夹层发病率为 2.5/10 万～4/10 万，椎动脉夹层的发病率为 1.0/10 万～1.5/10 万，约 13%～16% 患者存在多条动脉夹层。国外资料显示 CAD 导致卒中约为所有缺血性卒中的 2%，在小于 45 岁的青年中的比例可高达 8%～25%。我国一组小样本研究显示，CAD 所致急性缺血性卒中占同期该年龄段缺血性卒中的 7.49%。

（二）病因

CAD 的病因分为自发性和外伤性。自发性 CAD 可能存在先天性的血管壁结构异常或遗传缺陷，如肌纤维发育不良、颅内血管囊性中层坏死、马方综合征、Ehlers-Danlos 综合征Ⅳ型、常染色体显性遗传多囊肾病等；有研究显示，偏头痛、近期感染（尤其是呼吸道感染）、高同型半胱氨酸血症、高血压、口服避孕药与 CAD 发病呈正相关。外伤性 CAD 病因包括轻微或严重的头颈部直接外伤、医源性损伤等；其他一些因素也不容忽视，如剧烈咳嗽或呕吐、颈部按摩、从事某些体育活动如举重、羽毛球、高尔夫球、网球及瑜伽等都可能导致 CAD，均以颈部的过度拉伸、旋转及侧倾为特点。

夹层好发于活动度大、固定性差的血管：颈内动脉咽部（约在颈总动脉分叉处以上 2cm）和椎动脉颅外段（V_3 段最常见）。颅内动脉夹层主要在颅内动脉主干：颈内动脉颅内段、大脑中动脉、椎动脉颅内段及基底动脉。

（三）病理及发病机制

动脉夹层的始动原因多见于内膜损伤，血流沿损伤处侵入中膜形成壁内血肿，此时在管腔可以形成内膜瓣；也可以见于血管滋养管的破裂出血导致壁间血肿。当壁间血肿扩大并向腔内压迫便可以形成管腔狭窄甚至闭塞；若血肿扩展至外膜下，则可以造成动脉瘤样扩张，形成夹层动脉瘤，导致占位效应,甚至可以破裂引起蛛网膜下腔或脑内出血。

(四)临床表现

1.颈动脉夹层

(1) 90% 的颈内动脉颅外段夹层患者会出现支配区域的缺血症状和病变侧局部症状或体征。3/4 的患者会有缺血事件,包括脑梗死、短暂性脑缺血发作(TIA)、单眼一过性黑矇、缺血性视神经病和视网膜梗死。局部症状或体征包括头 - 面 - 颈部疼痛、霍纳综合征、搏动性杂音、脑神经麻痹等。

(2) 颈动脉夹层三联征:头颈部疼痛、霍纳综合征、脑和视网膜缺血。

(3) 颈内动脉颅内段及分支夹层除可以引起支配区域的脑梗死、TIA 外,还会因夹层动脉瘤的破裂造成蛛网膜下腔出血或脑出血,如果夹层巨大可以引起脑或脑神经压迫症状,受累脑神经多为同侧的 II~VI 组。

2.椎基底动脉夹层

(1) 一侧后枕部疼痛,随后出现进展性后循环缺血症状是椎动脉夹层的特征性表现,通常间隔时间为数小时、数天,甚至数周,平均 2 周。

(2) 脑干或小脑梗死是椎基底动脉夹层最常见的临床表现,50% 以上表现为脑干梗死症状,最常见的是延髓背外侧综合征;若夹层累及到脊髓的供血动脉(如脊髓前动脉),还可以引起脊髓梗死。梗死机制包括夹层处栓子脱落、狭窄或闭塞引起低灌注性梗死、夹层或血栓导致局部分支闭塞。

(3) 椎动脉颅内段 - 基底动脉夹层除可以引起头部疼痛、后循环缺血以外,还可以导致蛛网膜下腔出血,是颈动脉夹层的 10 倍。如果夹层动脉瘤扩张明显,甚至伴有血栓形成,可以产生明显的占位效应,压迫脑干或脑神经。

(五)辅助检查

1.头部 CTA 检查　原始图像可以看到颈内动脉夹层的

狭窄管腔，轴位有半月形的壁间出血略高密度区，重建图像可以清楚看到狭窄的位置、长度，甚至可以看到夹层掀起的内膜。与 MRI 和 MRA 相比，CTA 容易诊断出夹层，更容易发现内膜瓣和假性动脉瘤。

壁内血肿的高信号会出现在血栓闭塞动脉内及在动脉夹层发病的头几天，在 T_1 加权图像壁内血肿可能缺乏高信号；这些可能会使 MRI 和 / 或 MRA 检查时出现误诊或漏诊，但 CTA 可以克服这些缺点。CTA 灵敏度优于 MRA。

2. 头部 MRI 检查　常规颈部横断位，壁内血肿在 T_1 加权像常表现为新月形高信号，内膜瓣在 T_1、T_2 加权像和质子像均表现为高信号的瓣状结构，位于血管腔中，以 T_2 像最明显。MRI 同时可直接测量夹层的长度、受累动脉壁的厚度并估计发病时间。此外 MRA 原始图像可较好地显示病变形态。

磁共振成像为脑动脉夹层的诊断提供了更确切的依据，特别是高分辨率磁共振（high-resolution magnetic resonance，HR-MR）成像方法的应用。在脑动脉夹层早期诊断中，HR-MR 能够检测出一些 DSA 无法确诊的病例，且能更好地显示管壁、管腔和血肿；HR-MR 还能显示夹层与周围血管、神经的关系，对阐明脑动脉夹层导致卒中的发病机制有一定帮助。

3. 数字减影血管造影（DSA）　是目前诊断 CAD 的"金标准"。其特征性表现为：不规则管腔，合并近端狭窄或呈梭形扩张，远端闭塞，可有双腔征、线样征及内膜瓣。双腔征是动脉夹层分离后形成真、假双腔，在 DSA 检查静脉期内可见明显的造影剂滞留。其中，双腔征、内膜瓣是 DSA 检查的特征性直接征象。DSA 检查常见的间接征象是串珠状或波纹状管腔、鼠尾征、线样征、"火焰状"闭塞和假性动脉瘤等。如果 DSA 表现为夹层直接征象，可以直接诊断，若仅有间接征象，有时还要结合 CT、MRI 甚至手术或病理进行诊断。

（六）诊断和鉴别诊断

1. **诊断** 夹层动脉瘤引起缺血性卒中临床表现缺乏特异性，诊断主要依靠影像学的特异性改变；对于临床具有下列条件的 TIA 或脑梗死患者，应考虑夹层的可能：①中青年；②有头颈部牵拉、按摩、过度运动等病史；③头、面、颈部疼痛；④伴霍纳综合征、Ⅸ～Ⅻ脑神经功能障碍、搏动性耳鸣等症状；⑤表现为多发性脑梗死、分水岭脑梗死而又无明确栓子来源或动脉粥样硬化所致动脉狭窄证据者。对这类可疑患者进行相应的影像学检查，临床与影像结合基本可以明确诊断。

2. **鉴别诊断**

（1）动脉粥样硬化性血栓形成：缺血性卒中最常见的危险因素是动脉粥样硬化，它多见于老年人，常合并高血压、糖尿病等，DSA、CTA 及 MRI 常表现为血管单纯性狭窄或闭塞，且狭窄呈缓慢进展，极少在短时间内出现闭塞或恢复正常的戏剧性变化。动脉夹层则随着壁间血肿的吸收或增大，病变特征可消失、加重或由不典型变为典型。

（2）夹层动脉瘤影像学显示血管管腔狭窄伴近端扩张，易误诊为囊状动脉瘤伴动脉痉挛，两者的区别是夹层动脉瘤的血管狭窄是不规则的，而血管痉挛是规则的。

（七）治疗

无症状的 CAD 可以暂时不治疗或仅给予抗血小板治疗，定期随访。有症状的颈部动脉夹层一般给予抗凝或抗血小板等内科治疗；但对发病时间很短、症状严重，或进展性卒中患者应介入治疗。有症状的颅内夹层动脉瘤无论是否破裂，宜尽早介入或手术治疗。

1. **血管内治疗** 主要用于抗栓治疗存在禁忌、药物治疗失败、持续缺血症状、夹层动脉瘤持续存在或逐渐增大、因血流动力学障碍导致缺血发作的患者。对于颅内的症状性夹层动脉瘤，推荐积极的血管内治疗。血管内治疗方法包括管腔闭塞和管腔重建。前者采用很少，一般限于破裂的、重建困难的夹层动脉瘤。后者是借助于支架技术恢复管腔、重建血流（图 12-5-1）；夹层动脉瘤可以采用支架联合弹簧圈进行管腔重建及动脉瘤栓塞。

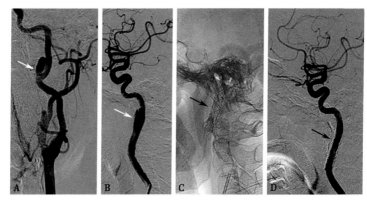

图 12-5-1　夹层动脉瘤管腔重建
A. 箭头示颈内动脉夹层动脉瘤；B. 箭头示置入支架后夹层动脉瘤大部不显影；C. 箭头示置入的支架；D. 箭头示 6 个月复查显示动脉瘤消失，管腔重建良好。

2. **外科治疗**　外科治疗并发症发生率高，多用于抗凝治疗 6 个月无效、颈动脉瘤、颈动脉狭窄或闭塞等 CAD 患者，通过颈动脉或椎动脉夹闭、动脉搭桥等方法治疗病变。在颅内动脉夹层动脉瘤且载瘤动脉不能牺牲的病例中，颅内外动脉搭桥及动脉瘤孤立是一线选择的有效治疗方法，特别是对于无法支架管腔重建的患者。

（八）预后

无缺血表现的 CAD 患者预后优于有缺血症状者。颅外段颈动脉夹层预后较好，10 年预期生存率 92%，70%～80% 患者可恢复正常或仅遗留轻度神经功能缺失症状；颅内动脉夹层尤其椎基底动脉夹层的神经功能缺损通常较重，且 SAH

的发生率高，37% 为复发性 SAH，预后差。但如果能正确诊断，选择合适的治疗方法，CAD 常常预后良好。

（刘加春）

四、烟雾病

烟雾病为双侧颈内动脉进行性狭窄和闭塞，伴颅底代偿性异常纤细网状血管形成。这些网状血管又称为"moyamoya 血管"（烟雾样血管），因患者的脑血管造影形似"烟雾"而得名。

（一）烟雾综合征和单侧烟雾病

1. 烟雾病综合征 烟雾综合征又称类烟雾病，目前其定义仍不明确，通常定义为与基础疾病相关的颈内动脉末端或大脑前和 / 或中动脉近端血管狭窄或闭塞伴有异常血管网形成。其脑血管造影表现和烟雾病类似，但特点有所不同。烟雾综合征的临床症状也和烟雾病类似。类烟雾病分为先天性和获得性两类。常见的基础疾病有动脉粥样硬化、自身免疫性疾病、脑膜炎、多发性神经纤维瘤病、头部外伤、放射性损伤、甲状腺功能亢进等。

2. 单侧烟雾病 近年来有学者提出单侧烟雾病概念，逐渐被大家接受。单侧烟雾病也指可疑烟雾病，其表现为单侧颈内动脉端狭窄或闭塞，伴有烟雾样血管的形成。如果儿童患者一侧颈内动脉端狭窄伴有烟雾样血管形成，而对侧病变轻微，也可以确诊为烟雾病，这些患者最终可进展为典型的双侧烟雾病。

（二）临床表现

烟雾病有两个发病年龄高峰，5～10 岁的儿童和 35～45 岁的成人。儿童和成人烟雾病的临床表现各异，以脑缺血和脑出血为最常见临床表现。大多数儿童患者表现为 TIA 发作或脑梗死，约 30% 成人患者首发症状为颅内出血。

1. **缺血症状** 颈内动脉和大脑中动脉支配区域缺血引起相应症状,偏瘫、构音障碍、失语及认知功能障碍较常见,癫痫发作、视野缺损、晕厥或性格改变等症状也可出现。儿童常因紧张或过度换气(如吹奏乐器、哭喊)出现症状。

2. **出血症状** 颅内出血常见于成人烟雾病,儿童患者少见。脑出血是目前烟雾病死亡最主要原因,研究报道的首次出血死亡率为 4%～10%,再出血死亡率高达 17%～28%。出血部位可位于脑室内、脑实质(通常为基底节区)及蛛网膜下腔,其中以脑室出血铸型最为典型。出血原因主要为扩张的烟雾样血管及微小动脉瘤破裂。根据不同出血部位,可表现为意识障碍、肢体瘫痪、言语障碍或精神异常。

3. **无症状烟雾病** 烟雾病最初病理改变为颈内动脉末端狭窄,如侧支循环能够代偿缺血脑组织血流时,患者早期不会出现临床症状。

4. **其他非特异症状** 头痛是烟雾病特别是儿童患者较为严重的症状,常为额部或偏头痛,不自主运动常见于儿童患者,其他可有认知功能障碍、癫痫发作等。

(三)**影像学检查**

1. **脑血管造影** 脑血管造影是诊断烟雾病的"金标准"。烟雾病的典型造影改变为双侧颈内动脉末端、大脑前动脉、大脑中动脉狭窄或闭塞,伴烟雾样血管出现。约 25% 烟雾病患者出现大脑后动脉近端狭窄或闭塞。Suzuki 根据脑血管造影将烟雾病分为 6 期(表 12-5-1)。

2. **头部 CT 检查** CT 可显示脑出血、脑梗死和脑萎缩。在卒中发作或出血急性期应首选 CT 检查。CTA 是烟雾病除 DSA 外最常见脑血管评估手段,可以清楚显示颈内动脉闭塞或狭窄,对烟雾样血管也可以良好显示。对于可疑烟雾病患者,一般首先 CTA 检查。同时 CTA 也是血运重建术后常规复查方法,可以用来评价旁路血管的通畅程度。

表 12-5-1　烟雾病脑血管造影 Suzuki 分期

分期	脑血管造影发现
Ⅰ期	鞍上颈内动脉（C_1～C_2）狭窄，通常为双侧
Ⅱ期	颈内血管狭窄进一步加重，颅底异常血管网初步形成（烟雾样血管）
Ⅲ期	颈内动脉近重度狭窄，大脑前和大脑中闭塞，烟雾样血管明显增多，茂密
Ⅳ期	烟雾样血管开始减少，狭窄累及大脑后动脉，颅外侧支循环建立
Ⅴ期	颅外侧支循环增多，烟雾样血管减少，大脑后动脉闭塞
Ⅵ期	颈内动脉完全闭塞，烟雾样血管消失，颅内血供完全依靠颈外血管代偿

3. **头部 MRI 检查**　MRI 是评价烟雾病急性、慢性缺血卒中最佳方法。MRA 是重要的无创性诊断手段。儿童患者 MRI 及 MRA 检查符合以下标准，也可诊断为烟雾病：颈内动脉末端、大脑前动脉及中动脉起始段狭窄或闭塞；基底节区异常血管网形成；双侧受累。有学者根据烟雾病在 DSA 上的 Suzuki 分期提出了烟雾病的 MRA 分期（表 12-5-2），通过该评分系统，对烟雾病的病情进展情况进行评估。

4. **经颅多普勒超声（TCD）**　TCD 具有无创、价廉、便携等优点，是烟雾病易感人群筛查的首选方法。TCD 可探测到双侧颈内动脉末端、大脑中动脉、大脑前动脉狭窄或闭塞的相应频谱。而对于术后患者，也可通过探测颞浅动脉等重建血管的颅内化频谱程度，评估颅内外血运重建手术的效果。

5. **脑血流灌注和脑血流储备能力评估**　烟雾病血流动力学的评价指标包括脑血流量（CBF）、脑血容量（cerebral blood volume，CBV）、达峰时间（time to peak，TTP）、平均通过时间（mean transit time，MTT）及脑血管储备功能（cerebrovascular reserve capacity，CVRC）等。主要方法有单光子发射计算机断层成像（single photon emission computed tomography，SPECT），

表 12-5-2　烟雾病 MRA 分期

MRA 结果	分数
颈内动脉（ICA）	
正常	0
C_1 段狭窄	1
C_1 段信号中断	2
ICA 消失	3
大脑中动脉（MCA）	
正常	0
M1 段正常	1
M1 段信号中断	2
MCA 消失	3
大脑前动脉（ACA）	
A2 段及其远端正常	0
A2 段及其远端信号减少	1
ACA 消失	2
大脑后动脉（PCA）	
P2 段及其远端正常	0
P2 段及其远端信号减少	1
PCA 消失	2

将四个血管的分数相加：0～1 分为 1 期，2～4 分为 2 期，5～7 分为 3 期，8～10 分为 4 期（大脑半球左侧和右侧单独计算总分，独立评价）。

正电子发射断层成像（positron emission tomography，PET），MRI 灌注成像和 CT 灌注成像（CTP）。目前国内烟雾病术前脑血灌注评价中 CTP 和 SPECT 应用最为普遍。

（四）诊断标准

烟雾病诊断采用日本制订的诊断标准。2016 年，我国制订了关于烟雾病和烟雾综合征诊治的中国专家共识（表 12-5-3）。

表12-5-3 我国烟雾病及烟雾综合征的诊断标准

	备注
A：数字减影血管造影（DSA）表现	1. ICA 末端狭窄或闭塞，和／或 ACA 和／或 MCA 起始段狭窄或闭塞 2. 动脉相出现颅底异常血管网 3. 上述表现为双侧性，但双侧的病变分期可能不同（分期标准参考表12-5-1）
B：MRI 及 MRA 表现	1. ICA 末端狭窄或闭塞，和／或 ACA 和／或 MCA 起始段狭窄或闭塞 2. 基底节区出现异常血管网（在1个扫描层面上发现基底节区有2个以上明显的流空血管影时提示存在异常血管网） 3. 上述表现为双侧性，但双侧的病变分期可能不同（分期标准参考表12-5-2）
C：确诊烟雾病需排除的合并疾病	动脉粥样硬化、自身免疫性疾病（系统性红斑狼疮、抗磷脂抗体综合征、结节性动脉周围炎、干燥综合征）、脑膜炎、多发性神经纤维瘤病、颅内肿瘤、唐氏综合征、头部外伤、放射性损伤、甲状腺功能亢进、特纳综合征、Alagille 综合征、Williams 综合征、努南综合征、马方综合征、结节性硬化症、先天性巨结肠、Ⅰ型糖原贮积症、Prader-Willi 综合征、肾母细胞瘤、草酸盐沉积症、镰状细胞贫血、范科尼贫血、球形细胞增多症、嗜酸细胞肉芽肿、Ⅱ型纤维蛋白原缺乏症、钩端螺旋体病、丙酮酸激酶缺乏症、蛋白质缺乏症、肌纤维发育不良、成骨不全、多囊肾、口服避孕药以及药物中毒（可卡因）等
D：对诊断有指导意义的病理表现	1. 在 ICA 末端内及附近发现内膜增厚并引起管腔狭窄或闭塞，通常双侧均有；增生的内膜内偶见脂质沉积 2. 构成大脑动脉环的主要分支血管均可见由内膜增厚所致的程度不等的管腔狭窄或闭塞；内弹力层不规则变厚或变薄断裂以及中膜变薄 3. 大脑动脉环可发现大量的小血管（开放的穿通支及自发吻合血管） 4. 软脑膜处可发现小血管网状聚集

烟雾病的诊断标准：①具备 A 或 B＋C 的病例可做出确切诊断；②儿童患者一侧脑血管出现 A 或 B＋C 也可做出确切诊断；③无脑血管造影的尸检病例可参考 D。

说明：使用 MRI/MRA 做出烟雾病的诊断只推荐应用于儿童及其他无法配合进行脑血管造影检查的患者，在辨认自发代偿及制订手术方案等方面应慎重。

（五）治疗

1. 药物治疗 目前尚无确切有效的药物。2012 年日本《烟雾病（Willis 环自发性闭塞）诊断治疗指南》推荐口服抗血小板药物治疗缺血型烟雾病，但缺乏充分的临床依据。对于合并基础疾病的患者，药物控制相关危险因素和良好的生活方式是很有必要的。

2. 手术治疗 脑血运重建术（cerebral revascularization）是目前治疗烟雾病的主要方法。脑血运重建术主要包括直接血运重建术、间接血运重建术及联合手术。现有的研究表明，脑血运重建术在预防和减少烟雾病和烟雾综合征缺血性卒中的效果确切，尤其是儿童缺血型患者，同时越来越多的证据表明脑血运重建术也能有效降低烟雾病的出血风险。

（1）直接血运重建术：直接血运重建术以颞浅 - 大脑中动脉吻合术最为经典。该手术方法选择头皮颞浅动脉分支作为供体血管，在大脑皮质或浅部沟回选择直径 1mm 以上的动脉血管作为受体血管，根据患者缺血位置，受体血管可为前动脉分支，也可为大脑中动脉分支。手术后能够迅速增加脑血流量，改善脑组织缺血。对于出血型烟雾病，手术后长期随访可见烟雾状血管的减少及粟粒状动脉瘤的消失，降低了出血性卒中发生风险。

（2）间接血运重建术

1）脑 - 颞肌贴敷术（encephalo-myo-synangiosis，EMS）：该术式将颞肌缝合于硬脑膜，颞肌与脑组织建立侧支循环。手术后可能出现颞肌水肿、肥厚及钙化造成占位效应，压迫脑组织；吃饭或说话时颞肌的牵拉形成神经冲动向皮质传导，诱发癫痫。

2）脑 - 硬脑膜 - 颞浅动脉贴敷术（encephalo-duro-arterio-synangiosis，EDAS）：该术式将颞浅动脉连带两侧筋膜游离，将颞浅动脉缝合到硬脑膜上，使其贴在脑表面。该手术较好地解决了 EMS 的缺点，且手术难度较小，得到广泛运用。但是该术式应用颞浅动脉，再次手术时，不能再行颞浅 - 大脑中动脉搭桥术。

3）脑 - 硬脑膜 - 动脉 - 颞肌贴敷术（encephalo-duro-arterio-myo-synangiosis，EDAMS）：优点是将颞浅动脉及颞肌同时贴于脑表面，增加侧支循环建立的概率。

4）颅骨多点钻孔术：操作简单，对脑组织创伤甚微，同时对脑组织血流动力学影响小，且可用于直接血运重建术难以覆盖区域，如大脑前动脉、大脑后动脉支配区域。

间接血运手术优点是手术操作简单，手术风险小，手术适应证宽，缺点是不能立即改善患者颅内血供。在这些术式中，EDAS 因其手术操作简便，血供来源丰富，被广泛应用于各种类型烟雾病患者的治疗中。

（3）联合血运重建术：联合血运重建术是将直接与间接血运重建术或几种不同的间接血运重建术联合应用，不仅扩大脑血流改善范围，同时增加侧支循环建立的概率。目前认为联合血运重建术效果更佳，但有关手术方式的选择尚无规范和标准。

3. 手术指征及术式选择

（1）手术指征

1）适应证：①反复出现临床症状，血流动力学检查有明确的脑缺血，CBF 下降；②脑灌注或血管储备功能下降（rCVR 受损），MRI 提示分水岭梗死；③出血型烟雾病。

2）禁忌证：脑梗死急性期不宜行脑血运重建术。

（2）手术方式选择

1）低龄儿童烟雾病多选择间接脑血运重建术，以 EDAS 最为常用。

2）高龄儿童及成人烟雾病手术方式选择应基于患者脑灌注成像结果和 DSA 结果选择个体化手术方案，对于没有明显颅外代偿血管，颞浅动脉和大脑皮质血管条件均可的患者优先推荐联合血运重建术（颞浅动脉前支搭桥＋EDAS）。

（3）急性期出血型烟雾病治疗：主要是对症治疗，包括脑室外引流术、脑血肿清除术，对于行去骨瓣减压或血肿清除术患者，手术的同时可考虑行颞肌贴敷术，手术中尽可能将可用于血运重建的动脉保护完好，如颞浅动脉、枕动脉、脑膜中动脉等。血运重建手术作为二期治疗，手术时机一般选择在出血后1～3个月不等。

4. 围手术期管理

（1）术前控制相关危险因素，一般不需要输液，手术当天接台手术患者应适当补液支持。

（2）术中麻醉应控制血压在患者基础值水平，防止术中低血压。

（3）术中推荐荧光造影评估和选择搭桥血管。

（4）术后保持血压平稳，适当补液扩容维持灌注平稳，搭桥手术患者应避免高血压，预防吻合处和脑内灌注增高区域出血。

（5）开颅时注意不要过分电凝头皮血管，注意保留皮下组织完整。

（6）手术切口禁止加压包扎，术后注意观察手术切口有无脑脊液漏。

（7）有相关危险因素的缺血型烟雾病术后第1天复查CT无出血表现者开始服用阿司匹林。

（8）搭桥手术患者术后7天复查脑血流（CTA＋CTP或SPECT），术后6个月复查DSA。

（9）一般推荐烟雾病患者行双侧手术干预，2次手术间隔3个月左右可实施。

（六）烟雾病合并动脉瘤的治疗

烟雾病合并动脉瘤根据动脉瘤位置分为两类。

1. **主干动脉瘤** 动脉瘤位于 Willis 环动脉和主干动脉，其治疗应根据动脉瘤位置，大小形态，和破裂出血风险高低决定，未破裂出血者，手术应慎重。破裂出血者可选择血管内治疗和显微外科夹闭，如行开颅手术，对于术前已经形成的颅内外自发吻合血管应注意保护和避让。

2. **周围型动脉瘤** 动脉瘤位于外周分支及末梢血管，通常不必处理，如短时间内反复出血，建议直接栓塞或导航下显微外科切除。

（刘兴炬）

第十三章

脊 髓 疾 病

第一节　椎管内肿瘤

一、概述

（一）定义

发生于椎管内各种组织起源的原发性肿瘤和转移性肿瘤统称为椎管内肿瘤。根据肿瘤侵犯的椎管内解剖间室的不同，又分为硬膜下肿瘤（subdural tumor）、髓内肿瘤（intramedullary tumor）、硬膜外肿瘤（extradural tumor）和椎管内外沟通肿瘤（intraspinal-extraspinal tumor）。因硬膜外肿瘤多归于脊柱肿瘤范畴，故不在本节介绍范围内。

（二）病因和病理

椎管内硬膜下肿瘤病变性质有良、恶性之分，以良性病变居多。肿瘤起源于脊髓、脊膜、脊神经根、血管以及脊膜周围的脂肪、结缔组织，常见的包括神经鞘瘤和脊膜瘤。而脊髓髓内肿瘤可发生于任何年龄段，青壮年居多，男性和女性的发病率相等。肿瘤多起源于脊髓的室管膜细胞、星形细胞、中胚叶来源的血管细胞或其他胚层来源的细胞成分。

神经鞘瘤起源于神经鞘膜的施万细胞，多源于脊神经的后根。表面光滑，肿瘤可有囊变或坏死，载瘤神经没有明显增粗，肿瘤多偏于神经的一侧。

脊膜瘤来源于椎管的蛛网膜细胞，表面光滑，外观可成分叶状，如钙化可质硬，脊膜瘤常常与脊膜有广泛的粘连。

室管膜瘤起源于脊髓中央管和终丝的室管膜细胞，好发于颈段和颈胸交界脊髓、终丝部位，生长缓慢，脊髓髓内的室管膜瘤多合并有脊髓空洞。肿瘤多与脊髓有明确的边界，有时会发生瘤内出血、坏死。

星形细胞瘤起源于脊髓的星形细胞，在小儿是最常见的髓内肿瘤，在成人的发病率仅次于室管膜瘤。男性多见，好发于颈段和胸段脊髓，病理分型多为分化较好的纤维型和原浆型星形细胞瘤，肿瘤与脊髓组织边界多不清，手术难以全切。

先天性肿瘤包括皮样囊肿、表皮样囊肿、脂肪瘤、畸胎瘤和肠源性囊肿等胚胎来源性肿瘤，可见于椎管内各个部位。

（三）流行病学

椎管内硬膜下肿瘤的发生率约为 3/10 万～10/10 万，占椎管内肿瘤的一半以上，出现在这一解剖间隙的原发肿瘤往往来自神经根的髓鞘或来自脊膜。因此，脊膜瘤、神经鞘瘤、神经纤维瘤和副神经节瘤是发生在这一解剖间隙的常见肿瘤，少见肿瘤包括终丝室管膜瘤、血管网织细胞瘤、先天性肿瘤等。女性患者脊膜瘤的发生率明显高于男性，其余种类的肿瘤男、女发生率大致相当。大部分硬膜下肿瘤都位于硬膜下脊髓髓外，小部分可扩展到硬脊膜外。文献报道硬膜下肿瘤最常见于胸段（50%），其次为颈段（26%）和腰段（14%），骶管最少（10%）。

脊髓髓内肿瘤的发生率约占中枢神经系统肿瘤的 2%～4%，占椎管内肿瘤的 20%。此类肿瘤的发病率因性别、组织学类型、种族和年龄的差异而不同。最常见的脊髓髓内肿瘤为胶质细胞源性肿瘤（80%～90%），其中 60%～70% 为室管膜瘤，30%～40% 为星形细胞瘤。其中室管膜瘤好发于成人，而星形细胞瘤好发于儿童。黏液性乳头状室管膜瘤生长自脊髓终丝，因此不能算是真正的髓内肿瘤，但这类肿瘤可能偶尔迁移到脊髓圆锥。

二、临床表现

（一）症状

椎管内肿瘤，包括硬膜下肿瘤和髓内肿瘤，无论起源于何处，都会最终出现脊髓压迫，导致脊髓功能障碍，主要包括以下几方面：

1. **疼痛** 大多数肿瘤生长速度缓慢，所以在临床确诊前，患者临床症状多存在数月或数年。疼痛多为自发性，剧烈，可以沿神经根分布，在躯干为条状的疼痛区，在肢体表现为由近端向远端的放射痛。疼痛可在夜间加重，平卧休息不缓解。

2. **感觉障碍** 可以表现为感觉过敏、感觉减退或感觉缺失，出现麻木感、灼热感、束带感等症状。

3. **运动障碍** 早期表现为下肢行走拖地（锥体束受累或腰膨大受累），上肢持物不稳（颈髓受累），后出现病变节段以下的肢体力量减弱，动作不准确，站立困难，可伴有或不伴有肌肉萎缩（下运动神经元受累）。

4. **大小便功能障碍** 髓内病变和马尾神经肿瘤患者可出现排便困难、小便潴留或大小便失禁。髓外病变压迫根据病变的发展速度和压迫严重程度，多在脊髓功能严重受累时出现二便功能障碍。

（二）体征

临床上根据椎管内肿瘤的节段、脊髓压迫程度和累及的范围，可以出现不同的脊髓损伤的体征。

1. **脊髓完全横断综合征**（syndrome of spinal cord complete transection） 表现为损害平面以下的各种感觉缺失，双侧上运动神经元瘫痪，括约肌障碍，初期为尿潴留，后期为尿失禁。平面以下肢体血管运动障碍及营养障碍。

2. **脊髓半切综合征**（Brown-Séquard syndrome） 表现为损害平面以下同侧上运动神经元瘫痪和深感觉障碍、精细触觉障碍，对侧痛温觉缺失。

3．**脊髓圆锥综合征**（conus medullaris syndrome）　当脊髓圆锥（骶髓 3～5 和尾节）受损，会表现为会阴及肛门区感觉缺失、尿失禁、性功能障碍、肛门反射消失。圆锥受损多不引起下肢瘫痪。

4．**脊髓马尾综合征**（cauda equina syndrome）　马尾神经由腰 2 至尾节共 10 节的神经根组成，损伤后可以出现下肢剧烈的疼痛，放射至会阴和臀部，增加腹压的动作如咳嗽、喷嚏可诱发疼痛；下肢下运动神经元瘫痪；下肢和会阴区的感觉障碍；性功能及括约肌障碍出现较迟，且较轻。

马尾病变是髓外神经根病变，圆锥病变是骶髓的髓内病变。马尾肿瘤和圆锥肿瘤的鉴别要点见表 13-1-1。

表 13-1-1　马尾肿瘤与圆锥肿瘤的鉴别要点

肿瘤类型	根性疼痛	运动障碍	感觉异常	反射改变	二便异常
马尾肿瘤	常见，剧烈，多单侧	肌肉萎缩明显	不对称分布	膝腱反射、跟腱反射减弱	发生晚、不明显
圆锥肿瘤	少见，不剧烈	肌肉萎缩不明显	对称分布	跟腱反射消失	发生早、明显

三、椎管内肿瘤的分级及评估

根据患者的病程进展，可以分成三期：神经刺激期、脊髓部分压迫期和脊髓完全压迫期。

（一）神经刺激期

肿瘤早期，病变范围小，未压迫脊髓，仅刺激神经根及硬脊膜，可出现根性疼痛，疼痛的位置固定，沿神经放射，增加腹压的动作如咳嗽、喷嚏可使疼痛加重。当神经根受压达到一定限度，神经根功能丧失，则疼痛会减弱，代之以区域性感觉缺失。髓内肿瘤出现根性疼痛少见，多因为肿瘤累及脊髓白质前联合，而出现特征性的感觉分离障碍。

（二）脊髓部分压迫期

随着肿瘤体积增长，出现脊髓受压，在受压节段以下出现感觉障碍、运动乏力或站立不稳。患者的症状进展与肿瘤的生长速度和生长部位有关。但总的趋势是逐渐加重。

（三）脊髓完全压迫期

在脊髓受压的晚期，出现受压节段以下脊髓功能完全丧失，如在颈膨大以上节段的脊髓受压，可以在四肢出现痉挛性截瘫；在颈膨大节段的脊髓受压，可出现上肢肌群的弛缓性瘫痪，躯干肌和下肢肌群的痉挛性瘫痪。

目前临床常用的椎管内肿瘤的神经功能状态评分是McCormick评分系统，可以对椎管内肿瘤患者手术前后脊髓功能状态进行定量评定（表13-1-2）。

表13-1-2　椎管内肿瘤McCormick评分

分级	功能状态
1级	神经功能正常；轻度局灶功能缺损，但不影响肢体的功能；轻度痉挛或反射异常；步态正常。
2级	感觉运动缺损影响肢体功能；轻度到重度步态困难；严重的疼痛影响患者生活质量；但仍能独立行走。
3级	稍严重的神经功能缺损；需要轮椅或拐杖/支具行走或双上肢功能损害；能够或不能够独立活动。
4级	严重的功能缺损；需要轮椅或拐杖/支具行走，伴双上肢功能损害；不能独立活动。

四、硬膜下肿瘤

硬膜下肿瘤为最常见的椎管内肿瘤，以神经鞘瘤和脊膜瘤最多见，其次为血管网状细胞瘤和先天性肿瘤如表皮样囊肿、畸胎瘤等。

（一）神经鞘瘤

多起自脊神经的后根，生长点多在神经根穿出椎间孔的部位，有时肿瘤可沿神经根向椎间孔外生长，形成"哑铃形"，此时椎间孔周围的骨质可以因肿瘤的生长而发生扩大。

（二）脊膜瘤

男∶女的发生率为3∶1，多发生于胸椎管。高发年龄是50岁，肿瘤的血供多来自肿瘤的生长基底，其生长基底在增强核磁会出现特征性的脊膜尾征（tail sign）。MRI扫描肿瘤多成等信号，信号均匀，注射造影剂后可以见均匀强化。手术时应在肿瘤切除的同时将肿瘤的生长基底硬膜一并切除，或电灼处理，来减少肿瘤的复发。

（三）皮样囊肿和表皮样囊肿

源于胚胎发育时的椎管内皮肤外胚层的残余组织细胞，多见于胸腰段椎管内脊髓圆锥和马尾部，髓内病变也有报道。表皮样囊肿囊壁薄，囊内呈豆腐渣样，内含较多的胆固醇结晶。囊壁为复层鳞状上皮，含较多角化细胞。而皮样囊肿壁较厚，除覆盖有鳞状上皮外，基底层含有较多真皮组织，内含汗腺、皮脂腺和毛囊等皮肤附属结构。该病患者的腰背部常见皮肤凹陷、多毛、血管痣等皮肤异常。

（四）畸胎瘤

多见于骶尾部，含有三个胚层的组织成分。与周围的神经组织粘连紧密，多合并脊柱裂等先天畸形。

五、脊髓肿瘤

脊髓肿瘤相对少见，占椎管肿瘤的10%～15%，发病年龄以青壮年多见。80%为神经胶质瘤，其中以室管膜瘤最常见，其次为星形细胞瘤，其他少见的还包括脂肪瘤、转移瘤和先天性肿瘤等。肿瘤可发生于脊髓全程，以颈胸段多见。

（一）室管膜瘤

多见于颈髓，肿瘤的两端多有空洞形成。肿瘤与周围的脊髓组织有可以分辨的边界，手术时应该严格按照肿瘤与脊髓的边界进行分离。

（二）星形细胞瘤

可见于脊髓各节段，但以胸段最多，颈段次之。肿瘤多呈浸润性生长，与脊髓组织没有明确的边界，手术的原则是应该在保护神经功能的前提下尽量做到肿瘤大部切除。

（三）血管母细胞瘤

可以单独发生，也可作为 von-Hipple-Lindau 病的神经系统表现而发生。肿瘤为良性，与脊髓组织有明显边界。手术原则是沿着肿瘤的周边仔细止血分离肿瘤与脊髓组织的边界。

六、椎管内外沟通肿瘤

椎管内外沟通肿瘤约占椎管内肿瘤的 10%，多见于神经鞘瘤和神经纤维瘤，肿瘤通过椎间孔沟通椎管内外，由于肿瘤形态多成哑铃形，故又称为"哑铃形肿瘤"，约半数以上会引起椎体及其附件骨质的破坏。

椎管内外沟通肿瘤的临床症状主要系脊髓和/或神经根受压所致，常见的临床表现为疼痛、运动障碍、感觉障碍和括约肌功能障碍，肿瘤主体位于后纵隔者还可表现为咳嗽、气促等，因脊髓压迫较轻，尽管部分患者肿瘤体积较大仍无明显临床症状。MRI 为此类肿瘤的首选检查方法。

手术全切除是治疗该类肿瘤唯一有效的方法。此类肿瘤虽然多数是良性肿瘤，但是因为肿瘤横跨椎管内外生长，且毗邻脊髓、神经根等重要结构，在切除肿瘤以后，很容易引起脊椎关节不稳定。在手术切除肿瘤时，需要采用内固定的形式来恢复脊柱的稳定性。

七、影像学检查

（一）脊柱 X 线检查

普通 X 线检查多不能直接提示肿瘤，间接征象如椎管吸收增宽、椎弓根变薄、椎间孔扩大和椎管内钙化，都可以提示椎管内存在异常。

（二）脊柱椎管造影检查

椎管内造影可以显示椎管内充盈缺损，蛛网膜下腔间隙变窄或增宽，造影剂流动不畅等特点。在患者因特殊原因无法进行 MRI 检查，或者有金属固定伪影的情况下，椎管造影能够在病变定位和确定神经脊髓压迫程度方面有一定作用。

（三）脊柱 CT 检查

CT 扫描有助于明确骨性解剖，骨质破坏的情况；椎管造影 CT 扫描（CTM）能够显示蛛网膜下腔变窄（脊髓增粗）、蛛网膜下腔一侧扩大（脊髓移位）。可以精确地显示病变的定位。但对软组织及肿瘤的鉴别能力较弱。

（四）脊柱 MRI 检查

MRI 检查是明确神经系统肿瘤的可靠方法。可以提供肿瘤的位置、质地和成分等信息，增强扫描可以了解肿瘤的性质、血供情况。一般作为脊髓疾病影像检查的首选。

八、治疗原则

（一）椎管内肿瘤患者的入院诊疗流程

1. 询问症状特征及相关病史，包括：①起病和进展情况，病程长短；②首发症状：疼痛、麻木、运动力弱或其他；③症状的性质、部位和发展经过；④有无肿瘤史；⑤目前服用药物及药物过敏史等；⑥有无化学药物、农药、重金属接触史；⑦其他。

2. 全面的神经系统查体和脊柱检查。

3. 辅助检查，包括：① X 线平片正侧和双斜位；②排除禁忌后，MRI 是首选检查；③ CT 扫描＋三维重建，明确骨质破坏程度；④其他：肌电图、诱发电位、膀胱功能、B 超、放射性核素扫描或 PET/CT、免疫学等，根据需要选择。

4. 根据患者的身体状况、肿瘤部位、手术适应证决定治疗方案。

5. 术前准备，包括：①感染筛查，血型、各种常规和生化检查；②心脑血管检查、心肺功能评估、全身状况评估；③复杂病例的专科会诊；④确定停用某些药物如抗凝药物的时间、避免使用的药物及必需使用的药物；⑤将手术方案、并发症风险告知患者及家属，签订知情同意书；⑥术前医嘱包括术区备皮、禁饮食、留置导尿管、备血、抗菌药物皮试及术前用药，嘱患者术前解大便。

6. 术后选择给予神经营养、糖皮质激素、止血、抑酸及止吐等药物。观察病情和引流变化。酌情服用缓泻药。告知术后卧床时间、协助翻身等。

（二）椎管内肿瘤的手术治疗

椎管内硬膜下髓外肿瘤的显微外科全切是最佳的治疗方式。常用的经典入路包括：①后正中入路椎板切除或椎板复位术；②后正中入路半椎板入路。手术时通常先行肿瘤包膜内切除，减小肿瘤体积，达到脊髓减压后，将肿瘤的包膜从脊髓表面或神经表面仔细剥离切除。但某些情况下全切比较困难，原因包括手术入路的因素（如肿瘤的显露受到脊髓的阻挡）以及肿瘤累及神经组织的程度。有时完全切除肿瘤与神经功能保留二者不可兼得时，需要采用肿瘤部分切除的策略以避免神经损害。这种抉择的判定需要考虑患者自身的选择，并且要考虑患者年龄、就诊时的神经功能状态、肿瘤组织病理学特点和肿瘤体积大小，以及易于发生局部复发的因素。

脊髓髓内肿瘤的手术原则与髓外肿瘤不同。星形细胞瘤手术时应从肿瘤内开始切除，手术原则是在不造成脊髓损伤的前提下对肿瘤进行减压，直达脊髓和肿瘤之间的可以模糊辨认的边界（以不伤及脊髓组织为前提）。室管膜瘤有红色或深灰色外观，与脊髓组织间具有清晰可见的边界，可以整块切除室管膜瘤，并且实现肿瘤-脊髓边界的完整分离。手术中电生理监测的使用可以提高手术安全性。

（三）非手术治疗

术后辅助化疗和放疗对敏感肿瘤可降低局部复发的风险。在肿瘤复发、多个病变和无脊髓压迫的情况下，可以考虑局部放射外科治疗。

（四）手术后并发症及注意事项

椎管内肿瘤包括髓内肿瘤手术后的常见手术并发症如下：

1. **疼痛和麻木**　可能由于脊髓、神经根受牵拉或挤压等出现神经功能异常。避免的方法包括在显微镜下做到对神经组织的最大保护。

2. **肌肉萎缩、运动障碍甚至瘫痪**　可能由于肿瘤质地硬韧或粘连，牵拉损伤脊髓、损伤分水岭血管致脊髓梗死、术后血肿压迫脊髓等引起。有些颈、腰膨大肿瘤与多根粗大神经根粘连，切除肿瘤可能会同时切除这些神经根，造成上肢或下肢下运动神经元麻痹表现。

3. **椎板和／或关节切除、脊柱变形或不稳**　术前多有脊柱变形或破坏，手术损害韧带、椎板、关节等稳定结构会加重脊柱变形，以致不稳定。必要时需要内固定，在儿童建议以椎板成形术替代椎板切除术。

4. **围手术期心、肺、脑血管意外**　患者存在血管疾病，手术刺激、术后长期卧床形成的血栓脱落，可引起急性心、肺、脑梗死。也可能因为高血压、动脉瘤等原因发生脑出血。

5. **脑脊液漏、伤口裂开甚至中枢神经系统感染**　由于硬脊膜变薄或哑铃形肿瘤导致不能密封硬脊膜所致。术后脑脊液内血细胞崩解产物也可引起发热。可能需要腰大池外引流，或多次腰椎穿刺、鞘内注药等。手术后需严密缝合硬脊膜，硬膜外应用生物胶。如硬膜缺损过多，需以人工硬膜或自体筋膜稳妥修补。手术后需严密缝合肌肉层和筋膜，关闭术野的死腔。

6. 肺部和尿路感染和压疮等　患者术后早期即开始理疗和运动，有助于改善预后。

（五）预后及随访

对于椎管内肿瘤的治疗预后，良性的神经鞘瘤、脊膜瘤，能否在手术全切的同时做到对脊髓和神经功能的最大保护，是决定预后的主要因素。

脊髓髓内肿瘤的预后则不同，室管膜瘤患者长期生存和复发的风险在很大程度上取决于手术切除的彻底性，室管膜瘤完全切除后肿瘤的复发率低于 10%，而次全切除的患者肿瘤复发率高达 70%，次全切除后即使辅助以放疗，肿瘤的复发率也高于完全切除的患者。星形细胞瘤的预后主要取决于肿瘤的病理分级，低度恶性星形细胞瘤手术后放疗的 5 年生存率约为 50%～90%，高度恶性星形细胞瘤的预后极差，手术加放疗的生存期平均为 6～8 个月。

因此针对椎管内肿瘤，手术应进行密切随访。针对部分切除的肿瘤，应进行积极的辅助治疗。

（菅凤增）

第二节　脊　髓　损　伤

一、概述

脊髓损伤是指各种原因（外伤、出血、肿瘤等）所导致的脊髓组织及其相关脊神经的直接或间接的损伤，外伤所引起的往往同时会合并脊柱（椎体、椎板和椎间盘及其相关韧带）的损伤。

二、诊断标准

脊髓损伤的最基本的表现就是脊髓相应节段的各种运动、感觉和自主神经（括约肌和出汗等）的功能障碍，出现肌张力异常和病理反射、生理反射的改变。

（一）损伤程度

从损伤程度上将脊髓损伤量化的国际标准大多采用的是 ASIA（美国脊髓损伤协会）量表，分为 A、B、C、D、E 五个级别，具体如下：

A 完全：无任何运动或感觉功能。

B 不完全：病变层面以下（包括骶髓 $S_4 \sim S_5$）有感觉，但无运动功能。

C 不完全：病变层面以下存在运动功能（层面以下多于半数的肌群肌力 <3 级）。

D 不完全：病变层面以下存在运动功能（层面以下多于半数的肌群肌力≥3 级）。

E 正常：运动和感觉功能正常。

（二）脊髓损伤水平评估

ASIA 标准包括感觉平面和运动平面量表（量表可以在 ASIA 的网站下载）。

A. 感觉平面：量表中所列为 28 个关键部位。使用针刺和轻触的方法对左、右两侧分别进行检查，并根据量表中所示标准进行评分，针刺最高得分为 112 分（左和右），轻触最高得分为 112 分（左和右）。

B. 运动平面：可迅速对 10 个关键肌肉进行评分，左右均为 0～5 分，总分 100 分。若运动评分尚可（≥3 分）则考虑脊髓节段完好。

三、辅助检查

（一）X线/CT

X线可快速了解脊柱的稳定性（移位）和骨折；CT可以了解椎管内的情况，三维重建可详细了解椎体、椎板和关节的具体损伤程度。

（二）磁共振

可以反映脊髓受压程度、韧带完整性、椎间盘和周围软组织信息来了解脊柱的稳定性；并发现脊髓出血。

（三）电生理检查

1. **肌电图** 了解运动神经损伤的平面。

2. **诱发电（感觉和运动）** 脊髓和神经损伤的感觉和运动。

（四）其他

尿动力学检查、下肢静脉血栓的超声检查等。

四、治疗原则

以脊髓减压和脊柱固定为主，越早越好（最新研究显示，24h以内脊髓功能恢复的概率最大）。

（一）一般治疗

1. **入院前抢救原则** 必须提醒：任何多发创伤都有脊髓损伤的可能，避免搬运中进一步损伤。现场颈托固定脊椎，然后搬运（滚木材样），避免扭转和成角；早期建立和维持气道通畅（尤其 C_4 以上）；早期注意神经源性休克（低血压和心率减慢）。针对休克要尽快建立静脉通路和适当的液体输入，平均动脉压设定目标为85~90mmHg，持续5~7d。

2. **院内治疗** 制动，移到CT床时保持背板/头带固定等。患者翻身时沿长轴滚动。一旦检查完成，尽快将患者从背板上移开（尽早脱离背板可以降低压疮发生风险）。

3. **低血压（脊髓休克）** 维持收缩压≥90mmHg。脊髓损伤通过多种因素联合作用引起的低血压可能进一步损伤脊髓或其他脏器系统：①如需要可使用升压药物：多巴胺是一种选择（避免使用去氧肾上腺素：非正性肌力药物，可能反射性地引起迷走神经张力升高，导致心动过缓）。②谨慎水化（血流动力学异常可能导致肺水肿）。③阿托品治疗低血压相关的心动过缓。

4. **吸氧**

5. **鼻胃管吸引** 防止呕吐和误吸。对于存在腹胀患者，应降低腹部压力促进呼吸（麻痹性肠梗阻常见，通常持续数日）。

6. **保留尿道插管（Foley 管）** 用于记录出入量，以防止尿潴留引起的腹胀。

7. **预防性深静脉置管**

8. **体温调节** 血管收缩麻痹可能导致体温变化（体温调节能力丧失），需要时可使用冰毯。

9. **电解质** 低血容量和低血压可以引起血浆醛固酮升高，可能导致低钾血症。

10. **评估** 进一步评估损伤程度和平面变化。

（二）**手术治疗**

1. **手术指征（改良的 Schneider 推荐方案）** 尚无任何研究证实手术减压或闭合复位对完全性脊髓损伤患者的预后有改善作用。总体而言，手术仅限于由异物压迫引起的不完全脊髓损伤患者：

（1）神经功能恶化。

（2）颈静脉压迫试验或影像学检查（脊髓造影或 MRI）提示完全性蛛网膜下隙阻塞。

（3）脊髓压迫（CT 脊髓造影、CT 或 MRI），如骨折碎片或软组织（创伤性椎间盘突出）。

（4）对致命的颈神经根压迫进行减压。

（5）脊柱复合骨折或贯通伤。

（6）急性前脊髓综合征。

（7）关节交锁导致无法复位的骨折/脱位并压迫脊髓。

2. 手术禁忌证

（1）完全性脊髓损伤≥24h（损伤平面以下无感觉或运动功能），无脊髓休克（即功能缺失是由完全性脊髓损伤造成，而非脊髓休克造成的一过性功能丧失）。球海绵体肌反射通常被用于辨别有无脊髓休克（详见球海绵体肌反射）。

（2）生命体征不平稳。

（3）中央脊髓综合征：存在争议。

3. 手术原则

（1）牵引和复位：可根据脊柱关节脱位具体情况决定方案。

（2）内固定和融合：对于牵引不能复位或骨折明显者。

（3）减压：明显压迫脊髓和出血等。

4. 非手术治疗　无特殊药物治疗，激素（甲基强的松龙）治疗有争议。AANS/CNS 不推荐，AOSpine 推荐用于受伤 8h 内的患者。

（三）手术后和慢性期治疗

1. 原则　从提高生活质量的角度讲，最初目标不应该强调恢复行走功能。骶部神经功能对很多人更加重要：如二便和性功能；加强手和躯干的功能：应用助行器、挂拐（训练平衡：能明显提高生活质量）。

2. 减少并发症　并发症是 30% 脊髓损伤患者需要再住院的原因。

控制和预防感染（肺炎、褥疮和尿路感染）、皮肤损伤、痉挛、病理性骨折、深静脉血栓、疼痛、自主反射异常等。

3. 慢性脊髓损伤方法的建议

改善痉挛：巴氯芬；脊髓硬膜外电刺激。

改善二便和性功能：骶神经电刺激。

改善运动功能：脊髓硬膜外电刺激（EES）；外骨骼＋脑

机接口;脊髓支架＋干细胞等。

缓解疼痛:巴氯芬、非甾体抗炎药;加巴喷丁;阿片类;芬太尼贴;脊髓刺激器(SCS,镇痛起搏器)。

(贾文清)

第三节　脊柱退行性疾病

一、颈椎退行性疾病

(一)概述

颈椎退行性疾病(颈椎病)是颈椎继发于生物力学应力和应变的进行性退变性病理过程。这一过程包括椎间盘退变、小关节退变以及如后纵韧带和黄韧带的增生等病理过程。健康的颈椎具有自然的前凸排列,在分担负荷中起着重要的作用。颈椎的老化过程是与重复机械应力相关的退行性改变,而创伤,运动增多、长期过度负荷和吸烟会加速退变。颈椎间盘突出、椎体外突和小关节骨赘形成以及韧带增生等退行性改变可导致压迫后继发的神经症状。颈椎病的发病率随着年龄增加而增加,确切的症状取决于疾病的程度和压迫的部位。

(二)临床表现和诊断

1. **轴性颈痛**　轴性颈痛在颈椎病人群中较为常见,多数情况下是自限性的,且有显著的肌筋膜炎成分。退行性椎间盘与颈椎小关节也是颈痛的根源,因为它们承受着巨大的机械压力。颈椎节段性脊柱不稳定也可能是慢性颈椎疼痛的原因之一,尤其对于有外伤史的患者。轴性颈痛表现为主观感受到的疼痛或由于疼痛造成活动受限、肌肉痉挛。

2. **神经根型颈椎病**　神经根型颈椎病因为不同致病的退变因素表现出不同症状和病理类型。神经根病变可有感觉或运动表现,或两者兼有。急性神经根型颈椎病常发生在较年轻的患者,更可能是由椎间盘突出引起,而不是由骨赘刺引起,症状出现及且有显著的运动表现。相反,慢性神经根型颈椎病通常以感觉表现为主,多见于老年患者,常常同时具有椎间盘和小关节病变以及明显的椎体骨赘,且小关节病变及椎体骨赘的较大贡献。确切的症状取决于神经根受压的侧别和程度。对于老年患者,可能存在影像学上多节段退变,因此神经根支配的感觉区域与肌群对病变定位诊断至关重要。

3. **脊髓型颈椎病** 脊髓型颈椎病的临床症状可伴有或不伴有神经根病变。几个导致脊髓内病理变化的过程与脊髓型颈椎病相关。其病理生理学通常可被认为是由三个不同的组成部分:静态、动态和缺血性。静态成分可能与颈椎病相关的退行性改变最直接相关。椎管的直径是固定的,脊髓占据了大部分的空间。正常颈椎管直径为17~18mm,如果椎管直径小于13mm就容易出现脊髓型颈椎病。静态压缩因素也是最容易用当前的影像学检查评估的因素。脊髓压迫可由任何椎间盘源性、韧带性或骨赘的退变引起。动态因素是继发于被压迫的脊髓重复运动导致的慢性损伤。颈椎屈曲会拉伸脊髓,在腹侧存在骨赘或颈椎后凸的情况下会导致脊髓损伤。颈椎后伸会使黄韧带屈曲,也可导致动态压迫。缺血性因素可能继发于压迫小的髓内动脉或较大的脊髓前动脉。脊髓型颈椎病中所见的灰质和内侧白质蝶形缺血灶也支持缺血因素。

脊髓型颈椎病可分为上、下运动神经元损伤。下运动神经元损伤继发于运动神经损伤或神经根损伤,同时伴有神经根受压。患者主诉为相应神经皮节的肌力下降、疼痛、麻木和精细运动协调能力下降。患者可能会出现肌肉萎缩、受累区域肌力下降、针刺觉减退和反射减弱。上运动神经元损伤继发于长束功能障碍。患者的主要症状是皮质脊髓束（运动）、脊髓丘脑束（疼痛和体温）、脊髓背侧（振动和本体感觉）和脊髓小脑束（运动张力和协调）。患者可能会抱怨在书写、打字、扣扣子或与职业相关的精细运动动作上手的灵活性下降。感觉改变是另一常见的主诉，通常涉及指尖。平衡障碍是怀疑患有脊髓型颈椎病患者病史的重要组成部分，因为它不仅是一种症状，而且会增加伴随脊髓损伤而跌倒的风险。疾病后期可出现胃肠和膀胱功能障碍。体格检查时，上运动神经元功能障碍患者可表现为腿僵直和平衡功能障碍。压迫水平以下可能存在反射亢进、巴宾斯基反射或霍夫曼现象和病理性阵挛。近距离观察手，可发现手固有肌肉萎缩和鱼际变平坦。改良的日本骨科协会（mJOA）量表是临床最常用的术前评估脊髓病严重程度和术后评估临床改善的方法。

（三）辅助检查

1. **X线平片**　X线平片显示颈椎的解剖结构，且可快速获得。颈椎正、侧位片提供有关颈椎矢状面和冠状面的信息。它们可以提供退变程度的信息，如椎间孔狭窄和中心狭窄的程度、椎间高度丢失、骨赘形成和椎体滑脱。重要的是，动力位片可以用来识别在其他静态模式中不被识别的节段性不稳定区域。

2. **CT扫描**　颈椎矢状位、冠状位和三维重建的CT扫描是诊断的重要组成部分。CT对于骨性结构的评估是非常有用。如果怀疑后纵韧带（PLL）骨化，CT扫描是一种重要的检查方式。CT扫描还可用于评估既往颈椎手术的骨融合情况。脊髓CT造影术可以提供关于骨和韧带狭窄以及脊髓压迫的细节。对于有过手术经历或因其他原因（如心脏起搏器或除颤器）无法进行MRI检查的患者，CT通常是首选的检查方式。

3. **MRI**　MRI可以显示椎间盘突出或骨赘压迫脊髓和神经根，评估椎管狭窄和椎间孔狭窄的程度，还可以评估脊髓内水肿或脱髓鞘等变化。观察椎间盘的退行性改变，早期的改变如椎间盘脱水在 T_2 加权像上很明显。颈椎 MRI 在鉴别遇到的其他病变如脱髓鞘疾病和髓内脊髓肿瘤方面也起着重要的作用。

4. 神经电生理检查 对于有症状或体征的脊髓型颈椎病或神经根型颈椎病患者，有诊断性影像学检查，且显示病理与临床表现一致，很少需要额外的检查。然而，对于那些没有明显的症状和影像学检查结果不确定的患者，额外的神经生理学检查通常是有帮助的。神经传导研究和针刺肌电描记术可以帮助鉴别神经根病和周围神经病变。

（四）治疗原则

1. 保守治疗

（1）轴性颈痛：在绝大多数情况下，保守治疗可以改善颈椎疼痛。非甾体抗炎药（NSAID）是一种常用的初始措施。物理疗法也对患者有益。颈椎支具可短期使用，但很少有长期受益的证据，长期使用会导致颈部肌肉组织的松弛和慢性疼痛。对非甾体抗炎药无反应的患者可以使用肌肉松弛药或阿片类止痛药。如果患者对保守治疗没有反应，并且持续颈部疼痛，可以考虑进行小关节注射，特别是有明确的疼痛分布区域。如果小关节注射有效，可以考虑使用射频消融术获得更持久的疗效。单纯的轴颈疼痛很少需要手术干预，但如果所有其他措施都已完全用尽，且存在颈椎病进展的证据，或纠正同时存在的畸形，如矢状面失衡，则可以考虑手术。

（2）神经根型颈椎病：神经根病变通常有一个良性的过程，许多患者在保守治疗下病情得到改善。治疗方法与轴性颈痛的治疗方法相似。最初的治疗通常包括使用非甾体抗炎药或一种针对神经根压迫炎症的短效类固醇药物。可以利用颈椎支具使颈部休息，但只应该短时间使用，以避免颈部肌肉依赖和萎缩，将一个自限的过程转化为长期的情况。

物理治疗和颈椎牵引往往是有益的。对于持续疼痛的患者，还有其他多种药物可供选择，包括加巴喷丁等神经性止痛药。值得注意的是，虽然在大多数情况下疼痛可以通过保守治疗来缓解，但手术仍是不错的选择。研究表明，手术治疗神经根病变总体上效果很好，疼痛缓解更快，患者满意度高于其他措施。尽管如此，对于急性颈椎神经根病，最初应采用保守治疗。对于有明显的神经功能缺陷或减退、采取保守措施但症状持续或恶化、反复出现或治疗后复发神经根症状且持续 6 周以上的患者，应手术干预。

（3）脊髓型颈椎病：研究表明颈脊髓病具有进展性，特别是在 60 岁以上的患者中。大多数患者表现出长时间的静止期和恶化期，而不是"稳步"恶化。手术对治疗脊髓型颈椎病有临床益处，患者的功能、残疾相关和生活质量都得到改善。很少有保守的方法可显著改变疾病的长期进展。患者至少需要密切的影像学和临床随访，如果有疾病进展的证据，需外科手术治疗。

在脊髓明显压迫的情况下，也存在外伤后灾难性的神经功能恶化的风险。因此，轻度脊髓型颈椎病患者也可以考虑进行手术，以防止这种毁灭性的伤害发生。当然，风险和收益必须个体化评估，对于基础疾病严重而脊髓变轻且需要多节段减压和融合患者，最好在密切随访下保守治疗。需要充分告知患者手术干预的主要目的是阻止疾病的进展，而不是完全逆转患者的临床症状。

2. **手术治疗** 手术治疗的原则是减压、稳定脊柱和重建脊柱序列。手术需要考虑手术节段、手术入路（前路与后路）、融合与非融合等。前路手术可以处理引起压迫的病变结构直接减压；后路手术主要依靠脊髓向后方漂浮间接减压。如果压迫位于椎体后缘，则可能需要使用椎体次全切达到减压目的。

（五）术后及康复

术后戴颈托限制颈椎活动（颈椎人工间盘置换术后患者不戴颈托，鼓励保持颈椎正常活动）；前路手术通常不需要放置引流，后路手术术后引流小于 30～50ml/12h 可拔除引流（通常在术后第 1～2 天）；术后合理使用肌肉松弛药或小剂量地西泮改善椎旁痉挛；有脊髓病变或步态不稳的患者可进行理疗。

二、腰椎间盘突出症

（一）概述

椎间盘的功能结构包括纤维环、髓核和终板，如果这些结构完整，可以起到脊柱减震器的作用。青春期后髓核脱水，椎间盘失去正常的弹性和张力，在此基础上由于较重的外伤或多次反复的不明显损伤，造成纤维环软弱或破裂，髓核即由该处突出。髓核多从一侧的侧后方突入椎管，压迫神经根从而产生神经受损征象；也可由中央向后突出，压迫马尾神经，造成大小便障碍。由于下腰部负重较大，活动多，故突出多发生于 L_4～S_1。

1934 年，Mixter 和 Barr 提出椎间盘突出刺激腰神经根可导致坐骨神经痛，"椎间盘时代"自此诞生，目前"椎间盘突出"的概念定义是腰椎间盘纤维环正常结构上某一部位的局灶性破坏。包括两种主要病理类型：包含型腰椎间盘突出和非包含型腰椎间盘突出。

包含型椎间盘突出：①椎间盘突出：椎间盘局限性膨出，纤维环完整；②韧带下（纤维环下）突出：髓核组织移位，但仍被纤维环包裹。非包含型椎间盘突出：①经韧带（经纤维环）椎间盘脱出：部分移位的髓核组织突破纤维环后部纤维和后纵韧带，突入椎管，但脱出的间盘组织与椎间隙的间盘组织仍有联系；②椎间盘游离脱出：髓核组织与椎间隙内髓核完全分离。有时间盘突出非常大或导致硬膜的解剖形态严重扭曲，难以恰当分类，只需专注于摘除椎管内椎间盘碎块，不必拘泥于其具体分类名称。

椎间盘突出后临床症状的发病机制目前认为有 3 个方面因素需要考虑：①神经根附近有突出的髓核碎块；②髓核碎块内部膨胀；③膨胀的髓核碎块在神经根周围产生的炎性介质。

（二）临床表现和诊断

1. **病史** 由于后纵韧带的解剖结构在中线处更为强健，但在外侧较稀疏，因此椎间盘通常在外侧疝压迫神经根。患者主要出现表现为神经根受压的症状，极少数情况下出现神经源性跛行。椎间盘向后外侧突出压迫的神经根一般位于后一节段椎弓根下方，因此，当 $L_4 \sim L_5$ 椎间盘突出时，L_5 神经根通常会受到影响。最典型的症状为腰痛伴骶髂关节及下肢放射痛。一切使脑脊液压力增高的动作（如咳嗽、排便、打喷嚏、抬重物等）、增加脊柱轴向负荷和椎间压力的姿势和活动（弯腰或向患侧屈身）均可加重腰痛和放射痛。活动后疼痛加剧，休息后减轻，多数患者习惯采用侧卧位并屈曲患肢以减轻疼痛。麻木感、针刺感等形式的感觉异常对神经根受压的节段定位有意义，且感觉异常的部位越靠远端，神经根定位往往更可靠。

2. **查体** 全面的体检是及时、准确诊断的基础。由于背部疼痛的鉴别诊断范围很广，所以不仅要检查背部，还要检查腹部和臀部（表 13-3-1）。在女性患者中，必须考虑可能引起背部疼痛的妇科原因，以及偶尔出现的下肢神经症状。检查应包括观察患者的行为、步态和姿势。

（1）脊柱侧凸畸形，主弯在下腰部，前屈时明显，躯干一般向患侧弯。

（2）脊柱活动受限，髓核突出并压迫神经引起腰肌保护性紧张,腰椎前凸减小,脊柱活动受限,前屈后伸时出现一侧的下肢放射痛。

(3)腰部压痛伴放射痛,椎间盘突出部位患侧棘突旁有局限性压痛伴同侧下肢放射痛。

(4)直腿抬高试验阳性。

(5)神经系统查体:相应节段感觉减退,肌力减弱,腱反射及病理反射异常。

表 13-3-1　腰椎间盘突出症查体特点

突出部位	受累神经	感觉改变	肌力改变	反射改变
$L_{2/3}$	L_3 神经根	大腿前内侧	大腿内收无力	膝反射减弱或消失
$L_{3/4}$	L_4 神经根	小腿前内侧	伸膝无力	膝反射减弱或消失
$L_{4/5}$	L_5 神经根	小腿外侧,足背,踇趾	踇背伸无力	无改变
L_5/S_1	S_1 神经根	足背外侧	足跖屈及屈踇无力	踝反射减弱或消失

(三)辅助检查

1. **腰椎正侧位**　X 线检查作用有限,但能排除腰椎结核、强直性脊柱炎、骨折、肿瘤、腰椎滑脱等疾病。必要时加做腰椎双斜位及前屈后伸相,判断是否存在峡部裂及腰椎不稳。

2. **CT、MRI、脊髓造影**　尽管诊断腰椎间盘突出的基础是病史和体格检查,但 CT 和 MRI 检查却是必要的。①可协助明确诊断及突出部位并对手术计划起到指导意义;②可以为鉴别诊断提供依据。MRI 是评估腰椎间盘的首选方法,因为它具有较高的软组织分辨率。但不能进行 MRI 的患者可考虑 CT 成像。T_2 信号强度的降低和椎间盘空间高度的降低是椎间盘退变的特征。

（四）治疗原则

1. 非手术治疗

（1）休息：卧床（不超过 2～3 天），活动或工作方式调整，支具，减轻体重。

（2）药物治疗：镇痛药，NSAID，肌松剂。

（3）加强腰背肌锻炼。

（4）温度疗法：热敷为主，辅以冰敷。

（5）辅以理疗及牵引治疗。

（6）硬膜外类固醇注射治疗的研究结果并不一致，可能提供短期的主观背痛改善，但并不改善功能或改变手术计划。保守治疗时间选择在手术治疗前，需要有 6～12 周的疗程，除非治疗期间出现神经并发症。

非手术治疗的目的是在有效控制疼痛的同时恢复到基线功能状态。一般来说，对急性下腰痛的保守治疗的效果是相当有限，而且对于针灸、脊柱推拿、经皮神经电刺激或腰椎牵引等辅助治疗的效果也很有限。然而，大多数急性腰痛患者经非手术治疗后预后良好。但对于有长期症状的患者，或疼痛、神经症状逐渐加重甚至肌力减弱的患者，可以考虑手术干预。

2. 手术治疗

（1）手术指征

初发腰椎间盘突出症：因腰椎间盘突出引起根性疼痛初次发作的患者 90% 通过保守治疗会缓解，其中 10% 症状仍持续、再次复发或存在神经并发症的患者可能需手术干预。

急性神经根综合征的手术指征：急性神经根综合征往往只发生在 1 个节段，若保守治疗无效则需要手术治疗。绝对指征：大小便功能障碍；神经功能受损进行性加重。相对指征：保守治疗无效；根性疼痛反复发作；神经功能受损，直腿抬高（straight leg raise，SLR）显著下降；破裂的椎间盘进入已经狭窄的椎管；神经功能受损症状复发。

（2）手术禁忌：临床表现、查体与影像不符；患者的神经功能障碍存在非器质的成分。

（3）椎间盘突出的显微手术治疗

体位：Jackson 手术床俯卧位。

术前定位：X 线透视下，美蓝标记病变节段（标记位置应在椎间隙下缘），画皮肤标记线。

切口及显露椎板间隙：中线偏向棘突一旁，保留棘突棘上韧带复合体作为牵开器止点，使用 Cobb 剥离子剥离棘突及椎板附着肌肉。

显露范围：椎板间隙及头侧椎板的一小部分，根据需要进行头、尾侧椎板减压。

进入椎管：进入椎管的经典入路包括经黄韧带入路、头侧半椎板部分切除、经峡部咬除下关节突。

神经根的外缘：进入椎管后，钝性分离找到神经根外缘。

牵开神经根：找到神经根外缘后向内牵开神经根显露病变。

切开纤维环：可以方形、十字形或横行切开，纤维环开口越大，再次手术时神经根与纤维环的瘢痕粘连越严重。

椎管内病变处理：手术切除的目的是获得自由活动的神经根，需要摘除明显突出的椎间盘，还要在椎管内仔细探查，包括椎间孔，确认有无椎间盘或其他骨性病变残留。

（4）经皮穿刺胶原酶椎间盘髓核溶解术：应用化学药物破坏椎间盘髓核基质结构，使髓核脱水，降低椎间盘内压，达到神经根减压的效果。对于保守治疗无效，伴有神经根刺激症状的腰突症均可选用。由于存在着过敏反应，术后剧痛及神经血管并发症，此方法治疗后的腰突症二次手术时难度增大，故而已渐被临床淘汰。

（5）经皮激光汽化减压术：通过椎旁穿刺，减低椎间盘内压，解除神经根压迫。对于单纯椎间盘突出经非手术治疗无效或反复发作或初发但症状严重，影像学显示纤维环未破裂，突出髓核小于椎管直径 1/2 者均可采用。该法与传统胶原酶椎间盘髓核溶解术相比较具有疗效确切，局部损伤小，手术操作简便，介入治疗可调控性高等特点。

（6）腰椎间盘突出症的窥镜手术：利用窥镜器械切除突出的椎间盘，其至切除增生骨赘及关节突关节，通过椎间孔成形，侧隐窝减压等方法直接解除对神经根的压迫。适用于早期单纯的腰突症患者，是今后腰突症治疗的一个方向。

（五）术后及康复

单纯椎间盘突出患者可行髓核摘除术者，术后 1 天可下地活动；椎管减压内固定患者术后 2～3 天下地活动；合并脊柱不稳患者术后需佩戴硬支具。术后 2～3 个月可恢复轻度工作，术后半年应避免重体力劳动。

（吴　浩）

第四节　脊髓血管疾病

脊髓血管疾病（vascular diseases of the spinal cord）主要包括血管畸形、椎管内出血和脊髓缺血性血管病三类。绝大多数脊髓血管疾病与相应的脑血管疾病同源（如脊髓动静脉畸形与脑动静脉畸形），但脊髓血管病发病率远低于脑血管疾病，Blackwood 复习伦敦国立神经疾病医院 1903—1958 年 3 737 例尸解病案，仅发现 9 例脊髓梗死。脊髓梗死发病率如此之低，主要原因可能包括：脊髓动脉不易发生动脉粥样硬化；脊髓动脉管径较细，异位栓子不易到达；脊髓软膜表面有相对发达的血管网提供丰富的侧支循环。临床多数脊髓梗死病例继发于主动脉手术（如发生在主动脉胸段血管间断性夹闭以后），系节段动脉闭塞所致。结节性多动脉炎、系统性红斑狼疮性动脉炎等血管炎也很少引起脊髓梗死。脊髓血管畸形也相对罕见，其中最常见的硬脊膜动静脉瘘的发病率约为每年 5/1 000 000～10/1 000 000。在脊髓疾病中，所有脊髓血管疾病加起来也比脱髓鞘性脊髓炎或脊髓肿瘤少见。

近年来医学影像学、神经介入以及显微外科的快速发展，使我们对脊髓血管疾病的认识逐渐深入，诊治策略也得以逐渐完善，但脊髓血管疾病目前仍是临床医师尤其是神经外科医师面临的最大挑战之一。

一、脊髓缺血性血管病

（一）概述

脊髓缺血性疾病包括脊髓短暂性缺血发作（spinal cord transient ischemic attack，spinal TIA）和脊髓梗死（spinal infarct），脊髓梗死呈卒中样起病，症状常在数分钟或数小时达高峰，因闭塞供血动脉不同出现不同的临床综合征，如脊髓前动脉综合征、脊髓后动脉综合征和脊髓中央动脉综合征等。脊髓对缺血耐受力较强，轻度间歇性供血不足通常不会导致脊髓显著损害，完全缺血 15min 以上方可造成脊髓不可逆损伤。脊髓前动脉血栓形成常见于颈、胸髓，脊髓后动脉左右各一，侧支循环较丰富，血栓形成非常少见。

1. 病因及发病机制 脊髓梗死的常见病因是主动脉粥样硬化或继发于主动脉瘤手术（如主动脉瘤修补术中动脉夹闭超过 25min 常发生下肢截瘫）。少见原因包括：胶原血管病、梅毒性动脉炎、主动脉夹层动脉瘤、心肌梗死、心脏停搏、栓塞、妊娠、镰形红细胞病、造影剂神经毒性作用、减压病、脊髓肿瘤或椎间盘突出压迫脊髓动脉、可卡因滥用等。脊髓动脉粥样硬化和栓塞不多见也有许多病例病因不明。

脊髓血管畸形可引起脊髓短暂性缺血发作，与运动后脊髓血液分流至肌肉有关。动静脉畸形或硬脊膜动静脉瘘可引起邻近部位脊髓进行性缺血坏死。

2. **病理** 肉眼可见脊髓动脉颜色变浅,呈节段性或区域性闭塞。脊髓梗死病灶早期神经细胞变性、坏死,灰白质软化,组织疏松及水肿,充满脂粒细胞,血管周围淋巴细胞浸润。晚期病灶皱缩变小,血栓机化被纤维组织取代,并有血管再通。镜下可见软化灶中心部坏死,神经细胞变性、髓鞘崩解及周围胶质细胞增生等。

(二)脊髓短暂性缺血发作

脊髓短暂性缺血发作与短暂性脑缺血发作颇类似,典型临床表现是脊髓间歇性跛行或下肢远端发作性无力。2009年美国卒中协会(ASA)发布了 TIA 的新定义,除脑、视网膜外,将脊髓缺血导致的急性短暂性神经功能缺损也归入 TIA 的范畴。

临床表现:脊髓间歇性跛行(intermittent claudication of the spinal cord)典型表现是行走一定距离后迅速出现一侧或双下肢无力和沉重感,休息后缓解,用血管扩张剂也可缓解,部分病例伴轻度锥体束征和括约肌功能障碍,间歇期症状消失。特点是发作突然,持续时间短暂,不超过24h,恢复完全,不遗留任何后遗症。患者也可表现非典型间歇性跛行,仅下肢远端发作性无力,非运动诱发,可反复发作,并自行缓解。

(三)脊髓前动脉综合征

脊髓前动脉综合征(syndrome of anterior spinal arteries)也称 Beck 综合征,Spiller(1909)首次描述。本综合征系供应脊髓前 2/3 区域的脊髓前动脉闭塞,导致脊髓腹侧 2/3 区域梗死,出现病灶水平以下的上运动神经元瘫、分离性感觉障碍及括约肌功能障碍等,临床不多见,约占所有卒中的 1.2%。

临床表现:多呈卒中样急骤起病,少数病例可在数小时或数日内逐渐进展加重,个别病例在脊髓梗死前出现短暂性缺血发作症状。首发症状多为突发病变节段背痛、麻木等，几乎所有病例均有颈痛或背痛，中胸髓或下胸髓多见，呈根性和弥漫性分布。短时间内出现病灶水平以下弛缓性瘫，进行性加重，早期表现脊髓休克，休克期过后转变为病变水平以下痉挛性瘫，肌强直、腱反射活跃和 Babinski 征阳性等，常为轻截瘫，偶为单侧性，个别患者体征表现上、下神经元受损，颇似肌萎缩侧索硬化，但两者起病方式截然不同。出现病变水平以下分离性感觉障碍，痛温觉缺失，触觉及深感觉保留，如脊髓冠状动脉丛侧支循环形成，感觉障碍通常较轻，持续时间较短。可出现明显尿便障碍，早期尿潴留，后期尿失禁，表现自主性膀胱，也可出现出汗异常及冷热感等自主神经症状，易发生褥疮。

（四）脊髓后动脉综合征

脊髓后动脉综合征（syndrome of posterior spinal arteries）系供应脊髓后 1/3 区域的脊髓后动脉闭塞，引起病变水平以下深感觉障碍，不同程度上运动神经元性瘫，轻度尿便障碍等。脊髓后动脉侧支循环丰富，极少发生闭塞，较脊髓前动脉综合征少见，即使出现症状因侧支循环良好表现较轻，恢复较快，通常不出现固定形式症状。本病可继发于脊髓手术或外伤，罕见于椎动脉夹层。

临床表现：起病急骤，发病初期出现与病变节段一致的根痛，因后索受损出现病变水平以下音叉振动觉及关节位置觉缺失，感觉性共济失调，痛温觉正常，病变部位相应区域全部感觉障碍及深反射消失。锥体束是脊髓前、后动脉供血分水岭，易受累，出现病变水平以下上运动神经元性轻瘫及其他锥体束征，尿便功能不受影响或部分患者出现轻度障碍。

（五）脊髓中央动脉综合征

脊髓中央动脉（沟连合动脉）综合征（syndrome of central spinal arteries）通常出现病变水平相应节段的下运动神经元

瘫、肌张力减低和肌萎缩等，一般无感觉障碍及锥体束损害。

（六）脊髓血管栓塞

脊髓血管栓塞（spinal vascular embolism）常与脑血管栓塞同时发生，临床症状常被脑症状掩盖。

1. **临床表现**

（1）来自细菌性心内膜炎或盆腔静脉炎的炎性栓子，除动脉闭塞产生脊髓局限性缺血坏死，还因炎性栓子侵蚀造成弥漫性点状脊髓炎或多发性脊髓脓肿，出现严重括约肌功能障碍。

（2）潜水减压病和高空飞行可造成脊髓血管气栓，主要累及上胸髓，脑部很少或不受影响。游离气泡刺激脊髓神经根可发生奇痒、剧痛等不愉快感觉，出现感觉障碍及下肢单瘫或截瘫等。

（3）转移性肿瘤的瘤性栓子导致脊髓血管栓塞常伴脊柱或椎管内广泛转移，特点是明显根痛及迅速发生的瘫痪。

（4）外伤后纤维软骨栓子是引起脊髓栓塞的另一原因，Naiman（1961）报道1例少年死于运动损伤后急性瘫痪，因髓核破裂引起诸多脊髓血管栓塞，导致脊髓广泛软化，现已有多例类似的报道。因此，儿童或健康成人外伤后突发颈部或背部疼痛，迅速出现脊髓完全性横贯性损害的症状体征，脑脊液检查无异常，要考虑外伤后脊髓栓塞的可能性。

2. **辅助检查**　多数脊髓梗死起病后数日，MRI检查 T_2 序列可发现明显病灶，轴位可见"H"征或"猫头鹰眼"征。注射钆造影剂可见病灶轻度强化。值得注意的是发病后数小时或1天内MRI检查往往正常，影像学改变延迟出现的原因尚不清楚。数周后脊髓软化，逐渐出现病灶处塌陷，MRI显示脊髓变细。

3. **诊断及鉴别诊断**

（1）脊髓梗死的诊断：主要依据患者的病史、临床症状、体征及 MRI 检查,脊髓血管病临床表现复杂,缺乏特异性检查手段,脊髓影像学和脑脊液检查可提供线索。

（2）鉴别诊断:①脊髓间歇性跛行应与血管性间歇性跛行鉴别,后者表现皮温低、足背动脉搏动减弱或消失,超声多普勒检查发现下肢动脉变细,血流量减少。②急性脊髓炎以急性横贯性脊髓损害起病,病前有前驱感染或疫苗接种史,起病较血管病慢,无急性疼痛或根性痛,CSF 细胞数可见增多,预后较好。

4.治疗 脊髓缺血性血管病的治疗与缺血性脑血管病相似。可应用血管扩张剂及促神经功能恢复药。大剂量皮质类固醇或抗凝治疗是否可改善症状还不确定。对不同原因引起的脊髓梗死可对症治疗,如低血压应适当提高血压,疼痛明显可给予镇静止痛剂,急性期注意尿便和皮肤护理,截瘫患者应注意防止发生褥疮和尿路感染。病情一旦稳定,尽早开始康复训练。大部分患者在发病 1 个月后运动功能可能有明显的恢复。

二、脊髓静脉高压综合征

脊髓静脉高压综合征又称静脉高压性脊髓病（venous hypertensive myelopathy, VHM）,是指由多种脊髓、脊柱及其周围结构的血管性病变,导致脊髓引流静脉回流受阻或椎管外静脉血逆流入椎管静脉系统使脊髓静脉系统压力增高,循环减慢而产生的缺血性脊髓功能受损的一组综合征。有研究显示,VHM 患者脊髓表面静脉压力可达 54~78mmHg（正常 9~45mmHg）,为全身动脉压的 60%~87.5%。

（一）病因及发病机制

脊髓静脉高压由 Aboulker 在 1973 年首次提出,1977 年 Kendall 和 Logue 首先报道硬脊膜动静脉瘘是 VHM 最常见原因。国内学者凌锋于 1985 年总结了 VHM 各类病因,认为脊髓静脉高压是多种脊髓或血管疾病的共同病理生理过程，发现除硬脊膜动静脉瘘以外，其他类型的脊髓动静脉畸形也可引起的 VHM，特别是髓周动静脉瘘、向脊髓表面引流的硬脑膜动静脉瘘、硬脊膜外或椎旁动静脉畸形以及椎旁静脉系统狭窄和闭塞（如左肾静脉、腰横静脉或下腔静脉）也可以引起 VHM，此类病变导致其他器官或组织的静脉血经椎管静脉系统回流，使脊髓静脉压力增高。脊髓静脉高压导致脊髓本身静脉血液回流受阻，循环速度减慢，继而产生脊髓功能受损，如病因不能及时去除，可造成脊髓缺血坏死，成为不可逆性神经损害。

（二）病理

病理可见脊髓淤血，毛细血管淤滞，小动脉缺血及间质水肿，病变脊髓静脉管壁增厚，脊髓白质神经胶质增生，伴髓鞘和轴突缺失。

（三）临床表现

多数中年以后发病，男性多于女性。国内马廉亭（2010）报道 69 例 VHM，年龄最大 68 岁，最小 12 岁，其中 45 岁以上 47 例，男女比例为 6.7∶1。VHM 多数慢性起病，病情进行性加重，临床表现为程度不等的脊髓功能障碍症状，如进行性双下肢无力，自下而上的感觉障碍、麻木，大小便障碍，性功能减退等。查体可见腱反射增高、双侧 Babinski 征阳性和病变平面以下感觉减退。

（四）辅助检查

脊髓 MRI 检查可见脊髓实质水肿，T_2 像显示长节段的脊髓高信号，由脊髓血管畸形或椎旁静脉系统病变引起的 VHM 患者 T_2 像可见椎管内血管流空信号，表现为点状、蚓蚓状以及虫蚀样低信号（图 13-4-1）。选择性脊髓动脉造影是诊断本综合征的"金标准"，通过造影可确定病因，为进一步治疗提供依据。若脊髓血管造影阴性，必要时还需选择肾动脉甚至经股静脉穿刺插管静脉造影明确是否存在椎旁静脉系统病变。

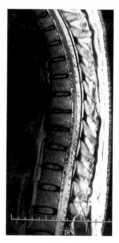

图 13-4-1　VHM 患者 MRI 检查

T_2 像可见长节段脊髓高信号（脊髓水肿），髓周可见大量迂曲的虫蚀样血管流空信号，提示病因为血管畸形。

（五）诊断及鉴别诊断

本病少见，临床如出现进行性双下肢无力、感觉障碍、大小便障碍，不能用脊髓肿瘤、炎性反应、外伤等疾病解释时，应考虑本病可能。确诊需经进一步 MRI、脊髓血管造影等检查。

（六）治疗

VHM 早期诊断和早期治疗非常重要，它直接关系到患者的预后，延误治疗可能造成患者某些神经功能的永久缺失。VHM 需针对病因采用血管内治疗、手术治疗或两者联合的方式进行干预。需要特别强调的是，虽然机制尚不明确，但 VHM 患者在病因未解除前严禁使用糖皮质激素治疗，绝大多数 VHM 患者在接受糖皮质激素治疗后可出现脊髓功能障碍迅速加重甚至截瘫。

三、椎管内出血

椎管内出血（hematorrhachis）根据出血部位分为硬脊膜外出血、蛛网膜下腔出血和脊髓内出血等。外伤是椎管内出血最常见的原因，在脊髓外伤后可即刻出现，也可出现于外伤后数小时或数日。自发性出血及其他非外伤性病因多见于脊髓血管畸形、血液病、抗凝治疗、肿瘤和脊髓静脉梗死等，凝血机制障碍患者腰穿后可出现硬膜外出血。椎管内出血有时是其他疾病的并发症，易被原发病所掩盖。

（一）病理

脊髓内出血可累及数个节段。病初脊髓因髓内血凝块出现急性水肿，可波及出血上下数个节段灰质及邻近白质。血凝块周围通常由正常神经组织包绕，随时间推移血肿逐渐液化并被吞噬细胞清除。由于胶质不完全替代，数个脊髓节段内常遗留类似脊髓空洞样的腔。脊髓外出血形成血肿或血液进入蛛网膜下腔，出血灶周围组织可出现水肿、淤血及继发神经变性。脊髓蛛网膜下腔出血时血液弥漫于蛛网膜下腔，脑脊液被血染，脊髓表面呈紫红色。

（二）脊髓出血

脊髓出血（hematomyelia）特指脊髓实质出血。常见病因包括外伤，脊髓动静脉畸形和脊髓海绵状血管畸形，其他原因有血液病、一氧化碳中毒及肿瘤等。

1. 临床表现　起病急骤，发病时有剧烈局限性背痛、颈痛或胸痛，呈根痛分布，持续数分钟至数小时。发病后迅速出现肢体瘫痪、分离性感觉障碍及括约肌障碍等神经功能缺失症状。出血量少可仅表现为局部疼痛症状不伴有其他神经功能障碍，出血量较大者可在急性期表现为脊髓休克，出现弛缓性瘫、病灶以下完全性感觉丧失、反射消失、Babinski征阳性及尿便失控等脊髓横贯性损害，后期出现痉挛性截瘫。上颈髓严重受累可见呼吸肌麻痹，可于数小时至数周内死亡。自主神经功能失调、血管舒缩功能不稳定可引起休克。患者渡过急性期后随着血肿逐渐吸收，大多病例的症状可逐渐改善。

2. **诊断**　脊髓出血以 MRI 为主要诊断手段。急性期髓内血肿在 T_2 像多呈低信号，T_1 像为高信号。随着时间的延长髓内液化灶逐渐形成，出血灶在 T_2 像将逐渐过渡为高信号。CT 扫描或可见出血部位高密度影。若血肿突破软脊膜或是血肿为髓周病变破裂形成，则腰穿可见血性脑脊液。脊髓出血患者需进行选择性脊髓血管造影检查，不仅有助于病因的鉴别诊断，在必要时可对部分原发病（如脊髓动静脉畸形）进行恰当的血管内干预，降低再出血风险。

3. **治疗**　大多数脊髓出血患者的脊髓功能障碍会自行缓解，此外出血灶周围的髓质在急性期时可发生严重水肿，增加手术难度与风险。因此这类患者不需在急性期针对血肿本身进行外科治疗。但临床研究发现中胸段出血，脊髓功能障碍较重以及年龄较高患者往往不易缓解，可考虑在急性期行血肿清除术。

脊髓出血后的主要治疗策略是针对原发病进行恰当的干预，防止再出血的发生。例如脊髓动静脉畸形可根据病变结构特点进行介入或显微手术治疗；海绵状血管畸形应在水肿缓解后进行手术切除。

（三）硬脊膜外出血

硬脊膜外出血（spinal epidural hemorrhage）较为少见，除了外伤性和医源性出血，其他病例由于病因相对隐匿，临床上统称为自发性硬脊膜外出血（spontaneous spinal epidural hematoma, SSEH），文献报道 SSEH 的发病率约为每年 1/1 000 000。2017 年宣武医院张鸿祺报道超过 25% 的 SSEH 病例是因硬脊膜外动静脉畸形破裂出血导致的。

1. **临床表现**　硬脊膜外出血因迅速形成的血肿压迫脊

髓与神经根，临床上多表现为骤然出现剧烈背痛，之后在很短的时间内（数分钟至数小时）出现不同程度的脊髓功能障碍，严重者可出现截瘫、病变水平以下感觉缺失及括约肌功能障碍等急性横贯性脊髓损害表现，极少数病例因出血量较少等原因可仅表现为一过性局部疼痛。硬脊膜外血肿的吸收较快，多数病例在急性期后可有不同程度的自行缓解。但由于潜在病因的持续存在，再出血病例在临床上并不少见，张鸿祺等观察到35%左右的病例具有反复出血的现象。

2. **诊断** 医源性与外伤性硬脊膜外出血相关病史明确，容易诊断。自发性硬脊膜外出血的临床表现与髓内出血相似，需借助影像学手段进行准确诊断。SSEH 在 MRI T_2WI 表现为高信号，T_1WI 表现为等信号或混杂信号（图 13-4-2）。在血肿的偏脊髓侧可见硬脊膜压迹，是区别硬脊膜外与硬脊膜下血肿的重要征象。硬脊膜外血肿吸收较快，文献报道硬

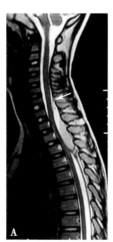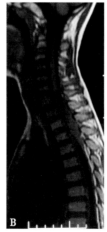

图 13-4-2 硬脊膜外血肿的 MRI 平扫图像

血肿位于 C_7 至 T_4 节段椎管后方，A 图可见脊髓受压水肿，图中箭头指示硬脊膜压迹。典型的硬脊膜外血肿在 T_2WI 为高信号（A），T_1WI 为等信号（B）。

脊膜外血肿最快可在 4 天内完全吸收,给疾病的诊断带来困难,需详细询问病史做出综合判断。有条件时需行脊髓血管造影术,明确是否存在硬脊膜外动静脉畸形,但由于此类血管畸形体积较小,有学者认为即使血管造影结果为阴性也不能完全排除血管畸形存在的可能性。

3.**治疗** 多数病例因脊髓与神经根受压表现为严重的神经功能障碍,是急诊血肿清除与脊髓减压的手术适应证。术中需切除相应节段椎板,清除血肿。由于有硬脊膜外血管畸形存在的可能,需同时对病灶及其周围的硬脊膜外静脉丛进行广泛的切除,以彻底去除病因降低再出血风险。

对于血肿体积小、吸收较快、症状较轻或自行缓解程度理想的病例可保守观察,但需警惕再出血的发生。

(四)脊髓蛛网膜下腔出血

脊髓蛛网膜下腔出血(spinal subarachnoid hemorrhage)是软脊膜或脊髓表面血管破裂出血直接流入脊髓蛛网膜下腔造成的。常见的脊髓蛛网膜下腔出血原因为脊髓动静脉畸形破裂,极少数病例是脊髓动脉瘤破裂所致。脊髓动静脉畸形相关的脊髓蛛网膜下腔出血可合并脊髓髓内出血。

1.**临床表现** 脊髓蛛网膜下腔出血起病急骤,病灶平面或颈背部突发剧烈疼痛是特征性症状,系血液进入蛛网膜下腔,刺激脊髓或神经根所致。疼痛可向一侧或双侧下肢放射,偶可放射至腹部而误诊为急腹症。

患者临床症状轻重不一,轻者无任何神经功能缺损症状体征,如脊髓表面血管破裂可能只有颈背部根性痛,无脊髓受压表现。重者发病后迅速发展为截瘫、四肢瘫、下肢麻木、尿潴留,出现 Kernig 征。血液进入颅腔可出现意识障碍,常伴明显颅内症状而导致误诊。病变平面愈高,血液愈易流入颅内,颅内症状也愈严重,出现头痛、颈项强直及意识障碍。头痛等症状可为脊髓 SAH 首发症状,头痛可与脑 SAH 同样剧烈,但常迅速好转。

脊髓蛛网膜下腔出血由于脑脊液稀释作用,加上脊髓搏动降解纤维蛋白,很少形成血肿。但少数病例由于出血量大、出血速度快,导致脑脊液不能充分稀释血液,可形成脊髓蛛网膜下腔血肿(图 13-4-3)。

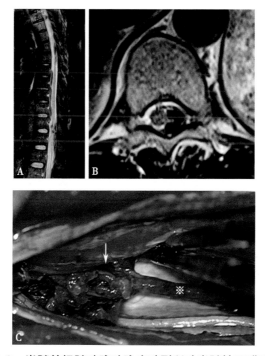

图 13-4-3　脊髓前根髓动脉动脉瘤破裂所致脊髓蛛网膜下腔出血
出血量较大,在蛛网膜下腔形成血肿,血肿急性期在 T_2WI 显示为低信号(A、B),图 C 显示破裂动脉瘤(箭头)位于前根髓动脉(※)。

2. **诊断**　由于绝大多数脊髓蛛网膜下腔出血的病因是脊髓动静脉畸形,因此结合病史与脊髓动静脉畸形的特征型影像学特点(详见下文)可进行诊断。急性期的脊髓蛛网膜下腔血肿在 T_2 表现为低信号,T_1 为高信号。脊髓蛛网膜下腔出血病例需行脑与脊髓造影明确病因。对各项影像学检查结果阴性的可疑病例可腰穿行脑脊液检验。

3. **治疗** 由于绝大多数单纯脊髓蛛网膜下腔出血病例的临床症状并不严重，因此治疗的目的主要对原发病进行干预，如明确为脊髓动静脉畸形出血的病例可根据病变特点选择介入或手术治疗。对于血肿较大具有占位效应的病例可急诊行血肿清除术解除脊髓压迫。

4. **椎管内出血的鉴别诊断** 椎管出血三种主要类型的临床表现相似，其鉴别诊断主要依赖影像学检查。MRI 可分辨大多数血肿的位置。明确原发病同样有助于血肿的鉴别诊断，比如硬脊膜外动静脉畸形只能导致硬脊膜外出血，而绝大多数脊髓动静脉畸形导致的出血位于硬脊膜下。

椎管出血与急性脊髓炎临床表现相似，但治疗策略完全不同，临床上需要鉴别诊断。相对而言，椎管内出血患者的进展更为迅速，急性脊髓炎患者脊髓功能障碍自出现到发展至最严重的状态需数小时至数日，而椎管内出血患者的症状可在数分钟内达到顶峰。另外，急性脊髓炎患者的疼痛程度较椎管内出血患者轻微并且部分患者在发病前 1～4 周可有上呼吸道感染、发热、腹泻等病毒感染症状，可帮助鉴别。磁共振是鉴别两者的主要手段，急性脊髓炎患者的 T_2 像表现为脊髓水肿、肿胀，水肿信号可累及多个节段。

四、脊髓血管畸形

脊髓血管畸形（spinal vascular malformation）是脊髓血管发育异常性疾病，整体上可分为动静脉畸形（arteriovenous malformation，AVM）和海绵状血管畸形（cavernous malformation）两类。

（一）分类

各国学者根据脊髓血管畸形病理学、病变部位及供血特

点等提出多种分类法。国内张鸿祺与凌锋等学者根据病变血管构筑与解剖部位提出了脊髓血管畸形的解剖分类,如下:

1. 硬膜内病变 ①脊髓海绵状血管畸形;②脊髓动静脉畸形;③神经根动静脉畸形;④终丝动静脉畸形。

2. 硬脊膜动静脉瘘

3. 椎管内硬脊膜外病变 ①椎管内硬膜外海绵状血管畸形;②椎管内硬膜外动静脉畸形。

4. 椎旁动静脉畸形

5. 体节性脊柱脊髓血管畸形 ①完全型:累及同一体节内所有组织,包括脊髓、椎骨、椎旁软组织及皮肤[Cobb's综合征;Klipple-Trenaunay-Weber(KTW)综合征];②部分型:累及同一体节内多种但并非所有组织。

(二)病因及发病机制

脊髓血管畸形的病因尚未完全明确,最新研究发现脊髓动静脉畸形与脑动静脉畸形相同,RAS/MAPK通路基因突变是其发生发展的重要原因。

动静脉畸形与海绵状血管畸形的发病机制有所不同。动静脉畸形引起临床症状的主要机制包括出血、脊髓静脉高压、占位压迫以及畸形团盗血。海绵状血管畸形的发病机制主要是病变反复出血,少数病例可因病变体积较大而压迫脊髓。同一个病变可造成上述多种病理生理过程同时发生。

(三)病理

1. 动静脉畸形由供血动脉、畸形血管以及引流静脉组成,畸形血管可表现为畸形血管团,由数量众多、直径较细的动静脉短路(arteriovenous shunt)组成;也可表现为动静脉瘘(arteriovenous fistula),其本质上是发生在直径较大动、静脉之间的动静脉短路。镜下畸形血管为迂曲蔓状或蚓状动静脉襻,病变区血管口径大小差别较大,管壁肌肉或弹力纤维消失仅残存一层薄膜,易破裂出血。

2．脊髓海绵状血管畸形属静脉畸形镜下结构为高度扩张薄壁血管样组织构成，界限清楚，呈海绵状或蜂窝状，腔内充满血液；病变组织由紧密血管构成，无包膜。海绵状血管畸形窦壁菲薄，由于病变反复发生出血，镜下可见机化血肿、纤维组织增生以及含铁血黄素沉积等病理表现过。

（四）临床表现

1．**硬脊膜下脊髓动静脉畸形**　硬脊膜下脊髓动静脉畸形多在青少年发病，平均发病年龄不到 25 岁，男女比例约 1.5∶1。这类病变可以通过突发或逐渐两种方式发病，两者比例约为 3∶2。其中绝大多数突发起病病例是由病变出血导致的，极少部分可能是由于主要引流静脉闭塞造成的。逐渐起病则是由脊髓静脉高压、压迫以及盗血等病理生理过程造成的。

病变出血可在该脊髓神经支配区突发剧烈根痛、根性分布感觉障碍或感觉异常，受累水平以下神经功能缺失，如上运动神经元性瘫和 / 或下运动神经元性瘫，表现不同程度截瘫，根性或传导束性分布感觉障碍，以及脊髓半切综合征，括约肌功能障碍表现为二便不同程度的失禁或潴留。少数表现单纯脊髓蛛网膜下腔出血，可见颈强直及 Kernig 征等。突发起病后超过 70% 的患者可在发病后 2 个月内逐渐缓解，但位于中胸段、初始症状较重以及发病年龄较高者不易缓解。逐渐起病者往往表现为逐渐进展的脊髓功能障碍，病变节段以下逐渐出现脊髓功能障碍，包括肌力下降，深浅感觉减退，括约肌功能障碍。若上述症状是由脊髓静脉高压所致，随着脊髓水肿累及的节段增多，脊髓功能障碍累及的范围也将逐渐扩大。国内张鸿祺、凌锋等于 2019 报道了硬脊膜下脊髓动静脉畸形的自然病史，发现此类疾病在发病后自然病史恶劣，整体上脊髓功能障碍年加重率约 30%，出血率约每年 10%。

2．**硬脊膜动静脉瘘**　硬脊膜动静脉瘘是脊髓血管畸形中最常见的亚型，发病率约每年 5/1 000 000～10/1 000 000，多见于男性，男女比约 5：1，平均发病年龄约 50～60 岁。约 80% 的病灶位于胸腰段。该病向髓周静脉引流，导致脊髓静脉高压而起病，由硬脊膜动静脉瘘导致的出血罕见。临床表现常见双下肢无力、感觉异常和括约肌功能障碍，一般无疼痛。症状常在活动或改变姿势后加重。典型病例呈慢性进行性非对称性双下肢瘫。硬脊膜动静脉瘘病情进展相对较快，Aminoff 等学者的研究表明在出现运动症状后的 3 年内，将有超过 90% 的患者需借助轮椅出行。

3. 海绵状血管畸形 海绵状血管畸形男女比例约 1.3：1，平均发病年龄约 35 岁，好发于胸段脊髓。脊髓海绵状血管畸形的年出血率约 2%～4%，临床上因病灶反复出血或压迫脊髓，表现为急性或进行性加重的脊髓功能障碍。

（五）辅助检查

1. 脑脊液检查 脑脊液检查如椎管梗阻可见 CSF 蛋白增高，压力低。血管畸形破裂发生脊髓蛛网膜下腔出血可见血性脑脊液。

2. 脊柱 X 线平片 脊柱 X 线平片可显示 Cobb's 综合征患者椎体、椎板及附件破坏。脊髓碘水造影可确定血肿部位，显示脊髓表面血管畸形位置和范围，不能区别病变类型。可显示碘柱内粗细不均扭曲状透亮条影附着于脊髓表面，透视下可发现畸形血管搏动，注入造影剂后患者仰卧如显示"虫囊样"可提示本病。脊髓造影可显示髓周异常血管影，病变血管水平出现梗阻或充盈缺损，脊髓直径正常，也可显示硬膜外占位征象。

3. CT CT 对脊髓血管畸形有一定诊断价值，可显示脊髓局部增粗、出血或梗死等，增强后可发现血管畸形。CTA 可重建异常血管形态，初步明确病变类型，是脊髓血管畸形初诊的良好工具。

4. MRI MRI 对脊髓血管畸形具有重要诊断价值。T_2 像可显示典型的血管流空信号,髓内动静脉畸形可见髓内蚓状流空信号(图13-4-4)。海绵状血管畸形 MRI 图像可表现局部脊髓膨大,内有高低混杂信号的桑葚样病灶(图13-4-5)。此外,MRI 可明确显示脊髓水肿、血肿等病理征象,有辅助诊断的价值(图13-4-6)。

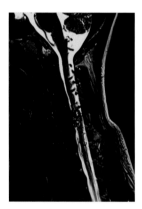

图 13-4-4 脊髓动静脉畸形的 MRI 检查

T_2WI 可见在脊髓表面及髓内可见蚓状流空信号,髓内可见异常高信号。

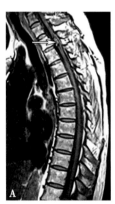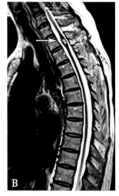

图 13-4-5 脊髓海绵状血管瘤 MRI 检查

T_1WI(A)、T_2WI(B)可见 T_2~T_3 椎体平面髓内局灶高低混杂信号的桑葚样病灶(箭头),病灶处胸髓增粗。

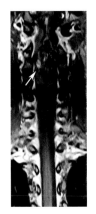

图 13-4-6　脊髓血管畸形出血 MRI 检查

T_1 像可见髓内血肿信号（箭头），提示脊髓血管畸形出血。

5. **选择性脊髓血管造影**　是目前确诊和明确病变分类的唯一方法，为治疗提供决定性的指导作用。脊髓血管造影检查可对病变精确定位，明确区分血管畸形类型，显示畸形病变体积大小、累及范围以及与脊髓的关系，还可以清楚显示动静脉畸形的血管构筑，明确供血动脉和引流静脉的形态与直径，有助于治疗方案的制定，在进行血管造影的同时可对病变进行介入治疗（图 13-4-7、图 13-4-8）。海绵状血管畸形的血管造影是阴性的。

（六）诊断及鉴别诊断

1. **诊断**　患者的病史及症状体征，磁共振以及脊髓血管造影可为诊断提供确切证据。出现突发或逐渐进展的脊髓功能障碍患者需首先接受磁共振检查，若发现血管流空信号或可疑的脊髓水肿、血肿等征象，需尽早进行脊髓血管造影检查，以明确病变类型。

2. **鉴别诊断**　由于此病罕见并且临床症状不具有特异性，早期常被误诊为其他类型脊髓病，需注意与急性脊髓炎、脊髓肿瘤、腰椎退行性变等鉴别。

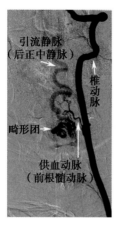

图 13-4-7　脊髓动静脉畸形血管造影图像

病变由椎动脉发出的前根髓动脉供血，向头端引流。

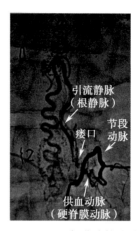

图 13-4-8　硬脊膜动静脉瘘血管造影图像

病变瘘口位于硬脊膜内，由节段动脉的分支 - 硬脊膜动脉供血，由根静脉向脊髓表面引流。

急性脊髓炎在发病前可有上呼吸道感染、发热、腹泻等病毒感染征象，MRI 见脊髓水肿、肿胀，可累及多个节段，无脊髓血管流空信号，DSA 阴性。

部分脊髓肿瘤特别是血管母细胞瘤血运丰富，MRI 可见典型的血管流空信号；DSA 可见供血动脉和病变的引流静脉，肿瘤可见造影剂浓染，与脊髓动静脉畸形易混淆。血管母细胞瘤瘤体边界清晰、瘤体内不具有流空信号，在增强磁共振影像上均匀强化可帮助辨别（图 13-4-9）。

腰椎退行性变与硬脊膜动静脉瘘临床表现相似，但注意分辨磁共振影像的血管流空信号是两者鉴别的关键。

未成年人群的椎管容积大，脑脊液流动通畅，在磁共振 T_2 像可形成类似血管流空的斑片状低信号伪影，若患者合并其他造成神经功能障碍的疾病在临床上易造成误诊，需注意鉴别（图 13-4-10）。

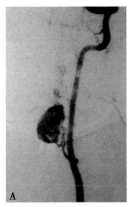
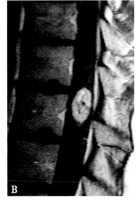

图 13-4-9　血管母细胞瘤影像学表现

A. 脊髓血管母细胞瘤行血管造影时瘤体造影剂浓染，可见明确的供血动脉以及引流静脉，易与动静脉畸形混淆；B. 血管母细胞瘤在增强 MRI 上可见边界清晰的肿瘤信号。

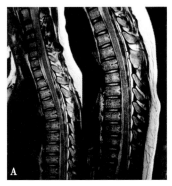
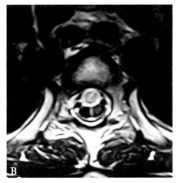

图 13-4-10　10 岁男童脊髓 MRI T$_2$ 像

可见髓周存在大量斑片状低信号，系儿童椎管容积相对较大，脑脊液流动形成的伪影，易与血管流空信号混淆造成误诊。

（七）治疗

脊髓血管畸形的治疗根据病变解剖部位与血管构筑情况可采取介入治疗、显微手术治疗，部分病例需两种治疗方式联合干预。

1. **硬脊膜下动静脉畸形的治疗** 由于病变结构复杂并且与脊髓解剖关系密切，硬脊膜下脊髓血管畸形的治疗是神经外科医师面临的最大挑战之一，目前该类病变整体的治愈率不足 40%，而治疗相关的脊髓功能障碍加重发生率可达 15%。病变偏向脊髓背侧或侧方、结构相对致密的患者可首选显微外科手术切除以争取最高的治愈率。对于无法手术切除的患者可进行介入治疗，介入治疗的首要目的是闭塞动脉瘤样结构和流量较高的动静脉瘘以降低脊髓功能障碍加重风险。

2. **硬脊膜动静脉瘘的治疗** 根据血管构筑选择手术治疗或栓塞治疗，均可获得良好疗效，若采取正确的治疗方式，此类疾病的治愈率高达 99%。对于血管走行平直，微导管可到达病变近端的病例可首选栓塞治疗，术中栓塞剂需到达引流静脉近端。对于无法栓塞治疗的病例可手术闭塞引流静脉近端从而治愈病变。

3. **海绵状血管畸形的治疗** 手术切除是该病唯一最有效的手段，对于病灶位于脊髓中后部、有症状的海绵状血管畸形，采取显微外科手术完全切除病灶已成共识。

4. **硬脊膜外和椎旁动静脉畸形的治疗** 绝大多数硬脊膜外和椎旁动静脉畸形是由于静脉湖导致的占位效应或根静脉反流导致的 VHM 出现症状，因此对于病变体积较小的病例可通过介入或显微手术的方式完全闭塞引流静脉近端获得治愈。对于体积较大，累及范围较广的病变只能通过介入的手段，闭塞流量较高的动静脉瘘或畸形团以降低病变流量，缓解症状进展。

5. **脊髓血管畸形合并症的治疗** 发病急性期在明确病因、针对原发病进行治疗的同时还需视具体病情使用脱水剂、止血剂及其他对症治疗。截瘫患者应加强护理，防止合

并症如褥疮和尿路感染。急性期过后或病情稳定后应尽早
开始肢体功能训练及康复治疗。

（张鸿祺）

第五节　脊髓脊柱先天性疾病

一、小脑扁桃体下疝畸形与脊髓空洞
（一）小脑扁桃体下疝畸形

1. **概念**　Chiari 畸形又称小脑扁桃体下疝（Arnold-Chiari malformations），是由奥地利病理学家 Hans Chiari 和德国病理学家 Julius Arnold 在 19 世纪 90 年代共同描述的。表现为小脑扁桃体延长如楔形，下疝至椎管内。同时可伴延髓和部分第四脑室一并下移。造成颅后窝空间狭小，局部脑脊液循环障碍，从而引起一系列的病理生理改变和神经功能障碍。

2. **病因**　Chiari 畸形和脊髓空洞均可由先天及后天因素引起。先天性 Chiari 畸形目前比较公认的病因是在胚胎发育时期，由于中胚层体节枕骨部发育不良，导致枕骨发育迟缓滞后，而小脑、脑干发育正常，使得出生后正常发育的后脑结构因颅后窝空间狭小而疝入椎管内。

近年国内外还有一些新的观点。比如印度的 GOEL 教授认为 Chiari 畸形均继发于寰枢椎关节的不稳定，即 Chiari 畸形为一种机体自身的保护性措施，他将其称为"安全气囊"。但这种观点并未被所有的学者认可。

3. **流行病**　小脑扁桃体下疝畸形的发病率约为 0.7%，而在儿童可能达到 4%。平均发病年龄 41 岁（12～73 岁），女性稍多（男女比例为 1∶1.3）。30%～76% 的 Chiari 畸形患者出现脊髓空洞，合并 Chiari 畸形Ⅰ型和脊髓空洞的患者中 7%～9% 出现脑积水。与 Chiari 畸形明确相关症状的持续时间平

343

均为 3.1 年(1 个月～20 年),如果包括头痛等不典型症状,则为 7.3 年。考虑我国的人口基数,保守估计,约有 700 万小脑扁桃体下疝畸形患者,在 MRI 等检查技术应用越来越广泛后,预计更多的患者将被发现患有此类疾病。

4. Chiari 畸形的分类　1891 年 Hans Chiari 在首次描述该疾病时将其分为三型。1 型:小脑扁桃体以及小脑蚓部疝入椎管内。2 型:第四脑室疝入椎管内。3 型:在 1、2 型基础上合并脊柱裂、脑膜膨出。

在此基础上,应用更为广泛的解剖分型将小脑扁桃体下疝分为四型。Ⅰ型:最为常见。表现为小脑扁桃体向下移位,超过枕骨大孔水平面 5mm 以上。常合并脊髓空洞。Ⅱ型:在Ⅰ型异常的基础上,合并脑干、小脑蚓部与第四脑室向下移位,此型常合并脊髓脊膜膨出、脑积水或其他颅内畸形。Ⅲ型:罕见,表现为延髓、小脑甚至第四脑室疝入枕部或上颈段脑(脊膜)膨出之中。Ⅳ型:罕见,表现为小脑发育不全或缺如。

近年又出现了 Chiari 畸形 0 型和 1.5 型的概念。0 型:存在 Chiari 畸形的临床表现,小脑扁桃体无或轻度下疝,未超过枕骨大孔平面 5mm。常合并脊髓空洞。1.5 型:指有小脑扁桃体下疝但不伴脑干延长和第四脑室变形。

随着对 Chiari 畸形认识的加深,越来越多的学者认识到评估颅颈交界区脑脊液循环在 Chiari 畸形诊断治疗中的作用,并开展针对性的个体化治疗。应用磁共振相位对比电影技术,可将 Chiari 畸形Ⅰ型按脑脊液循环障碍发生部位分成三种类型(图 13-5-1)。Ⅰ型:脑脊液梗阻位于脑及小脑扁桃体后的颅后窝间隙(C)。Ⅱ型:脑脊液梗阻位于中脑导水管及四脑室间隙,小脑及小脑扁桃体后的颅后窝间隙(B+C)。Ⅲ型:脑脊液梗阻位于脑干腹侧间隙、四脑室间隙及小脑扁桃体后间隙(A+B+C)。根据不同的分型,进行不同的减压策略。

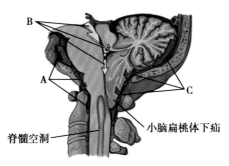

图 13-5-1 小脑扁桃体下疝脑脊液循环的三个通路

根据磁共振相位对比电影技术,可将小脑扁桃体下疝脑脊液循环分为三个通路。A. 腹侧斜坡与脑干间隙;B. 中脑导水管及四脑室间隙;C. 小脑及小脑扁桃体后的颅后窝间隙。

5. **临床表现** Chiari 畸形的临床表现主要可分为四类:

(1)颅后窝狭窄症状:头痛、构音障碍、吞咽困难、眩晕、肩背痛、上肢疼痛。

(2)脊髓中央管受损症状:肢体活动障碍、瘫痪、肢体强直痉挛、肌肉萎缩、肌张力障碍、腱反射亢进、感觉障碍、自主神经功能紊乱。

(3)小脑受损症状:共济失调、眼球震颤、行走不稳、精细活动障碍、运动性震颤。

(4)脑干功能障碍症状:以呼吸循环功能紊乱为主。

6. **诊断与鉴别诊断**

(1)Chiari 畸形诊断:中青年发病,存在典型的颅后窝狭窄症状,伴或不伴脊髓中央管受损,小脑症状。MRI 示小脑扁桃体下疝至椎管内或伴延髓第四脑室延长下移可明确诊断。

1)MRI:一般认为,在核磁共振正中矢状位上,小脑扁桃体下疝至枕大孔平面以下 5mm 即可诊断。若下移小于 5mm,但存在 Chiari 畸形临床症状同样可诊断。核磁共振同样可判断是否合并脊髓空洞、脊髓脊膜膨出等其他病理改变。

MRI-Cine,即磁共振相位对比电影技术可以定性、定量评估颅颈交界区脑脊液循环情况。

2）CT：颅颈交界区三维 CT 可以判断齿状突的位置，寰齿间隙距离，以及寰枢椎侧方关节情况。即判断小脑扁桃体下疝是否合并颅底凹陷，寰枢椎脱位，扁平颅底，寰枕融合等骨性畸形。对于复杂及翻修手术病例，同时可完善 CTA 检查，主要目的为判断椎动脉走行。

（2）鉴别诊断：应与小脑或枕骨大孔区肿瘤进行鉴别诊断。

小脑或枕骨大孔区肿瘤：良性肿瘤病史较长，可有颅内压增高、后组脑神经及小脑症状。可继发引起小脑扁桃体位置下移。完善 MRI、CT 检查可发现占位，同时可出现幕上脑积水征象。

7. **治疗**　Chiari 畸形合并脊髓空洞的治疗的原则是：解除枕骨大孔区的狭窄梗阻，恢复脑脊液正常的循环，从而进一步给脑和脊髓恢复功能的机会。

有明确的神经功能障碍，病情进行性发展，应早期行手术治疗。关于手术方式的选择，目前尚无统一标准。目前常用的减压方法有单纯骨性减压，硬膜下减压和蛛网膜下彻底减压三种。

骨性减压的范围不应过大，宽度应以椎管宽度为准。传统的大范围减压会造成小脑的进一步下垂，颈椎稳定性同样受到破坏，引起新的神经功能障碍。

硬膜下减压，保留蛛网膜完整。强调在骨性减压的基础上，显微镜下 Y 形剪开硬膜，不破坏蛛网膜，从而进一步扩大颅后窝容积。以改善脑脊液循环。

蛛网膜下减压是传统和经典的方法。随着显微技术的提高，可以通过很小的手术切口，做到软膜下小脑扁桃体切除。这也是公认的治疗 Chiari 畸形合并脊髓空洞最有效的办法。但该方法术后并发症较多，包括发热、无菌性脑膜炎、颅内感染、蛛网膜粘连等。术后建议行间断腰椎穿刺或腰大池引流，促进脑脊液代谢。

对于是否切开硬膜及蛛网膜是目前争议最多的技术细节。局部脑脊液循环和脊髓空洞情况是重要的参考指标。总的来说，当小脑扁桃体后方，四脑室出口，脑干前方均出现脑脊液循环障碍，脊髓空洞较重时，应行蛛网膜下腔减压，最大限度地恢复脑脊液循环。术中同时可以应用术中 B 超技术辅助探查减压前后脑脊液动力学变化。如脑脊液循环障碍仅限于小脑扁桃体后方，不合并脊髓空洞或空洞轻微，可尝试行单纯骨性减压。

8. **预后**　术后需关注的并发症是呼吸窘迫，常发生于术后 5 天内，需进行严密的呼吸监测。其他术后并发症还包括，脑脊液漏，小脑半球疝，血管损伤等。疼痛症状一般可于术后缓解，肢体肌力下降不易改善，尤其是有肌肉萎缩者。

（二）脊髓空洞

1. **概念**　脊髓空洞症（syringomyelia）是一种缓慢进行性的脊髓退行性变。表现为脊髓中央管扩张，形成囊性或管状空腔，空洞常位于脊髓中央，也可呈偏心性发展。Chiari 畸形常合并脊髓空洞，多发生于颈胸段脊髓，早期临床症状局限和轻微，随着病情的进展，晚期可引起相应脊髓节段严重的神经功能障碍。

2. **病因**　对于 Chiari 畸形并发脊髓空洞的病因至今尚无定论。较为公认的假说有流体动力学说和颅内椎管压力分离学说。前者认为由于颅后窝狭窄，脑脊液循环受阻，使得受到堵塞的四脑室出口不断受到脑室内脑脊液的搏动冲击，使得脊髓中央管逐渐扩大。随后中央管内的脑脊液反复冲击中央管并向外膨胀，破坏室管膜进入脊髓实质，形成与中央管相通的多房空洞。后者认为枕骨大孔区蛛网膜下腔梗阻造成颅内、椎管压力失衡。当咳嗽用力时，胸腔压力升高，脊髓蛛网膜下腔的压力同样升高,由于小脑扁桃体下疝造成颅后窝狭窄,压力不能向颅内传递,就由脊髓中央管向蛛网膜下腔扩散,形成脊髓空洞,并逐渐向上扩展,至延髓空洞。

3. 流行病 国内尚无脊髓空洞相关的流行病学资料。根据国外的数据显示,发病率约为 8/10 万～34/10 万,中青年好发,男性稍多于女性。随着影像学技术的发展,脊髓空洞的发病率也呈逐年上升的趋势。

4. 脊髓空洞的分类 脊髓空洞分为可分为特发性和继发性。特发性脊髓空洞无确切病因。继发性脊髓空洞可由于小脑扁桃体下疝畸形,外伤或肿瘤等因素引起。

5. 临床表现 脊髓空洞的临床表现主要可分为三类:

(1)感觉异常症状:根据病变部位的不同,表现不同。最早症状常为单侧的感觉,温度觉障碍。可有痛温觉丧失,而触觉及深感觉完整的分离感觉障碍。常在手部发生灼伤或刺、割伤后发现痛温觉缺失。许多患者在痛温觉消失区域内有自发性的中枢痛。

(2)运动障碍症状:颈胸段脊髓空洞出现一侧或两侧上肢无力,肌张力下降,尤其以双手鱼际肌,骨间肌萎缩最为明显,严重者呈爪形手畸形。且可发生肌肉震颤。空洞如发生出血,症状可能突然加剧。

(3)自主神经损害症状:空洞可引起病变节段肢体与躯干少汗,温度降低,指甲角化过度、萎缩,失去光泽。晚期可出现大小便功能障碍。

6. 诊断与鉴别诊断

(1)脊髓空洞诊断:成年期发病,常有其他先天性缺陷存在,如小脑扁桃体下疝。节段性分布的分离感觉障碍,手部及上肢的肌肉萎缩,以及自主神经与营养性障碍。结合影像学检查可明确诊断。

1)MRI:对空洞的部位、形态、长度、范围及其他病变能提供准确的信息，也能看到空洞内的部分分隔。颅颈交界区的 MRI 可明确是否存在小脑扁桃体下疝。同时可行 MRI-cine，即脑脊液相位电影检查，明确空洞区域脑脊液流动情况。

2）CT：头颅 CT 可发现是否合并脑积水，甚至肿瘤或蛛网膜囊肿。颈部 CT 可发现是否合并颅底凹陷，寰枢椎脱位等畸形。

3）诱发电位及肌电图：可了解神经功能受损情况。

（2）鉴别诊断

1）脊髓肿瘤：脊髓肿瘤可造成肌肉萎缩以及节段性感觉障碍，某些髓内肿瘤分泌的液体积聚在肿瘤上下方也可使脊髓直径加宽。但肿瘤病例病程进展较快，神经根性疼常见，营养性障碍少见。

2）颈椎骨关节病：可造成上肢肌肉萎缩，但神经根痛常见，病变水平明显的节段性感觉障碍少见。可完善颈椎 X 线摄片。

3）尺神经麻痹：可产生骨间肌及中间两个蚓状肌的局限性萎缩。肘后部位的神经通常有压痛。

7. 治疗

（1）继发性脊髓空洞的治疗：首先应消除引起脊髓空洞的病因。如合并脑积水应行脑室腹腔分流术；合并颅颈交界区畸形，如小脑扁桃体下疝，行颅后窝，颅颈交界区减压术。根据临床症状，小脑扁桃体下疝程度，脊髓空洞程度，脑脊液流动情况，减压可分为单纯骨性减压，硬膜下减压，和蛛网膜下减压。合并椎管内肿瘤的脊髓空洞，大多由髓内肿瘤引起，如室管膜瘤，星形细胞瘤，应行肿瘤切除术。大多患者空洞也会随之减小。

（2）特发性脊髓空洞的治疗：可行脊髓空洞切开引流术，于脊髓最膨隆处切开，到达空洞腔，切开并排放液体，于空洞腔内放置一细硅胶管，分流可向蛛网膜下腔及腹腔分流。但蛛网膜下腔和空洞腔无压力梯度,所以效果有时欠佳。腹腔分流由于分流管细小,空洞引流量比脑室引流量小得多,容易被网膜包裹而失效。脊髓空洞胸腔分流术是一种很好的选择,因为胸膜腔的负压吸引作用,对于空洞症状的缓解效果良好。

（3）对于晚期病例,脊髓空洞巨大或神经萎缩退变明显者。手术治疗效果有限。可同时辅以神经营养,血管扩张药物,以及尝试理疗,针灸等方法,延缓症状进展。

8. **预后** 由于疾病的自然史变化较大,较难评估治疗结果。一般来讲,术前神经功能越好的病例,预后越好。当已经出现严重的运动,感觉障碍,临床治疗效果往往有限。

二、脊柱裂与脊髓拴系综合征
（一）脊柱裂
1. **概念** 脊柱裂（spinal bifada）（图 13-5-2）是脊椎管的完全或部分没有完全闭合的状态,是一种常见的先天性神经管畸形。最早是由 Nicholas Tulp（1593—1674）发现及命名的。临床中常见的是部分脊柱裂。可分为显性和隐性两类。

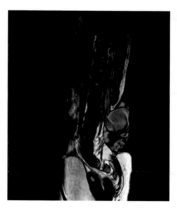

图 13-5-2 脊柱裂 MRI

显性脊柱裂由于椎板闭合不全，椎管内组织通过缺损处向椎管外膨出，在背部或腰骶部形成囊性包块，及脊膜膨出或脊髓脊膜膨出。隐性脊柱裂常存在 1 个至数个椎板闭合不全，但无椎管内容物膨出。

2. **病因**　脊柱裂的病因一般认为是由于胚胎期神经管及其周围的中胚层组织闭合不全所引起，导致椎板闭合不全。目前观点较多认同为遗传因素与环境因素相互作用的结果，神经管畸形属多基因遗传病，因此先天性脊柱裂患儿常合并其他脏器畸形，孕期受各种理化因素影响。

3. **流行病**　脊柱裂以脊膜脊髓膨出的神经管畸形形式（NTDS）最常见，危害也最大，是围产儿死亡和致残的原因之一，文献报道发病率占新生儿的 0.1%～0.2%。约占全部畸形的 20%～25%。曾有生产过脊柱裂患儿的母亲，再出生脊柱裂患儿的风险是正常人的 20～30 倍。有母系亲戚生产脊柱裂患儿家族史的，其脊柱裂患儿的发病风险也会增加。隐性脊柱裂的发病率国外一般认为约占总人口的 17%，我国报道约占总人口的 37.7%。

4. **脊柱裂的分类**　早在 1886 年，Friedrich Daniel von Recklinghausen（1833—1910）基于鞘膜囊内容物的特征首次提出了先天性脊柱裂的分类方法，该分类方法较为经典，目前仍在普遍使用。国外学者建议使用可以精确界定的分类依据和术语，如根据临床表现是否有神经组织暴露和脑脊液漏将先天性脊柱裂分为开放性脊柱裂和闭合性脊柱裂。根据是否存在椎管内容物膨出分为隐性脊柱裂及显性脊柱裂。

（1）隐性脊柱裂：此类畸形很多见，有的没有神经系统症状，对健康没有影响。但有很多存在脊髓、神经发育异常或合并其他病理情况，如局部瘢痕、神经基板暴露、皮毛窦、终丝紧张、终丝粘连、终丝脂肪瘤、蛛网膜囊肿、表皮样囊肿、皮样囊肿、畸胎瘤、脊髓末端脊髓空洞症、神经根憩室形成等。

（2）显性脊柱裂：①脊膜膨出，多见腰或腰骶部。硬脊膜经椎板缺损向外膨出达皮下，腰骶部肿块，肿块较软，有时压迫出现头疼症状。②脊膜脊髓膨出：比脊膜膨出少见。除脊膜外，膨出囊内有脊髓组织。③脊柱前裂：少见，脊膜向前膨出进入体腔。

5. 脊柱裂脊膜膨出与脑积水　65%～85% 的脊柱裂脊膜膨出患儿会出现脑积水，5%～10% 的脊膜膨出新生儿会同时合并脑积水。约超过 80% 的脊髓脊膜膨出患儿会在出生六个月内出现脑积水。由于手术修补脊柱裂脊膜膨出后，可引发患儿出现症状性脑积水，并需要手术治疗脑积水。

6. 临床表现　局部表现：出生后在背部中线可见有皮肤缺损或囊状肿物，有搏动感，有时可压缩，根部可触及脊椎的缺损。囊底周围常有血管瘤样皮肤和毛发，囊肿随年龄增长而增大，囊腔较大时，透光试验阳性。可合并有 Arnold-Chiari 畸形。

神经系统症状与脊髓和脊神经受累程度有关，较常见的为下肢瘫痪、大小便失禁等。如病变部位在腰骶部，出现瘫痪和肌肉萎缩，感觉消失。足部、会阴及下肢后侧皮肤感觉缺失，以痛温觉障碍为主。有些轻型病例，神经系统症状可能很轻微。随着患儿年龄长大，神经系统症状常有加重现象，这与椎管增长比脊髓快，对脊髓和脊神经的牵扯逐渐加大有关。

7. 诊断

（1）脊柱 X 线平片：可初筛显示出脊柱裂，中线骨性结构、半侧椎体和椎间盘异常。

（2）CT：能清晰地显示出脊柱裂所在位置及面积以及脊髓纵裂畸形及其他脊柱骨质发育缺陷。

（3）MRI：检查可见是否存在脊髓脊膜膨出、终丝紧张、终丝粘连、终丝脂肪瘤、蛛网膜囊肿、表皮样囊肿、皮样囊肿、畸胎瘤、脊髓末端脊髓空洞症、神经根憩室形成等。

8. 脊髓脊膜膨出的常规处理原则

（1）病变的评估和治疗

1）测量病变的大小。

2）确定病变是否破裂：①已破裂者，抗感染治疗；②未破裂者，无须应用抗生素。

3）使用无菌无黏性辅料覆盖病变，并使用生理盐水海绵覆盖防止干燥。

4）患者俯卧：头低脚高防止病变受压。

5）如脊膜膨出合并小脑扁桃体下疝需要以下处理：①测量头围，监测是否存在进展性脑积水引起头围增大。② 24小时内行头部超声或 CT 检查。③检查是否存在呼吸喘鸣、呼吸暂停。

（2）神经系统的评价

1）观察下肢自主运动，自主运动好预后好。

2）采用下肢肌电及肛门肌电评估术前神经系统情况，术前损伤越小、受损伤时间越短，代表预后越好。

（3）其他合并症的处理

1）脊柱畸形：需要进行详细的评估，脊柱畸形的角度及进展程度，决定是否需要矫正。

2）神经源性膀胱、神经源性肠道：术前需泌尿科及普外科会诊是否需要处理并常规导尿，查看是否存在泌尿系感染。

3）下肢静脉血栓：卧床患者需要行下肢血管超声检查除外血栓，如存在血栓需要行抗凝处理或手术前血管科放置静脉滤网。

9. 治疗

（1）手术目的：切除病变、修补脊柱裂、松解脊髓和神经根粘连，从而挽救和保护正常神经功能，使丧失的神经功能尽可能得到恢复，以防止神经功能进一步恶化等。如显性脊柱裂诊断确立均应采取积极的手术治疗,隐性脊柱裂如没有神经系统症状,不存在脊髓、神经发育异常或合并终丝紧张、脂肪瘤等其他病理情况,可严密观察暂不行手术治疗。

（2）手术时机:通常在生后半年内可以耐受手术时实施手术,也可发现后立即手术。如囊壁破溃已有感染或存在脑脊液漏者,应在积极抗感染治疗和创面清洁或接近愈合时机及手术处理。

（3）手术原则:彻底松解粘连的脊髓和神经是手术的主要目的。电生理监测保护显微镜下仔细地松解硬脊膜内粘连病变或经脊柱裂膨出的脊膜及神经组织,使脊髓和马尾神经得以彻底松解。

1）患者取俯卧位,在切开硬膜前取头低脚高位,避免脑脊液过度外流。

2）脊髓脊膜膨出型显性脊柱裂需要将膨出的"囊"在显微镜下仔细分离,尽可能保证囊壁完整,如膨出的脊膜破裂可顺势将包膜切开,如内有脊髓或神经仔细剥离并还纳。

3）修剪多余硬脊膜,松解并梳理粘连的神经,切断终丝,用硬脊膜或补片扩大缝合硬脊膜囊。

4）脂肪瘤型隐性脊柱裂,因脂肪瘤包裹马尾神经生长,神经电生理监测下保护好神经根,脂肪瘤切除在显微镜下进行,不必强求脂肪瘤的完全切除,可以使用超声吸引器处理脂肪瘤与脊髓圆锥的界面。

5）合并皮样囊肿的脊柱裂需要尽可能连将囊壁完全切除,囊壁残留很容易造成囊肿复发,虽然囊肿体积减小可使拴系症状缓解,但是皮样囊肿的特性导致再拴系的风险比脂肪瘤大。

6）在切除合并的肿瘤和松解脊髓神经粘连后,需要采用不可吸收人工脊柱膜修补脊柱裂并防止术后再粘连。

10. **预后** 如果不治疗,只有 14%～30% 的脊膜膨出患儿可以存活。其中智力正常的占70%，约50%的脊膜膨出患儿可以行走。

如果治疗及时，脊膜膨出患儿的存活率可以提高到85%以上，呼吸抑制、误吸与合并Chiari畸形Ⅱ型或Ⅲ型是早期死亡的主要原因。后期死亡往往与合并的其他消化道、泌尿系等并发症有关。80%脊膜膨出患儿拥有正常的智商。合并大小便功能障碍和泌尿系感染的患儿容易出现精神障碍。40%～85%脊膜膨出患儿有正常行走功能。3%～10%的脊膜膨出患儿有正常的大小便功能。

（二）脊髓拴系综合征

1. 概念　脊髓拴系综合征（tethered cord syndrome，TCS）（图13-5-3）是由于各种先天和后天原因引起脊髓或圆锥受牵拉不能正常上升，使其位置低于正常，引起一系列神经功能障碍和畸形的综合征。

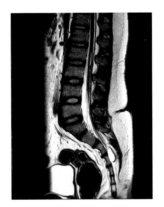

图13-5-3　脊髓拴系综合征MRI

2. 病因　胚胎发育初期，脊髓和脊柱的长度相等，随着胚胎的不断发育，脊髓的生长速度慢于脊柱的生长，而脊髓头端与颅脑相连，因而相对固定，脊髓尾端便在椎管内不断上升。上升过程中由于先天性或后天性原因致脊髓圆锥低位、终丝增粗使脊髓活动受限,从而牵拉脊髓,使脊髓不能正常上升,位置低于正常而形成脊髓拴系,这样会造成脊髓缺血缺氧改变,最终发生不可逆的神经系统变性等病理改变。

3.**流行病** 脊髓拴系综合征患病率是 0.25% 左右,临床症状出现时间不一,患病群体年龄跨度从儿童到老年。

4.**脊髓拴系综合征的分类** 该病最早由 Garceau 于 1953 年描述,Yamada 等于 1981 年正式命名。脊髓拴系综合征的病因学分型有多种类型,Lee 等根据牵拉原因将其分为 5 种类型:脊髓脊膜膨出型;终丝紧张型;脂肪瘤样畸形;脊髓纵裂畸形;蛛网膜粘连。

5.**临床表现**

(1)疼痛:最常见,为难以描述疼痛、触电样痛或不适。

(2)感觉障碍:多为大小便区域感觉减退或麻木逐渐加重。

(3)运动障碍:主要是下肢进行性无力,可单侧或双侧,儿童可出现下肢长短和粗细不一,呈脚面向外翻,皮肤溃疡等。

(4)遗尿、尿急、尿频、尿失禁和尿潴留,便秘或大便失禁。

(5)腰骶部皮肤异常:90% 的儿童患者有皮下肿块,50% 有皮肤窦道、脊膜膨出、血管瘤和多毛症。

6.**诊断**

(1)脊柱 X 线平片:可了解脊柱裂、脊柱侧弯等脊柱畸形情况。

(2)腰骶椎 CT:CT 平扫及三维重建表面法可评估脊柱裂的面积及位置,明确是否合并脊髓纵裂畸形以及其他椎板、椎间关节和椎弓根的发育缺陷。

(3)MRI 检查:是诊断该疾病最佳方法,如圆锥低于 L_2 椎体下缘或终丝直径大于 2mm 或终丝紧张甚至附着于 L_5 脊膜可诊断。

7.**治疗** 早期手术治疗可以有效防止并发症的发生。如不行手术治疗,随着年龄增长,将发展为难以矫正的肢体畸形或神经功能障碍。神经电生理监测对脊髓拴系松解术有重要意义，已成为脊髓拴系松解手术前、后神经功能评估和手术中神经功能监测的必备辅助技术。

手术原则：①患者通常取俯卧位或侧俯卧位，在切开硬膜前取轻度头低脚高位，避免脑脊液过度外流。②显微镜下分离增厚粘连蛛网膜，达到彻底松解对脊髓、神经根的粘连，梳理粘连的马尾神经。③去除导致拴系的肿瘤因素如畸胎瘤、脂肪瘤等。脂肪瘤样脊髓拴系综合征，因脂肪瘤包裹马尾神经生长，神经电生理监测下保护好神经根，脂肪瘤切除在显微镜下进行，争取完全切除脂肪瘤，但一定要保护好与脂肪粘连的脊髓和神经根。可以使用超声吸引器处理脂肪瘤与脊髓圆锥的界面。④终丝如张力高可于 L_5/S_1 水平行终丝离断。终丝与神经根不同之处在于终丝表面有特征性弯曲血管。显微镜下终丝明显较神经根发白，偶有增粗并黄化变性。终丝内有韧带样束条穿过。术中电生理监测辅助鉴别终丝更加准确。⑤关闭硬膜前充分止血，避免脊髓、神经根长时间受到血性刺激。⑥使用不可降解的人工脊柱隔离膜，防止术后脊髓、神经根与硬膜的再粘连。

8. 预后　对于处在生长发育期的婴幼儿和青少年脊髓拴系，早期手术治疗可以缓解症状和防止神经功能障碍的进一步加重。如果早期手术治疗不彻底，往往会在青少年发育旺盛期因为再粘连和脊髓拴系而出现神经功能障碍，需要二次手术，松解脊髓、神经根粘连和解除脊髓拴系。因此第一次手术的规范处理很重要。

对于在成年人发现的脊髓拴系，通过手术治疗可以缓解疼痛，但对已经出现的下肢肌肉萎缩、神经源性膀胱及尿潴留等治疗效果不理想。

（范　涛）

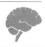

第十四章

功能神经外科疾病

第一节　癫　痫

癫痫是一组由已知或未知病因所引起,脑部神经元高度同步化且常具有自限性的异常放电所导致的慢性脑部疾病。以反复、发作性、短暂性、通常为刻板性的中枢神经系统功能失常为特征。由于异常放电神经元的位置不同,放电扩布的范围不等,患者可表现为感觉、运动、意识、精神、行为、自主神经功能紊乱或兼有之。每次发作称癫痫发作,反复多次发作称为癫痫。

一、病因分类

根据病因癫痫可分为四类。

1. **特发性 / 原发性癫痫**　没有大脑结构或代谢异常,但有明确的遗传因素。

2. **隐源性癫痫**　从临床特点判断,为有原因的癫痫,但临床检查找不到病因,如果不是严格意义上的特发性癫痫,均为隐源性癫痫,占全部癫痫的 60% 左右。

3. **急性症状性癫痫**　癫痫发作出现于病因性病变的急性期。

4. **远隔症状性癫痫**　病因性病变与癫痫首次发作间有较长的间隔。

二、手术的病例选择

（一）基本原则

手术的基本目的是消除或减少癫痫发作，提高生活质量。因此，选择手术对象时应明确以下几个问题。

1. **药物难治性癫痫** 应具备以下几个特征：合理使用2～3种抗癫痫药物，经过2年以上规范治疗，仍不能控制癫痫，且影响日常生活和工作者。目前认为药物难治性癫痫的发作频率应至少为每月一次发作。但某些特殊情况除外，如有结构性病变的癫痫，早期诊断的颞叶内侧型癫痫，婴幼儿和儿童的灾难性癫痫应不受两年限制，宜尽早进行手术治疗。

2. **致痫灶必须明确** 病变为单灶或多灶，局限或弥散，一侧或两侧，病变是否位于功能区，手术是否会引起神经功能障碍，均需在术前明确。

（二）手术适应证及禁忌证

1. **适应证**

（1）药物难治性癫痫，应用两种抗癫痫药物规范化治疗两年不能控制癫痫发作。

（2）典型颞叶内侧性癫痫。

（3）伴有病变的局灶性癫痫。

（4）弥漫性一侧半球病变的癫痫（Rasmussen脑炎、Sturge-Weber综合征、偏瘫型婴儿癫痫、半球皮质发育不良、半球巨脑回）。

（5）特殊的癫痫综合征可通过外科治疗来减少癫痫发作（婴儿痉挛症、Lennox-Gastaut综合征、获得性癫痫性失语）。

（6）患者和家属对治疗能理解和有强烈要求者，必须认识到术后仍需服用抗癫痫药物治疗直至在医师指导下减药或者停药。

2. 禁忌证

（1）除外进行性神经性疾病（多发性硬化、血管炎、恶性肿瘤等）。

（2）有严重精神疾病者。

（三）手术指征和时机的选择

1. 癫痫发作严重影响患者的日常生活，则应优先考虑手术治疗。

2. 癫痫发作进行性加重，影响正常神经元联系，造成患者行为和智力的异常，早期手术可减少脑功能损害。

3. 新生儿和幼儿处于脑塑形的关键阶段，异常放电形成的异常电化学环境造成永久性异常发育，因此对于新生儿和幼儿强调早期阻断恶性循环，优先考虑手术治疗。

三、致痫灶定位与评估

（一）神经电生理检查

1. 头皮脑电图检查　包括普通脑电图、睡眠脑电图、长程动态脑电图等，目前脑电图检查仍是癫痫诊断的首选和最重要的方法。随着新的长程视频脑电监护技术在临床诊断的应用，使原先诊断不明确的患者获得了明确的诊断。

2. 立体定向脑电图监测　立体定向脑电图（stereotactic electroencephalogram, SEEG）监测，基于临床症状—电生理—解剖。以临床表现为依据，按发生顺序逐步分析癫痫发生时临床症状与脑内放电的关系，以及累及的解剖部位。其技术原则包括：①电极放置于假设的癫痫起源点或早期的传播区域；②研究癫痫起源点与解剖部位之间的关系；③尽可能准确地判定致痫灶的范围，以最小的切除范围获得治愈癫痫的效果，为此深部电极也应有目的地放置于被怀疑的致痫灶周围；④决定是否可能切除致痫灶的脑组织，鉴别功能区部位，以避免因手术导致的神经功能缺损；⑤准确评价颅内病灶与致痫灶的关系，评估放置病灶及其周围电极的位置。

（二）影像学检查

1. **磁共振** 磁共振的出现对癫痫的诊断提供了很大的帮助，不少微小病变（如微小肿瘤，海绵状血管瘤等）所引起的继发性癫痫得到了诊治。磁共振图像测量海马体积所发现的海马萎缩与组织学所发现的神经元丧失的结果相吻合，可用于海马硬化的诊断和评估海马萎缩程度。

2. **功能磁共振** 功能磁共振为皮质功能定位提供了新的有力的手段。功能磁共振以时间和空间的高分辨率影像信号提供人脑功能定位。功能磁共振研究目前已经用于视觉、听觉、运动皮质的定位。

3. **单光子发射计算机断层成像（SPECT）** 用于观察大脑功能活动与血流、代谢之间的关系，临床上可用于对癫痫病灶的定位诊断。癫痫发作间期局部血流减少，血流灌注减少。癫痫发作期局部血流增加，血流灌注增加。发作间期的 SPECT 对癫痫定位意义不大，发作期或发作后早期进行 SPECT 检查，并与发作间期图像对比可明显提高定位的准确性。但是 SPECT 的不足之处在于图像所表现出的代谢改变区域往往大于实际致痫灶区域，因此只能作为参考指标。

4. **正电子发射断层成像（PET）** 能够无创性探测正电子放射性核素标记药物在人体内的分布情况。发作间期 PET 具有较好的临床癫痫诊断价值。一般认为，PET 检查对颞叶癫痫的定侧诊断准确性为 70%～85%；对颞叶以外的代谢准确性为 30%～60%。虽然灵敏度方面 PET 检查稍低于长程脑电图，但其具有较高的空间信息显示能力，故而在术前定位评估方面具有较高价值，可用于磁共振等常规影像学检查难以发现病变的癫痫。

5. **脑磁图（MEG）** 脑磁图检测捕获神经元电活动所产生的磁场信号——脑磁波，并将其与磁共振相融合形成解剖功能形态学影像,可以发现一些结构影像学和脑电图检查无法明确的致痫灶。通过脑磁图检查可以有助于指导临床设计颅内电极埋藏的位置减少损伤,改善癫痫患者的手术预后。

四、手术治疗

1. **颞叶切除** 主要应用于单侧颞叶癫痫,表现为复杂部分性发作或继发全身性发作的癫痫,抗癫痫药物治疗无效,经脑电图确认致痫灶位于一侧颞叶者或影像学检查有局限性阳性表现者。颞叶切除作为治疗难治性癫痫的一种重要手段,疗效得到广泛肯定。

2. **选择性海马杏仁核切除** 主要适用于发作起源于一侧颞叶内侧结构尤其是海马及杏仁核的病例。此手术保留了颞叶皮质至颞叶深部的白质纤维因而语言功能、记忆功能以及视觉功能损害极小。

3. **大脑半球切除术** 主要适用于发作频率高的药物难治性癫痫,影像学检查提示病变位于一侧半球弥漫性损害,癫痫发作使对侧肢体出现功能障碍并影响健侧半球发育。常见病因为半球巨脑回、广泛皮质发育不良、Rasmussen 脑炎、Sturge-Weber 综合征、婴儿偏瘫抽搐综合征、偏侧惊厥 - 偏瘫 - 癫痫综合征等。

4. **多软膜下横纤维切断术** 适用于药物难治性癫痫,致痫灶位于主要功能区皮质,如中央前回、中央后回、Broca 区、Wernicke 区、角回、缘上回等。

5. **低功率电凝热灼术** 应用双击电凝的热损伤原理,毁伤致痫灶的 I ～ III 层皮质结构,阻断癫痫放电的同步化及扩散从而达到抑制或缓解癫痫发作的目的。其主要应用于药物难治性癫痫,致痫灶位于主要功能区皮质,如中央前回、中央后回、Broca 区、Wernicke 区、角回、缘上回等处。还可应用于致痫灶切除术后皮质脑电图监测周围仍有癫痫放电者。

6. 胼胝体切开术 适用于全身性难治性癫痫发作，尤其是失张力发作，强直发作和强直阵挛发作的癫痫，或者是多灶性癫痫不能行切除致痫灶者。胼胝体切开术手术目的为降低癫痫发作的频率和严重程度，并不能完全终止癫痫发作。其癫痫发作改善率为 54.5%～60.9%。

7. 神经调控治疗癫痫

（1）迷走神经刺激（vagus nerve stimulation，VNS）术：迷走神经刺激术治疗癫痫的作用机制尚不完全清楚。适应证：①局限性发作、有或无继发性发作、全身性发作；②药物难治性癫痫；③多发病灶或者病灶难以确定。迷走神经刺激术的有效性随着时间延长而增加。

（2）脑深部电刺激（deep brain stimulation，DBS）术：脑深部电刺激属于间接刺激对特定核团进行间断的电流脉冲刺激，通过神经网络对刺激的识别、扩大及传导，影响整个大脑皮质兴奋性，达到控制癫痫的目的，包括丘脑前核群（ATN）、底丘脑核（STN）、中央中核（centromedian nucleus）以及尾状核。

（3）反应性神经电刺激（RNS）术：2013 年，美国食品药品监督管理局（Food and Drug Administration，FDA）批准用于治疗部分性难治性癫痫。反应性神经电刺激由颅内电极和脉冲发生器构成。颅内电极部分负责收集脑电信号极发送电刺激，脉冲发生器能够分析脑电信号，自动识别发作前脑电信号立即释放电刺激来终止或减轻癫痫发作。颅内电极一般置于大脑表面可能的致痫皮质。与 VNS 类似，随着治疗时间的延长，RNS 疗效逐渐增加。

8. 立体定向损毁术 脑立体定向技术能够对脑深部结构进行生理性探测及毁损。该非直视下手术与创伤甚大的直视手术全然不同，最大限度地减少手术入路周围的脑组织损伤，能够安全、可靠、准确地毁损脑深部致痫灶。适应证：

①多发性致痫灶或者两侧半球广泛而无局限性癫痫者;②致痫灶位于一侧半球而无局灶性脑器质损害者;③致痫灶位于主要功能区无法手术切除者。

五、术后处理及评估

(一)癫痫术后早期处理

1. **严密观察** 包括生命体征、意识状态、引流量,癫痫发作,语言及肢体活动、瞳孔及颅内压变化。

2. **实验室检查** 根据电解质情况,纠正低钠、低钾血症,监测肝肾功能,必要时监测血清抗癫痫药物浓度情况。

3. **影像学检查** 及时 CT 检查有助于判断颅内出血及缺血情况,指导及时治疗。

4. **药物治疗** 包括适当脱水,早期应用抗癫痫药物,合理使用抗生素,充分适量补液及电解质,应用止血药物。

(二)癫痫术后精神障碍

药物难治性癫痫患者常常合并精神障碍,目前癫痫外科术后的精神障碍问题依然复杂。术后抑郁和焦虑障碍、术后狂躁、术后精神病及术后心因性非癫痫性发作等情况时有发生。癫痫术后出现精神障碍的风险为 10%～12%。然而癫痫手术可以使超过 50% 的患者精神障碍得到改善。精神障碍与癫痫控制之间的关系有待于进一步研究。

(丁浩然 栾国明)

第二节 帕金森病

帕金森病(Parkinson disease,PD)是一类常见于中老年人的慢性疾病,是第二常见的神经系统退行性疾病,发病率仅次于阿尔茨海默病。PD 的发生与遗传、环境、接触的化学物质、年龄、饮食、神经系统老化等多种因素密切相关。PD 是一种锥体外系疾病，其主要病变为中脑黑质多巴胺能神经元的退行性病变，导致基底节环路功能障碍。路易体（Lewy body）以及异常折叠的 α 突触核蛋白（α-synuclein）被认为是细胞水平诊断 PD 的"金标准"，因此 PD 与老年痴呆、多系统萎缩（multiple system atrophy，MSA）一同被称为突触核蛋白病（synucleinopathy）。PD 最突出的临床表现包括震颤、肌肉强直、运动减少等三主征，此外腱反射消失、自主神经功能障碍、智力及记忆障碍等也是本病的重要特点。除了运动症状，PD 患者还可出现多种非运动症状和表现，如直立位低血压、梦魇［一种快速眼动睡眠行为障碍（rapid eye movement sleep behavior disorder，RBD）］、便秘、疼痛等，这些症状常严重影响患者的正常生活。

　　临床常用的帕金森综合征（parkinsonism）是指具有运动迟缓、齿轮样肌强直（rigidity）、静止性震颤、步态迟缓、平衡障碍等症状的综合征。引起帕金森综合征最常见的原因为 PD，即慢性黑质 - 纹状体退行性变造成的基底节功能障碍；继发于脑炎、脑血管病、药物、接触化学物质、金属中毒、一氧化碳中毒、脑部外伤等疾病而出现的帕金森综合征称为继发性帕金森综合征。此外，具有典型的 PD 症状和体征，但同时伴有明显的小脑、自主神经系统或大脑皮质功能障碍等 PD 常见症状以外表现的一组疾病（如进行性核上性麻痹、皮质基底节变性、老年痴呆等），称为帕金森叠加综合征。临床上经常需要区分 PD 和其他引起帕金森综合征的疾病，以选择效果更好的治疗方案。

一、临床表现

　　1. 肌强直　超过 95% 的 PD 患者都存在明显的肌强直（myotonia），即肌张力增高。其特点是屈肌、伸肌的肌张力均明显升高，因此当关节作被动活动时，出现"齿轮样肌强直"（或"铅管样肌强直"），同时因躯干部亦受肌强直影响，导致患者出现特殊姿势，表现为头部及躯干前倾前屈，双上肢置于躯体前方，下肢略弯曲，手指内收、拇指对掌，形成特征性"猿猴姿势"。

2. **震颤**　本病最特征的表现之一即静止性震颤（static tremor），由屈肌伸肌节律性交替收缩导致，疾病初期，震颤多出现在一侧上肢肢端，为 $4\sim8Hz$ 搓丸样或点钞样动作，通常从一侧上肢开始，扩展至下肢，数月至数年后对侧肢体亦开始出现震颤，严重者头颈部、下颌、面部均可出现震颤。震颤多在情绪紧张或激动时加重，睡眠时可完全消失。

3. **姿势和步态异常**　由于患者躯干肌亦受累，导致 PD 患者常出现姿势异常，表现为立位出现头和躯体前倾，前臂内收屈曲，下肢轻度屈曲；行走时上肢摆动消失，小步前冲，拖地，起步及停止困难，转身困难，称"慌张步态"。

4. **运动迟缓**　PD 患者均出现运动迟缓，表现为随意运动减少或困难，如起步、转身、翻身、站立困难，随意终止或改变动作困难，协同运动减少或消失，不能随意调整动作的幅度；因手部肌肉受累，日常精细动作明显减少，无法完成如系鞋带、拧螺丝等精细动作，写字时出现写字过小征。同时因面肌受累，患者面部运动少或表情减少，称为"面具脸"。晚期患者运动困难明显加重，常卧床不起，无法翻身，不能自理。

5. **精神异常及抑郁**　PD 患者常出现精神情绪异常，包括焦虑、抑郁、谵妄、错乱状态、人格改变等，其中抑郁是最常见的精神症状之一，发生率高达 $30\%\sim50\%$，严重者出现自杀倾向。抑郁常出现于症状明显、发病年龄小、学历高的患者，抑郁的程度与年龄、性别、病程等因素无关。服用抗抑郁药物及心理治疗有可能对缓解症状有效。

6.**睡眠障碍**　PD 患者出现睡眠障碍（如快速眼动睡眠行为障碍，即 RBD）的概率为 38%～60%，远高于同龄健康人，有研究认为睡眠障碍与 PD 的进程直接相关，尤其 PD 早期在其他症状不明晰的时候，患者即可出现睡眠障碍，表现为梦魇、失眠睡觉等表现，因此有学者认为 PD 患者合并睡眠障碍者概率很高，而 RBD 常出现于 PD 患者病程早期，未来可能作为评估 PD 患者病情的重要信息。

二、辅助检查

1.**影像学检查**　PD 患者的头部 CT、MRI 检查多可见明显的脑萎缩、脑沟脑裂增宽、蛛网膜下腔增宽、脑室及脑池系统增大的影像学表现，并排除其他脑部尤其是基底节区病变导致的帕金森综合征，如基底节区脑肿瘤、脑梗死、脑炎、异常钙化、出血、动脉瘤、血管畸形等，进而辅助确认原发 PD 的诊断。

多巴胺受体及多巴胺转运蛋白 SPECT 检查可明确患者黑质多巴胺神经元缺失程度，辅助鉴别某些继发性 PD，并了解 PD 的演变及病程；利用 ^{11}C 及 ^{18}F 多巴胺作为示踪分子的新型 PET 扫描可评价多巴胺能神经末梢摄取、储存多巴胺能力，是检测 PD 患者黑质多巴胺能神经元功能的前沿技术，用于 PD 的早期诊断，对于鉴别原发及继发性 PD 有重要辅助作用。此外，利用 ^{18}F- 氟代脱氧葡萄糖（^{18}F-FDG）作为标记分子进行的 PET 扫描可以明确患者基底节葡萄糖代谢情况，对早期诊断 PD 具有较好的灵敏度和准确性。

2.**经颅黑质超声**　经颅黑质超声是临床常用的辅助诊断 PD 的检查手段，PD 患者黑质回声可出现显著的黑质高回声，可作为早期诊断黑质 - 纹状体系统功能受损的依据，但这种变化并不具备特异性，部分临床健康人群中亦可见黑质回声增高，如何通过黑质超声进一步区分健康人群及 PD 患者有待深入研究。

3. **神经心理学检查** 临床常用简易精神状态检查（MMSE）、韦氏成人智力量表（Wechsler adult intelligence scale，WAIS）、韦氏记忆量表（Wechsler memory scale，WMS）、汉密尔顿抑郁量表（Hamilton depression scale，HAMD）、汉密尔顿焦虑量表（Hamilton anxiety scale，HAMA）、抑郁自评量表（self-rating depression scale，SDS）等量表对 PD 患者的精神、心理状态进行评估，了解智力、记忆情况，并明确是否存在抑郁、焦虑情绪。

三、症状分级及术前评估
（一）症状分级

1. **Hoehn-Yahr 的 PD 严重程度分期** Hoehn-Yahr 分期由 Melvin Yahr 和 Margaret Hoehn 于 1967 年发表于 *Neurology* 期刊，被广泛用于评估 PD 病情，近年又提出改良的 Hoehn-Yahr 分期（表 14-2-1）。

表 14-2-1 改良 Hoehn-Yahr 分期

分期	症状表现
0 期	无症状
1 期	单边/侧身体受影响，但没有影响平衡
1.5 期	身体单侧受影响，并影响平衡
2 期	身体双边/侧受影响，但没有影响平衡
2.5 期	身体双边受影响，但是在拉动试验（pull test）下能够自行恢复平衡
3 期	平衡受影响，轻度到中度疾病。但患者可以独立生活
4 期	严重无活动能力。但患者可以自行走动和站立
5 期	在没有他人帮助的情况下，只能卧床或坐轮椅

2. **改良 Webster 评分** 改良 Webster 评分是根据患者的 10 项 PD 症状的严重程度评为 0～3 分，总分 10 分以下为

轻症,10～20分为中度,20分以上为重症(表 14-2-2)。

表 14-2-2 改良 Webster 评分

症状	0	1	2	3
上肢运动障碍	无	精细活动感到困难	各种活动均困难	严重缓慢,不能书写或精细活动
肌强直	无	颈肌轻度强直,肢体不明显	颈部中度强直,药物可改善	颈肩肢体重度强直,药物不能改善
姿势	正常	头颈轻度前倾	头颈中度前倾	头前屈,肢体显著屈曲
上肢伴随动作	正常	一侧动作减少	一侧不摆动	双侧不摆动
步态	正常	步距轻度减少,转弯不费力	步距小转弯费力	步距极小,转弯慢
震颤	无	幅度小于 2.5cm	明显,幅度小于 10cm,可控	幅度大于 10cm,影响生活自理
坐起障碍	无	轻度困难	中度困难,但不需帮助	明显困难,需要帮助
语言	清晰	轻度嘶哑	中度嘶哑伴口吃	明显嘶哑无力
面部表情	正常	轻度刻板	中度刻板伴流涎	面具脸
生活自理能力	正常	可胜任一般事务处理,能坚持工作	动作缓慢,有时需要照顾	基本丧失自理能力,需要随时照顾

3. 统一帕金森病评定量表 统一帕金森病评定量表(unified Parkinson disease rating scale,UPDRS)是目前国内外最常用的量表,UPDRS 分为四个部分,第一部分主要判断 PD 患者精神、行为及情感障碍;第二部分主要判断患者日常生活能力;第三部分主要评估患者运动能力;第四部分评估患者并发症。UPDRS 评分具体内容详见相关文献。

(二)术前评估

PD 的术前评估是手术前明确病情、明确诊断及鉴别诊断、明确手术方式及策略、靶点选择、评估及规避手术风险、术后评价手术效果、术后程控及随访的重要信息来源，评估内容包括基本信息采集、病史信息采集、用药情况、辅助检查评估、量表评估等多个方面。

四、诊断

根据中老年人好发，缓慢起病，出现静止性震颤、肌强直、运动迟缓或减少等三主征，初期影响身体一侧，后进行性加重，并扩展至对侧乃至全身等特点，结合 MRI、CT 等影像学检查结果，必要时进行 PET、SPECT、黑质超声以及左旋多巴试验等。但要注意排除其他原因引起的继发性帕金森综合征，如多系统萎缩（MSA）、弥散性路易体病、老年性震颤、帕金森综合征、皮质基底节变性综合征等，这些疾病有着与 PD 类似的症状，部分疾病使用左旋多巴试验性治疗亦有一定效果，但病情进展快预后差。

五、治疗

（一）药物治疗

药物治疗是帕金森病长期以来最主要的治疗方法，即便当下外科治疗越来越普遍，术后也有大量患者需要继续长期药物治疗。药物治疗的原则是以最小的剂量，改善或减轻大部分症状和体征，长期、稳定、联合服药，以提高生活质量为目的，维持最佳效果。

临床常用的帕金森病药物：①抗胆碱药：代表性药物有盐酸苯海索、东莨菪碱等。②左旋多巴及其复合制剂：代表药物如左旋多巴、多巴丝肼（左旋多巴与苄丝肼的 4∶1 复合制剂）。③多巴胺受体激动剂：代表药物有溴隐亭、卡麦角林、普拉克索等。④金刚烷胺。⑤儿茶酚胺 -O- 甲基转移酶（COMT）抑制剂：代表药物有托卡朋、恩他卡朋等。⑥ B 型单胺氧化酶（monoamine oxidase-B，MAO-B）抑制剂，代表药物包括司来吉兰。⑦其他药物如腺苷受体拮抗剂、神经元保护剂、抗氧化剂等亦被用于 PD 治疗。

（二）手术治疗

PD 的外科治疗主要包括损毁术和 DBS 手术。这些治疗的主要目的并非阻止疾病进展，而是控制症状，缓解震颤、强直和运动困难，提高生活质量。随着学术界对基底节功能以及 PD 病理生理变化的了解逐渐深入，外科治疗 PD 的机制也越来越清晰：基底节通过影响额叶皮质的特定区域而发挥调控运动的作用，基底节功能异常可导致其对皮质的调控出现异常，进而引起运动障碍性疾病，如 PD 等。PD 患者黑质致密部多巴胺能神经元受损导致多巴胺缺乏，使纹状体神经元所受到的抑制信号减弱，引起壳核投射到苍白球外侧部的抑制性冲动增强，从而使苍白球外侧部功能减弱，导致底丘脑核及苍白球过度兴奋，底丘脑核及苍白球过度兴奋是导致患者出现 PD 症状的重要生理学特征。PD 的运动环路假说可以解释部分外科手术治疗 PD 的机制，而毁损底丘脑核（STN）及苍白球内侧部可以解决苍白球对丘脑的显著抑制，从而缓解 PD 症状，因此苍白球损毁术至今仍有报道，而 STN 损毁术较少采用是因为曾有 STN 损伤后出现偏身投掷症的报道。我国自 1998 年国内首次进行 DBS 手术后，全国多个中心逐渐开展该手术，目前该手术已在全国大多数省市开展，效果良好。

1. **适应证**　以震颤、强直为主要症状的原发性 PD，不能耐受药物治疗或出现严重副作用者，年龄不超过 75 岁，无严重全身性疾病且无明显认知障碍者。上述适应证并不是绝对的，如年龄不是绝对的限制因素，超过 75 岁如一般状态良好，无明显全身疾病且手术意愿强烈者也可以考虑手术治疗。

2. **手术步骤概述**

（1）术前要进行详细的评估，根据症状特点确定损毁 / 电刺激核团并制订详细的手术策略（个性化靶点选择策略可参照表 14-2-3），完善术前准备及术前检查。

表 14-2-3 毁损/电刺激靶点选择依据

	震颤	强直	运动迟缓	冻结步态	异动	肌张力障碍
VIM	++++	++	+	+	++	+
GPi	+++	+++	++	+	+++	+++
STN	+++	+++	+++	++	++	++

VIM：丘脑腹中间核；GPi：苍白球内侧部；STN：底丘脑核。++++ 至 + 代表电刺激/损毁对各种症状缓解效果的不同，++++ 症状缓解最明显且稳定，+ 症状缓解不明确，尚无确切研究证实电刺激该靶点对症状缓解有明确效果。

（2）手术当日在局麻下安装立体定向头架，装上 MRI 适配器，行 T_1、T_2 薄层加权扫描，确定前连合（anterior commissure，AC）、后连合（posterior commissure，PC）位置，根据不同核团在直视下或间接定位法计算靶点坐标（各核团经验靶点位置坐标见表 14-2-4）。

表 14-2-4 各核团经验靶点位置坐标

	x 轴	y 轴	z 轴	Arc	Ring
STN	AC-PC 中点旁 12mm	AC-PC 中点后 2～3mm	AC-PC 平面下方 4～6mm	与中线成 15°～20° 角	与 AC-PC 平面成 60° 角
GPi	AC-PC 中点旁 18～21mm	AC-PC 中点后方 2～3mm	AC-PC 平面下方 3～6mm	与中线成 10° 角	与 AC-PC 平面成 70° 角
VIM	AC-PC 中点旁 12mm	AC-PC 中点后方 6～7mm	AC-PC 平面下方 0～1mm	与中线成 15°～20° 角	与 AC-PC 平面成 70° 角

VIM：丘脑腹中间核；GPi：苍白球内侧部；STN：底丘脑核。

（3）定位结束后插入微电极进行电生理验证，根据单神经元放电特点进一步确定最佳靶点的精确位置。如进行 DBS 手术，则可使用 DBS 电极发放电刺激，观察电刺激效果及副作用，如震颤、强直等 PD 症状控制满意，则植入电刺激器；

若效果不满意,则将 DBS 电极通过延长导线接出体外,回病房进行体外电刺激测试 5～7d,再决定是否进行下一步电刺激器植入手术。DBS 手术经典手术步骤图解见图 14-2-1。

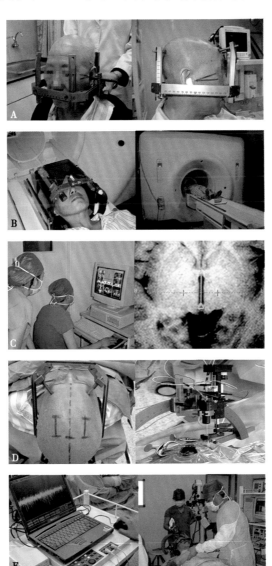

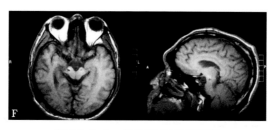

图14-2-1　DBS手术步骤图解

A. 安装立体定向头架,应注意双侧对称、头架方向与耳屏 - 外眦连线成 3°～5°角;B. 进行 MRI/CT 扫描进行定位;C. 靶点定位,计算坐标;D. 手术切口设计,术中使用微电极记录核团电信号辅助定位;E. 术中神经元放电及术中宏电极刺激效果测试;F. 术后 MRI 扫描确认电极植入位置。

3. **术中电生理信号特点及记录**　DBS 手术中使用尖端直径在微米级别的微电极记录针道的电生理活动,以辅助判断手术靶点位置。

4. **术中 DBS 电极宏刺激效果测试**　术中临时测试多采用 4 个触点中的 0～3＋小循环模式进行测试。术中临时测试时,既要对患者临床症状是否有改善做出初步评估,如震颤是否减轻、强直是否缓解;又要对刺激产生的副作用进行观察,并根据临时测试的效果再次确认电极位置是否精确(图 14-2-2)。各核团电刺激副作用详见表 14-2-5。

5. **DBS 电池植入步骤**　待术中验证靶点准确后,在锁骨下造一“口袋”,口袋的大小与拟植入 IPG 的大小相匹配。将 IPG 埋于皮下并通过可植入性连接线经皮下隧道与颅内电极相连,“口袋”的侧边选择一般倾向于左侧(减少对优势上肢的影响),有时也需根据情况调整,如延长导线经过的皮肤条件等;最后缝合切口。需要注意的是延长导线需要给患者活动颈部留出足够的长度,否则可能患者颈部活动时可有不适感。

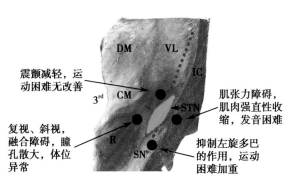

图 14-2-2 根据 STN-DBS 手术术中宏刺激测试出现的副作用辅助定位针道位置及与核团的关系

黄色区域为底丘脑核（STN）位置，紫色虚线示电极针道理想位置。SN: substantia nigra，黑质；VL：腹外侧核；CM：中央内侧核；DM：背内侧核；3ʳᵈ: third ventricle，第三脑室；IC: internal capsule，内囊；R: red nucleus，红核。

表 14-2-5 通过电刺激各核团出现的副作用判断刺激位置与核团的空间关系

STN		GPi		VIM	
刺激效果	相对位置	刺激效果	相对位置	刺激效果	相对位置
震颤减少,但运动障碍无缓解	偏浅	构音障碍,抽搐	偏后内	低电压时出现麻木	偏后
左旋多巴疗效下降,运动不能加重	偏深	视幻觉	偏深	低电压时出现麻木、构音障碍	偏外或偏后内
肌张力障碍,肌肉强直收缩,构音困难	偏前偏外	异动,强直改善但运动不能加重	偏深	低电压时出现强直性收缩	偏外
盗汗,瞳孔散大,感觉异常	偏后	无效,PD运动症状改善差,异动无缓解	偏前外	高电压时仍无效果	偏前或偏浅
复视,斜视,辐辏反射障碍,瞳孔散大	偏内				

6. 术后随访及程控　植入 DBS 刺激器后，通常在术后 1个月左右开机，并进行首次刺激器调控，调控需结合患者症状、用药、电极位置、核团长度、电刺激效果、副反应等多个因素选择合适的刺激模式，以及最佳刺激频率、电压及脉宽组合，以达到最佳效果及最少的副作用。有时患者的症状及副作用会在调控后立即减轻或消失，但数日后会出现症状可能反复，故程控后可能需要观察数日，如出现症状变化，再次进行程控。开机后部分患者仍需长期服药，但多数患者可适当减药。首次程控后 3 个月、半年、1 年、2 年等时间节点均需要定期复查，根据症状调整参数和药量。

7. DBS 手术常见并发症　DBS 是一种微侵袭手术，与传统损毁术相比，其损伤相对较小，手术操作技术难度并不大，但手术过程复杂、步骤多、使用的器械及设备多、对电极放置位置要求高，这就需要经验丰富的医师在技术及设备符合要求的临床中心进行，即便如此也难以避免并发症的发生。引起并发症的原因可分为与手术相关的并发症、与硬件相关的并发症和与刺激相关的并发症。

（1）手术相关并发症：包括是脑出血、脑卒中、感染、颅内积气、癫痫、脑脊液漏、精神行为改变、眼睑下垂、周围神经损伤等。轻者可没有症状，重者则造成偏瘫、失语甚至危及生命。

（2）由于植入装置引起的并发症：包括电极移位，导线折断、皮肤破溃、电极或刺激器外露、导线过紧、突然停机断电等。虽然不会危及患者生命，但会增加患者的痛苦和经济负担。

（3）刺激有关的并发症：如肌张力障碍（dystonia）、精神错乱、肌肉抽搐痉挛等，有些可以通过改变程控参数来缓解。

（三）预后
虽然帕金森病目前无法根治，可能严重影响患者的日常生活和工作,甚至致残,但帕金森病本身不是一种致命的疾病。女性患者的平均寿命比男性要长。早期患者通过药物治疗多可很好的控制症状,至疾病中期虽然药物仍有一定的作用,但常因运动并发症的出现导致生活质量的下降。疾病晚期由于患者对药物反应差,症状不能得到控制,患者可全身僵硬,生活不能自理,甚至长期卧床,最终多死于肺炎等并发症。

（张建国）

第三节　肌张力障碍

肌张力障碍是发病率仅次于帕金森病的运动障碍性疾病,长期以来由于病因复杂、机制不清且缺乏有效治疗方法等原因,一直为人们所忽视。2019 年 Albanese 等报道,本病发病率为 15/10 万～30/10 万。

肌张力障碍的定义为:一种由肌肉不自主间歇或持续性收缩所导致的异常重复运动和 / 或异常姿势的运动障碍疾病;异常重复运动及异常姿势呈现扭曲样、模式化特点,可合并震颤;随意动作可诱发或加重不自主动作及异常姿势,伴有"溢出"肌肉的激活。

一、分型

以往肌张力障碍简单地根据起病年龄(早发型、晚发型)、症状分布(局灶型、节段型、多灶型、偏身型、广泛型)以及病因(原发性或特发性、肌张力障碍叠加、遗传变性病、发作性肌张力障碍、继发性或症状性)进行临床分型,并使用多年。2013 年,学界普遍接受以临床特征及病因两大主线为基础的新分类方法(表 14-3-1)。

表 14-3-1 肌张力障碍分型

以临床特征为主线进行分类	以病因为主线进行分类
根据发病年龄分型 婴幼儿期(2 岁前)、儿童期(3～12岁)、青少年期(13～20 岁)、成年早期(21～40 岁)、成年晚期(>40 岁)	**原发性/特发性肌张力障碍** 肌张力障碍是临床上仅有的异常表现,没有已知病因或其他遗传变性病
根据症状分布分型 局灶型:仅累及单一肌群,如眼睑痉挛、痉挛性斜颈 节段型:2 个及以上相邻肌群受累,如 Meige 综合征 多灶型:2 个以上非相邻部位肌群受累 偏身型:仅限于半侧躯体,一般为继发性肌张力障碍 广泛型:下肢与其他任何节段型肌张力障碍的组合	**肌张力障碍叠加** 肌张力障碍是主要的临床表现之一,但与其他的运动障碍病有关,没有神经变性病的证据 **遗传变性病相关肌张力障碍** 肌张力障碍是主要的临床表现之一,伴有一种遗传变性病的其他特征,如 Wilson 病.亨廷顿舞蹈症.帕金森综合征等
根据时间模式分型 病程性肌张力障碍:包括稳定型和进展型 变异性肌张力障碍:持续、动作特异型、发作型	**发作性肌张力障碍** 突然出现且反复发作的运动障碍,发作间期正常,需与癫痫等疾病鉴别,分为 PKD、PED、PNKD 三种形式
根据伴随症状分型 根据是否合并其他运动障碍性病变分单纯型和复杂型	**继发性/症状性肌张力障碍** 肌张力障碍是已知其他神经系统疾病或损伤的一种症状,病因包括脑外伤、颅内感染、接触某些药物或化学毒物等

PKD:发作性运动诱发性运动障碍;PED:发作性运动性运动障碍;PNKD:发作性非运动诱发性运动障碍。

二、临床表现

肌张力障碍是一种具有特殊表现形式的不自主运动,所累及肌肉的范围和收缩强度变化很大,因而临床表现各异。现仅就几个常见类型的肌张力障碍介绍如下。

1. **扭转痉挛**（torsion spasm） 又称变形性肌张力障碍（dystonia musculorum deformans），是指全身性扭转型肌张力障碍。

儿童起病者多有阳性家族史，症状多从一侧或两侧下肢开始，病初大多为一侧下肢的牵拉或僵硬而行走不便，逐渐进展至广泛不自主扭转运动和姿势异常，出现严重的运动障碍，如病足内旋似"马蹄内翻"样，行走时脚跟不着地。

成年起病者多为散发并有明确的原发病，症状常从上肢或躯干开始，逐渐波及全身。可表现为上肢弯曲、手指伸直、手和前臂内翻、书写障碍、斜颈、面肌痉挛、构音障碍等，当躯干及脊旁肌受累时可引起全身的扭转运动。病程较长时，患者常呈现异常的姿势如腰椎过度前凸、骨盆倾斜、躯干侧弯畸形。

2. **痉挛性斜颈**（spasmodic torticollis） 痉挛性斜颈是最常见的肌张力障碍类型，一般于 30～50 岁发病，女性较多，最初的症状是颈部僵硬感和头部活动受限，逐渐出现头部不自主转动，异常姿势，可伴不自主震颤和颈肩部疼痛。主要由于胸锁乳突肌、斜方肌等颈部肌群自发性不自主收缩引起。单纯颈部受累时是局灶型肌张力障碍的一种，亦可为扭转痉挛或手足徐动症的组成部分。可于情绪激动时加重，头部得到支持时减轻，或睡眠时可能消失。

3. **Meige 综合征**（Meige syndrome） 眼睑痉挛（blepharospasm）合并有口下颌肌张力障碍（oromandibular dystonia）时，可称为 Meige 综合征。由于其亦可累及颈部、咽部肌肉，故目前也称之为节段性颅颈肌张力障碍（segmental craniocervical dystonia）。该病多发生于中老年女性，肌张力障碍性眼睑痉挛的患者平均发病年龄为 55 岁，口下颌肌张力障碍患者的平均发病年龄要稍微提前数年。

频繁眨眼或者睁眼困难为最常见的首发症状。发病后只有不到 1% 的患者可以自行缓解，大多数人会逐渐累及面部表情肌、咀嚼肌、咽部肌肉甚至颈部肌肉。尽管文献指出这种扩散往往发生于起病后的前三年，但仍有病例发现其可发生于十年甚至更久时间之后。感觉诡计（sensory trick）是肌张力障碍独有的一种临床表现，主要是指给予某一部位的感觉刺激，能够达到暂时缓解症状的目的。对 Meige 综合征而言，感觉诡计可以包括抚摸眶周、咬一根牙签，也可包括敲击下巴、拍打后脑勺等。甚至有些患者可缓解于吹口哨、哼唱或者嚼口香糖。此外，这种症状在睡眠、讲话、唱歌、打哈欠、张口时可能改善，在强光下、疲劳、紧张或阅读时加重。目前 Meige 综合征的治疗首选肉毒毒素注射，但 DBS 治疗有望长期有效地控制症状。

4. **书写痉挛**（graphospasm）　是指仅在执笔书写时手和前臂才出现肌张力障碍和异常姿势的一种疾病。表现为手臂僵硬、握笔不自如、写字变形、手腕屈曲、肘部不自主地外弓形抬起，患者常不得不用另一只手代替写字，而与书写无关的动作则表现正常。本病也可出现在敲键盘、弹钢琴、使用工具或餐具等职业活动中。药物治疗通常无效。

三、诊断

2008 年中华医学会神经病学分会帕金森病及运动障碍学组制订的《肌张力障碍诊断与治疗指南》中即明确提出了肌张力障碍的临床诊断步骤：首先明确是否为肌张力障碍，其次判断肌张力障碍是原发性还是继发性，最后明确肌张力障碍病因。

相较于其他类型的运动障碍病，肌张力障碍存在以下几个特点，可作为诊断参考。

1. 不自主运动的速度可快可慢，持续时间可长可短，可以不规则或有节律，但其典型特征是不自主的扭曲样运动，以及因肌肉缓慢、持久性收缩而呈现的特殊姿势。

2. 不自主运动可波及全身骨骼肌，但某些部位的肌肉更易受累，如头颈部的眼轮匝肌和口轮匝肌、胸锁乳突肌，躯干肌肉，肢体的旋前肌、指屈肌和腕屈肌、趾伸肌、踝屈肌等。

3. 发作间歇时间不定，但异常运动的方向及模式几乎不变，受累的肌群较为恒定。

4. 不自主运动常在随意运动时加重，并且可能只伴随特定动作出现。晚期患者症状趋于恒定，最终可致受累部分呈固定性姿势畸形。

5. 在病程早期某些特定动作常能使症状意外改善，称之为感觉诡计。例如眼睑痉挛或 Meige 综合征患者常摸耳垂或额头、戴墨镜、打哈欠以缓解症状；痉挛性斜颈患者行走时通常要用手轻触下颌、颈枕或口中含物等；保持特殊姿势或持续发声可减轻某些口下颌肌张力障碍患者的症状，这是其他不自主运动少有的特点。

6. 肌张力障碍的症状也常因精神紧张、生气、疲劳等因素而加重，卧床休息、情绪平和则减轻，睡眠后可完全消失。因此不少患者被认为有官能症或诊断为精神疾病。

四、鉴别诊断

1. **精神心理障碍引起的肌张力障碍** 特点为常与感觉不适同时出现，固定姿势，没有感觉诡计效用，无人观察时好转，心理治疗、自我放松及明确疾病性质后可好转甚至痊愈。

2. **器质性假性肌张力障碍** 眼部感染、干眼症和眼睑下垂应与眼睑痉挛鉴别；牙关紧闭或颞下颌关节病变应与口下颌肌张力障碍鉴别；颈椎骨关节畸形，外伤所致代偿性姿势等应与痉挛性斜颈鉴别。此外还需注意颅后窝肿瘤、脊髓空洞症等所表现的不正常姿势或动作。

五、辅助检查

1. **血液学检查** 主要需重视遗传学检测在肌张力障碍诊断中的作用，如对肌阵挛累及上肢或颈部的患者，尤其呈常染色体显性遗传，应检测 *DYT-11* 基因；对 PNKD 患者应检测 *DYT-8* 基因等。

2. **影像学诊断方面** 对成人发病、诊断明确的原发性肌张力障碍患者不推荐进行常规的脑影像学检查，因检查显示无异常所见；而筛查或排除继发性肌张力障碍则需行脑影像学检查，特别是肌张力障碍症状累及较为广泛的儿童或青少年患者。

六、治疗

肌张力障碍的治疗策略及方法与其分类、分型密切相关，主要包括四个方面：一般治疗、病因治疗、对症治疗和外科治疗。

（一）一般治疗

包括心理治疗、家庭社会支持、功能锻炼及中医治疗等，可应用于所有肌张力障碍患者，作为临床治疗的基本内容。

（二）病因治疗

主要针对继发性肌张力障碍的原发病因，如药物诱发的肌张力障碍应及时停用相关药物、发作性肌张力障碍考虑为离子通道病，可尝试作用于离子通道的抗癫痫药物等。

（三）对症治疗

对症治疗是目前肌张力障碍治疗的重点。根据治疗药物的种类主要分为抗胆碱药（如苯海索）、肌松药（如巴氯芬）和肉毒毒素。

（四）外科治疗

近年，以脑深部电刺激（DBS）术为代表的外科治疗手段越来越受到学界的重视。2018 年我国神经内外科专家联合制订的《肌张力障碍脑深部电刺激疗法中国专家共识》。

1. **肌张力障碍DBS疗法的适应证**

（1）口服药物治疗等非手术疗法无法有效改善致残性运动症状、日常生活能力、剧痛的单纯型（特发性或遗传性）广泛型肌张力障碍和单纯型（特发性或遗传性）节段型肌张力障碍。

（2）口服药物和肉毒毒素等非手术疗法治疗无法有效改善致残性运动症状、日常生活能力和单纯型（特发性或遗传性）局灶型肌张力障碍（如颈部肌张力障碍、口下颌肌张力障碍、书写痉挛等）。

（3）对于诊断明确的 *DYT-1* 广泛型、节段型肌张力障碍，可首先考虑 DBS 手术。

（4）部分非手术治疗效果不佳的中重度获得性肌张力障碍，主要指药物迟发性广泛型、节段型、局灶型肌张力障碍。

（5）部分非手术药物治疗效果不佳，以肌张力障碍（广泛型、节段型、局灶型）为突出表现，伴或不伴其他运动障碍疾病症状的神经系统变性疾病可以谨慎尝试 DBS，如脑组织铁沉积神经变性病、棘红细胞增多症等。

2. **外科患者的选择**

（1）诊断：一旦症状学诊断确立，需进一步按照临床特征及病因学进行进一步诊断和分类，对于有症状波动的患者必须尝试应用左旋多巴口服替代治疗，以除外多巴反应性肌张力障碍，此外还需排除上文所提及的精神心理障碍引起的肌张力障碍和器质性假性肌张力障碍。

（2）年龄：接受外科治疗的患者年龄应为 7～75 岁，老年患者须进行收益和风险的个体化评估后可放宽至 80 岁；对于 >3 岁，<7 岁的严重原发性广泛型肌张力障碍患者，年龄不应作为单一剔除的指征。

（3）病程：不应作为独立因素来评估患者是否适宜行 DBS 手术，虽然 10%～20% 的患者有自发缓解的可能，但 5 年内复发的比例极高,且病程越长,致残的可能性越高,DBS 手术应在不可逆损伤出现前及时进行。

（4）病情严重程度：不自主重复动作、姿势异常及其导致的严重的慢性疼痛和残疾，影响患者的日常工作和生命质量。

（5）除外疾病：包括由于多巴反应性肌张力障碍患者采用左旋多巴替代治疗效果良好，不建议此类患者行 DBS 手术；发作性肌张力障碍首选口服药物治疗，亦不建议此类患者行 DBS 治疗。

3. 术前评估

（1）影像学检查：虽然 MRI 对肌张力障碍的诊断意义不大，但对于外科手术而言，有助于发现可能构成手术禁忌或增加手术难度的其他异常（如脑萎缩等），且需要通过 MRI 评估选择手术靶点。若 MRI 不适用，可酌情用 CT 替代。

（2）运动评估：包括肌张力障碍运动评分量表（BFMDRS）、肌张力障碍评定量表（UDRS）、总体肌张力障碍评分量表（GDS）和多伦多西部痉挛性斜颈量表（TWSTRS）评定患者的肌张力障碍症状，应侧重于患者充分暴露于各种加重诱因时对不自主运动症状的评定。

（3）认知评估：严重认知障碍是 DBS 的禁忌证，可采用简易精神状态检查（MMSE）、蒙特利尔认知评估量表（Montreal cognitive assessment，MOCA）、Addenbrooke 改良认知评估量表（Addenbrooke's cognitive examination-revised，ACE-R）或韦氏成人智力量表（WAIS）等。

（4）精神评估：建议采用汉密尔顿焦虑量表（HAMA）和汉密尔顿抑郁量表（HAMD），HAMA 得分应 <29 分，HAMD 得分应 <35 分。对于服用精神类药物导致的迟发性肌张力障碍患者，须评估患者目前精神症状。

（5）基因检测：基因检测有助于进一步明确病因，进而参考预后，条件允许者推荐行基因检测。

4. **立体定向手术**　对于可以耐受局部麻醉手术的患者，在电极植入时可以进行术中神经电生理测试；对于症状严重的原发性广泛型肌张力障碍，建议直接行全身麻醉手术，通过影像学辅助验证刺激电极的位置，随即植入延伸导线和刺激器，并测试系统电阻，确认 DBS 系统连接正常。

对于效果不确切的肌张力障碍，可以进行分期手术：即一期手术时仅植入 DBS 电极，电极植入后在病房接通临时刺激器，调节刺激参数并观察疗效；根据症状改善情况，决定是否进行二期手术。

5. **术后管理**

（1）术后药物调整：依据症状改善情况，可逐渐减少药量，切忌迅速撤药，以免引起患者不适。

（2）DBS 治疗后首次开机程控的时机：患者通常一般情况良好，脑水肿消退后即可开机，但肌张力障碍症状严重者可尽早开机。

（3）开机 DBS 刺激参数的设定：绝大多数频率为 130Hz，脉宽为 60μs，电压可根据患者的症状改善和反应进行调整，一般不超过 3V。

（4）长期 DBS 治疗刺激参数的变化：术后半年内，通常需要 2～3 次参数调整，以达到最佳疗效；通常 STN 长期刺激的脉宽为 60～120μs，GPi 为 90～150μs。靶点为 GPi 核团调整参数后疗效出现的时间为数小时至数天，稍长于 STN 核团。通常在长期刺激（1 年以上）后，刺激疗效稳定，无须不断增加刺激参数。

（五）预后

研究结果表明，平均 50% 肌张力障碍严重程度和残疾程度改善是可期望的（改善率 >90% 的患者以及很少或根本没有改善的患者均是少数），该疗效起效慢，可随着时间的推移症状有进一步改善，疗效可能会持续至少 3～5 年。目前尚无确切的预测因素来预测手术效果,包括年龄、病程、术前 BFM 分数、*DYT* 基因分型等。

(张　凯)

第四节　特发性震颤

特发性震颤(essential tremor,ET)即原发性震颤,是以震颤为唯一表现的常见运动障碍性疾病,超过 1/3 的患者有阳性家族史,呈不完全外显性常染色体遗传。发病机制和病理变化均未明了。目前已鉴定了三个基因位点,分别位于 3q13(*ETM1*)、2p22-25(*ETM2*)和 6p23(*ETM3*)。

以往认为 ET 临床表现呈良性过程,进展缓慢,症状单一。但是随着病例的累积,人们发现 ET 的临床演变并非总是如此,病情严重者往往是随着震颤幅度的增加而出现明显的功能障碍,如无法完成正常书写、无法当众讲话,甚至不能独立进食和穿衣,严重影响患者的社会活动、工作能力和日常生活能力。此外越来越多的研究显示,ET 是一种累及多系统的疾病,除意向性震颤和共济失调等运动症状外,还会出现很多非运动症状如认知功能障碍、情感障碍和听力下降等。另有流行病学调查研究显示,其进展为帕金森病的概率是普通人的 4 倍。

一、临床表现

ET 在 20 岁和 60 岁有两个发病年龄高峰,与晚发型(>40 岁)ET 患者相比,早发型(<30 岁)手部累及更常见,伴发肌张力障碍的可能性更大,对酒精的反应性更好。部分患者饮酒后震颤可暂时减轻,情绪激动或紧张、疲劳、寒冷等可使震颤加重。

ET 的核心运动症状是上肢远端姿势性或运动性震颤，频率波动在 4～12Hz 之间，尽管某些患者震颤的频率是相对持续的，但其幅度可以变化，在某种情况下可以被精神集中和精神分散所抑制。震颤按发生的频率可以累及上肢（>95%）、头部（>30%）、下肢（30%）、声音（>20%）、舌（20%）、面部和/或下颌（10%）和躯干（5%）。随着病程的延长，临床症状逐渐加重，至晚期可出现意向性震颤，部分表现为瞬目反射延迟或缺失，即使步态正常，仍可出现直线行走不稳。

非运动症状方面，认知功能障碍主要表现为词语流畅性、命名、情绪、语言记忆和工作记忆障碍。

二、诊断

患者如果经常出现姿势性和/或动作性震颤，饮酒后震颤减轻，有阳性家族史，不伴有其他神经系统症状和体征应考虑 ET 的可能性。注意需与帕金森病、甲亢等鉴别。

ET 的影像学无明显异常，部分新近研究报道：VBM 显示广泛性灰质和白质萎缩；MRS 显示小脑皮质 NAA/Cr 比值下降，且与上肢震颤程度呈负相关关系。

三、治疗原则

特发性震颤的治疗取决于震颤的严重程度、震颤致持续功能障碍、患者提高生活质量的要求。

普萘洛尔（propranolol）和扑米酮（primidone）是 ET 治疗的一线和基本用药，此二者对肢体震颤的效果较好，疗效相当，且在大部分患者中疗效可维持 1 年以上，1 年以后视疗效情况可适当增加剂量。具体用法为普萘洛尔 30～90mg/d，分 3 次口服，需长期应用；扑米酮 100～150mg，3 次/d。如果单一药物效果欠佳，可考虑两药合用，对肢体震颤的疗效好于单药治疗，且不良反应无明显叠加。普萘洛尔对头部震颤可能也有改善作用。若合并焦虑症状可加用苯二氮䓬类药物，如阿普唑仑等。二线用药包括阿普唑仑、阿替洛尔、加巴喷丁、索他洛尔和托吡酯，三线药物为氯氮平、纳多洛尔和尼莫地平。对难治性的肢体、头部、发声震颤，可考虑肌内注射 A 型肉毒毒素（botulinum toxin type A），但可能引起肢体无力、呼吸困难、声音嘶哑、吞咽困难等不良反应。

对于药物反应欠佳的难治性患者，可考虑丘脑损毁术和脑深部电刺激术等外科治疗手段。

四、手术治疗

DBS 具有低创伤性、可逆性、可调控性的特点，因此现已被用为治疗 ET 的首选外科手段。靶点方面，丘脑腹中间核（VIM）是最广泛认同的 ET 手术治疗靶点。此外未定带尾部（caudal zona incerta）、底丘脑后区（posterior subthalamic area，PSA）、底丘脑核（STN）及齿状 - 红核 - 丘脑束（dentato-rubrothalamic tract tractography，DRTT）亦有应用，但尚需大宗病例进行评估。

五、预后

根据实际的临床情况，大概有 30%～50% 的患者经普萘洛尔或扑米酮治疗无效，有文献亦指出 56.3% 的患者因效果欠佳或不耐受而停药，因此 ET 的内科治疗现状远未达到理想。DBS 方面，与传统损毁术相比，具有可逆性和可调节等优点，多项研究显示，VIM-DBS 能减轻震颤幅度达 33%～82%，并且有望取得明显的长期疗效。

（张　凯）

第五节 面肌痉挛

面肌痉挛（facial spasm）是指一侧或双侧面部肌肉（眼轮匝肌、表情肌、口轮匝肌）反复发作的阵发性、不自主的抽搐，在情绪激动或紧张时加重，严重时可出现睁眼困难、口角歪斜以及耳内抽动样杂音。

面肌痉挛好发于中老年人群，女性略多于男性，但发病年龄有年轻化的趋势。面肌痉挛虽然大多位于一侧，但双侧面肌痉挛也并非罕见。

一、临床表现

1. **特发性偏侧面肌痉挛的临床表现**　表现为阵发性半侧面部肌肉不自主抽搐，多在中年后起病，极少数为双侧先后发作。开始发病多起于上、下眼睑，逐渐缓慢向面颊扩展至一侧面部所有肌肉，重者可累及颈部肌肉。抽搐发作有间歇期。神经系统检查多无阳性体征。本病缓慢进展，极少自愈。

2. **继发性偏侧面肌痉挛**　继发性面肌痉挛甚为少见，多由小脑脑桥角表皮样囊肿、脑膜瘤或神经鞘瘤引起，症状典型，且多合并同侧三叉神经痛或耳鸣、眩晕、听力下降等前庭蜗神经受压迫症状，影像学检查可资鉴别。

3. **按 Cohen 等制订的痉挛强度分级**

（1）0 级：无痉挛。

（2）1 级：外部刺激引起瞬目增多或面肌轻度颤动。

（3）2 级：眼睑、面肌自发轻微颤动，无功能障碍。

（4）3 级：痉挛明显，有轻微功能障碍。

（5）4 级：严重痉挛和功能障碍，如患者因不能持续睁眼而无法看书，独自行走困难。神经系统检查除面部肌肉阵发性的抽搐外，无其他阳性体征。少数患者于病程晚期可伴有患侧面肌轻度瘫痪。

二、辅助检查

（一）影像学检查

1. 颅后窝薄层 CT 扫描的意义在于鉴别肿瘤、明显的血管疾病以及发现粗大的责任动脉、颅底骨质畸形，但 CT 无法显示脑神经及其周围的细小血管。

2. 颅脑 MRI＋MRA 检查排除颅脑肿瘤及动脉瘤，T_2 加权多可见神经根部位的责任血管。

3. 颅脑 3D-TOF-MRA 或 3D-CISS-MR 检查能了解面神经根有无血管相邻或压迫（图 14-5-1）。

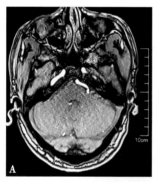
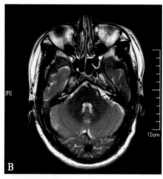
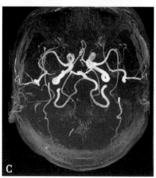

图 14-5-1　左侧面神经根部受到迂曲左侧椎动脉压迫

（二）神经电生理学评估

神经电生理评估有助于面肌痉挛的鉴别诊断和客观了解面神经与前庭神经的功能水平,有条件的医院应积极开展。电生理评估主要包括肌电图和异常肌反应(abnormal muscle response,AMR)或称为侧方扩散反应(lateral spread response,LSR)以及听觉脑干诱发电位。AMR 是面肌痉挛特有的异常肌电反应,潜伏期一般为 10ms 左右,AMR 阳性支持面肌痉挛诊断。

三、治疗

（一）药物治疗

面肌痉挛药物治疗常用于发病初期、无法耐受手术或者拒绝手术者以及作为术后症状不能缓解者的辅助治疗。药物治疗仅减轻一部分患者面肌抽搐症状。

常用药物包括卡马西平、奥卡西平以及地西泮等。注射用 A 型肉毒毒素主要应用于不能耐受手术、拒绝手术、手术失败或术后复发、药物治疗无效或药物过敏的成年患者。

（二）微血管减压术（MVD）

1. 手术适应证

（1）原发性面肌痉挛诊断明确,经头部 CT 或 MRI 排除继发性病变。

（2）面肌痉挛症状严重,影响日常生活和工作,患者手术意愿强烈。

（3）应用药物或肉毒毒素治疗的患者,如果出现疗效差、无效、药物过敏或毒副作用时应积极手术。

（4）MVD 术后复发的患者可以再次手术。

（5）MVD 术后无效的患者,如认为首次手术减压不够充分,而且术后 AMR 检测阳性者,可考虑早期再次手术;随访的患者如症状无缓解趋势甚至逐渐加重时也可考虑再次手术。

2．手术禁忌证

（1）同一般全麻开颅手术禁忌证。

（2）严重血液系统疾病或重要器官功能障碍（心、肺、肾脏或肝脏）患者。

（3）患者对手术疗效及可能出现的并发症理解不够、准备不充分。

（4）高龄患者选择 MVD 手术应慎重。

3．术前准备 术前 1d 患侧耳后枕部剃发，上界到耳廓上缘上 2～4cm，后方到枕部中线，下方至发际。

4．术中体位 合适的体位是满意暴露的基础。患者取侧卧位或 2/3 侧俯卧位，后背尽量靠近手术床边缘，同侧肩部向下牵拉，以方便术者操作。可以使用头架固定使头部略转向切口侧，这样可以使小脑由于本身的重力而离开岩骨，无须使用脑压板。

5．皮肤切口 平行并紧贴发迹内缘的竖切口或者经乳突根部齐外耳道孔下缘的横切口，竖切口长约 6～7cm，横切口长度 4～5cm。切口大小取决于患者颈部的长短粗细、局部肌肉厚度、可能存在的颅底骨质凹陷等畸形、术前预估手术难度等。用磨钻、咬骨钳或铣刀形成直径约 2.5cm 的骨窗，外侧缘到乙状窦，骨窗形成过程中应严密封堵气房，防止冲洗液和血液流入。以乙状窦为底边切开硬脑膜并进行悬吊。

6．显微手术操作要点

（1）开放蛛网膜下腔释放脑脊液：应避免脑脊液过多过快的释放，因可能导致颅底、小脑幕附近岩静脉属支出血，甚至会出现幕上远隔部位出血。待颅内压下降后，使用脑压板应逐步牵开、深入，牵开范围不应大于 1cm，且牵拉应为间断性。

（2）血管减压技术：①面神经的减压范围仅限于神经根进入区（TREZ）即可。当在术中反复探查面神经 TREZ 未

发现血管时，可进一步探查 TREZ 稍远端部分面神经干
（图 14-5-2）。②责任血管的判断：面肌痉挛 MVD 术中主要
责任血管依次为小脑前下动脉及其分支、小脑后下动脉及其
分支、椎动脉、岩下静脉属支。静脉单独对面神经 TREZ 构
成压迫者罕见。③责任血管的减压：将责任血管充分游离后，
向小脑幕、颅底方向或腹侧推移离开 TREZ，垫开物置于责任
血管与脑干之间（图 14-5-3）。垫开物选用 Teflon 棉团。强
调使责任血管远离 TREZ 而非简单的血管与 TREZ 之间"绝
缘"。垫棉不宜过大以免形成新的压迫。置入垫棉后应确保
其固定，防止滑脱。责任血管垫开后注意动脉不能扭曲成角。
当有岩下静脉属支单独或参与压迫时可将其充分解剖游离后

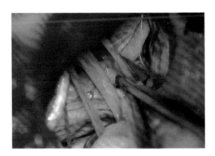

图 14-5-2　在后组脑神经与面神经之间将左侧椎动脉及 AICA 抬
离面神经 TREZ

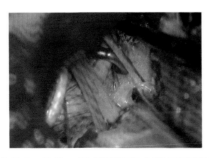

图 14-5-3　Teflon 垫棉将责任血管与 TREZ 隔离

以垫棉推离 TREZ，难以解剖游离时可电凝后切断。④术中电生理监测 AMR 消失提示血管神经减压满意（图 14-5-4）。

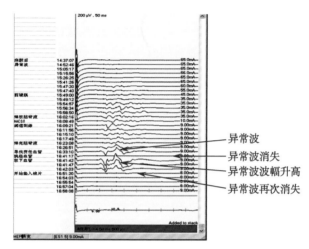

图 14-5-4 术中电生理监测
发现责任血管垫离 TREZ 后，AMR 消失。

神经内镜的应用：MVD 术中应用神经内镜（图 14-5-5）有助于责任血管的判断、评估神经根部减压情况及垫棉的大小和放置位置等，对提高手术治疗效果、减少症状复发和并发症发生有一定临床意义。

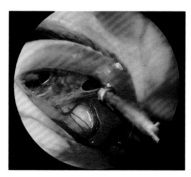

图 14-5-5 神经内镜下面肌痉挛 MVD

四、术后管理

1. 颅内出血是 MVD 术后 24h 内出现的最严重的并发症,需密切观察患者的生命体征、神志、呼吸、瞳孔、肢体活动等,一旦有顽固性头痛、剧烈而频繁呕吐、意识障碍等,应立即复查 CT 并采取相应措施。

2. 发生术后低颅压时,应取平卧位或头低足高位,伴随恶心呕吐者,头偏向一侧,避免误吸并积极对症处理。

3. 术后出现脑神经受损表现(周围性面瘫、麻木、口唇疱疹、感觉减退、听力下降等),应注意眼角膜及口腔的护理,同时积极给予药物治疗。

4. 术后出现脑脊液漏时,应采取平卧位头高 30°,禁忌鼻腔、耳道的填塞、冲洗和滴药等,并积极查明原因妥善处理。

五、术后疗效

1. **延迟治愈** 20%~25% 的面肌痉挛患者在 MVD 术后症状不能立即完全消失或缓解数天后再现,症状可与术前相似、稍减轻或明显减轻,需经过一段时间(1 周~1 年)后才逐渐完全消失,此现象称为延迟治愈(delayed resolution)。鉴于延迟治愈现象的存在,建议对 MVD 术后面肌痉挛患者持续随访至少 1 年后再评价疗效。不可在 MVD 术后短期内针对症状依然存在的患者实施二次 MVD。

2. **无效或复发的处理** 首次 MVD 治疗面肌痉挛无效或复发后可实施二次 MVD,但手术难度和风险增大,疗效降低,并发症增多。对于无效和部分缓解的患者,建议复测 AMR,如果 AMR 阳性可建议再次手术;相反,则可以随访或者辅助药物、肉毒毒素治疗。

(杨岸超)

第六节　三叉神经痛

国际疼痛研究协会（International Association for the Study of Pain，IASP）将三叉神经痛（trigeminal neuralgia，TN）定义为在面部三叉神经分布区内短暂的反复发作性剧烈疼痛，发作时多突然发生，可呈针刺样、刀割样、过电样疼痛，这种疼痛通常是单侧的，常影响神经的一个或多个分支。

一、临床表现

TN 按照发病原因可分为原发性、继发性两种，按症状特点可分为典型 TN、不典型 TN 两种。

1. **原发性 TN**　又称特发性 TN，临床上找不到确切的病因，95% 的病例术中可以发现三叉神经根或其脑干端存在血管压迫，此种类型临床上最常见。

2. **继发性 TN**　又称症状性 TN，是指由颅内外各种器质性病变如肿瘤压迫、动脉瘤等引起的三叉神经根刺激或损害导致的疼痛。

3. **典型 TN**　是指符合下列特征的 TN：①疼痛为阵发性反复发作；②有明确的间歇期且间歇期完全正常；③有"扳机点"或明确的诱发动作；④三叉神经功能正常。原发性 TN 多为典型 TN。

4. **不典型 TN**　是指符合下列特征的 TN：①疼痛时间延长甚至为持续性疼痛，但可有阵发性加重；②无"扳机点"现象；③出现了三叉神经功能减退的表现，如面部麻木、感觉减退、角膜反射迟钝、咀嚼肌无力和萎缩。继发性 TN 多为非典型性 TN。

二、影像学检查

同本章第五节面肌痉挛。

影像表现见图 14-6-1。

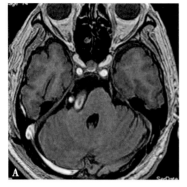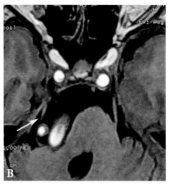

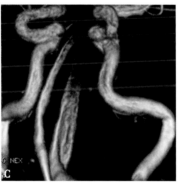

图14-6-1　3D-TOF-MRA

可见右侧三叉神经根部存在走行异常的椎基底动脉压迫。B 图中箭头指示右侧三叉神经。

三、原发性 TN 的治疗原则

（一）非手术治疗

1. 药物治疗

（1）卡马西平 0.1～0.2g，2～3 次 /d 口服。

（2）奥卡西平 0.3～0.6g，2 次 /d 口服。虽然卡马西平的疗效优于奥卡西平，但后者耐受好且药物相互作用较少，所以比卡马西平更有优势。

典型 TN 早期口服药物一般能够有效缓解症状，但随着病情进展，药效下降，患者需要增加剂量方能控制疼痛，因此在服药剂量较多的患者（卡马西平＞1g/d）中，药物性肝损伤比较常见。加巴喷丁、拉莫三嗪、匹莫齐特也可以考虑用于辅助治疗原发性 TN。

2. 经皮三叉神经节手术　经卵圆孔进针插管后通过各种方法对三叉神经节进行局灶性损毁，包括热能（射频热凝术）、化学（甘油注射）和机械方法（Meckel's 囊球压迫）。

3. 伽玛刀治疗　主要是针对颅后窝三叉神经根的放射治疗法，常用于无法耐受手术的老年患者或有心肺功能障碍无法进行开颅手术的患者。

（二）手术治疗

微血管减压术（MVD）是目前治疗 TN 中疗效最好和缓解持续时间最长的治疗方法。

1. 手术适应证　对于能耐受开颅手术的患者，MVD 是首选外科治疗方法，优于伽玛刀或射频等其他手段。手术适应证：①原发性 TN，排除继发病变；②症状严重，影响患者日常生活；③保守治疗效果差或有严重副作用；④患者有积极手术治疗的要求。

2. 手术禁忌证　①存在严重系统性疾病且控制不佳等；②患者对手术疗效及可能出现的并发症理解不够、准备不充分。

3. 体位　同面肌痉挛 MVD 体位。

4. 皮肤切口　平行并紧贴发迹内缘的竖切口或经乳突根部齐外耳道孔上缘的横切口，余同面肌痉挛 MVD。

5. 骨窗应尽可能向外贴近乙状窦　骨窗直径只需 2～3cm，但应充分暴露横窦和乙状窦夹角。为了防止损伤静脉窦，可在离静脉窦最远处钻孔，随后咬开颅骨，逐渐向横窦和乙状窦方向扩大骨窗。为使骨窗尽可能靠近乙状窦，必要时可以打开乳突气房，但必须及时用骨蜡封堵。

6. **切开硬脑膜**　可"V"或"U"形剪开硬脑膜，以乙状窦后缘为底边，上端起自横窦乙状窦夹角，充分暴露横窦乙状窦夹角与面神经及听神经主干之间的区域。

7. **切开硬脑膜后**　充分剪开蛛网膜，自外向内暴露，可直达三叉神经根进入区。通常不需要使用甘露醇或行腰椎穿刺释放脑脊液，也无须使用脑压板牵拉、避免持续压迫对脑组织带来的损害。过度牵拉还可能将岩静脉从其进入岩上窦处撕裂，这会引起灾难性后果。

8. **识别责任血管**　三叉神经根的任何部位都可能有责任血管。由于三叉神经颅内段的无髓鞘部分较长，其抵御周围血管压迫能力差，其神经根的任何部位都有可能发生神经血管压迫。因此，行三叉神经根减压术时要暴露该神经根的颅内段全长。任何与三叉神经后根及其脑干端存在解剖接触的血管都可能是责任血管。需注意的是，超过 50% 的 TN 患者存在多根血管压迫或者多个部位压迫（图 14-6-2A），术中强调全程探查避免责任血管遗漏。

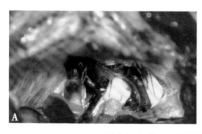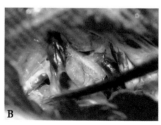

图 14-6-2　三叉神经减压手术

A. 右侧三叉神经受岩静脉分支、小脑上动脉压迫；B. 将责任血管与神经分离，置入 Teflon 垫棉。

9. **减压**　原则是通过将责任血管从三叉神经根分离移位而实现减压的目的。可以采用 Teflon 棉团固定、悬吊、胶水黏附等方法移位责任血管，确保血管不再压迫和接触三叉神经根（图 14-6-2B）。Teflon 棉团的作用仅是为了防止血管弹回造成对神经再次压迫，因此，垫片的位置和数量应该适当，尽可能避开神经受压迫的部位。

10. 严密缝合硬脑膜，硬脑膜外无须放置引流　关颅前需用温生理盐水彻底冲洗硬脑膜下腔，一是再次检查术野是否有出血，二是防止低颅压和颅内积气。冲洗时应检查垫片有无脱落。硬脑膜无法严密缝合时可用肌肉片及人工硬脑膜修补。硬脑膜外可用骨屑伴胶水或钛板修补颅骨缺损。肌肉需逐层紧密缝合，伤口内不放置引流。

四、并发症防治

MVD 术治疗 TN 并发症包括脑神经损伤、小脑及脑干损伤、脑脊液漏、低颅压综合征、无菌性脑膜炎等。

1. 脑神经功能障碍　脑神经功能障碍主要为复视、听力下降、面瘫和面部麻木，少数患者可出现声音嘶哑和饮水呛咳等。复视的发生主要是滑车及展神经损伤所造成，多为暂时性。单侧听力下降是较严重的并发症，前庭蜗神经受损引起。三叉神经本身受损可以引起面部麻木。面神经受损引起面瘫则较少发生。

2. 小脑、脑干损伤　包括小脑、脑干梗死或出血，是 MVD 的严重并发症。避免小脑损伤的关键在于减少牵拉时间、降低牵拉强度。术前半小时使用甘露醇降低颅压，术中适量过度通气，骨窗尽量靠近乙状窦，避免使用脑压板，逐渐打开小脑脑桥角缓慢充分放出脑脊液后再探查小脑脑桥角等措施可最大程度减少术中对小脑半球的牵拉，尽量避免电凝灼烧小脑、脑干表面血管。

术后通过多参数心电监护仪对血压、脉搏、呼吸、血氧饱和度 24h 连续监测，密切观察意识、瞳孔的变化。出现血压骤然升高、同时脉搏减慢，清醒后又出现意识障碍，一侧瞳孔散大、对光反射减弱或消失，均应考虑小脑梗死、肿胀、出血可能，应及时行头部 CT 扫描，根据 CT 实施扩大骨窗枕下减压或脑室外引流。

3. **脑脊液漏** 严密缝合硬脑膜是防止脑脊液漏的关键。对于硬脑膜无法严密缝合者，可取肌肉筋膜进行修补，同时应用生物胶将人工硬脑膜与硬脑膜贴敷完全。用骨蜡严密封闭开放的气房。严格按肌肉、筋膜、皮下组织、皮肤四层缝合切口，不留无效腔。

如发生脑脊液鼻漏，立即嘱咐患者去枕平卧，告知患者勿抠、挖及堵塞鼻孔和耳道，保持鼻孔和耳道清洁，观察体温变化，使用抗生素预防感染。保持大便通畅，防止咳嗽、大便用力而引起颅内压增高，必要时可使用脱水剂或腰大池引流降低颅压，若漏孔经久不愈或多次复发需行漏孔修补术。

4. **低颅压综合征** 可能原因是术中长时间暴露手术部位，释放大量脑脊液，术后脑脊液分泌减少等所致。常表现为头痛、头晕、恶心及非喷射状呕吐，同时血压偏低、脉率加快，放低头位后症状可缓解。术中在缝合硬脑膜时应尽量硬脑膜下注满生理盐水，排出空气。患者术后平卧。

5. **无菌性脑膜炎** 是较常见的并发症，手术结束时，用生理盐水仔细冲洗术区，必要时可以加用激素治疗。

五、预后

1. TN 术后疗效评价时间。TN MVD 术后延迟治愈者偶可见到，一般不超过 3 个月。

2. 术后疼痛完全缓解率大于 90%，术后 1 年、3 年和 5 年的疼痛完全缓解率分别为 80%、75% 和 73%。

（杨岸超）

第七节　脑性瘫痪

脑性瘫痪（cerebral palsy，CP）简称脑瘫，是指出生前到出生后 1 个月内，因各种原因所引起的脑损伤或脑发育缺陷所致的运动障碍及姿势异常，常伴有智力缺陷、癫痫、行为异常、精神及语言障碍等症状（部分患儿还同时伴有暂时性运动发育迟缓的症状）。

脑瘫的发病率世界各国报道均不一致，为 1.5‰～4‰；西方国家其患病率为 2‰～3‰；我国为 1.2‰～2.7‰。目前我国约有 200 万以上的脑瘫患儿。

脑瘫分为 6 种类型：痉挛型（spastic）、不随意运动型（dyskinetic）、强直型（rigidity）、共济失调型（ataxia）、弛缓型（hypotonic）及混合型（mixed）。

一、病因

脑瘫发病原因并不明确，按照时间将病因分为出生前因素、围生期因素以及产后因素。早产、先天性畸形、宫内感染、胎儿生长迟缓、多胎妊娠和胎盘异常等增加了脑瘫的风险。

1. **出生前因素**　70%～80% 的脑瘫与产前因素有关，母体在孕期不良的生活习惯如酗酒、吸烟等可能增加脑性瘫痪的发病概率。许多疾病也可能影响胎儿，如严重的感染，妊娠期中毒、糖尿病、风湿等，母亲智力低下、缺乏营养等也可能成为脑性瘫痪的病因。另外，妊娠期不合理地用药也可能导致脑性瘫痪的发生。

2. **围生期因素**　早产是脑瘫最为重要的发病因素之一，早产儿发生脑瘫的危险性较足月儿更高。而新生儿的出生体重也与脑瘫的发生有关，巨大儿和低体重儿的脑瘫发生率均高于正常新生儿。另外，缺氧缺血以及胎盘功能也可能导致脑瘫的发生。出生窒息所造成的脑瘫占 10% 左右。

3. **产后因素** 产后许多新生儿疾病可能导致脑瘫的发生,常见的包括呼吸窘迫综合征、惊厥、颅内出血、颅内感染、脑外伤、缺氧缺血性脑病等。新生儿早产、低体重、新生儿窒息和高胆红素血症等作为诱发脑瘫的高发因素。

4. **遗传因素** 目前的研究中有人指出脑瘫具有遗传倾向,家族中存在脑瘫患儿时,后代发生脑瘫概率增加。遗传因素可以引起脑组织代谢障碍及脑发育异常,直接导致脑瘫的发生;也可能通过增加脑瘫的易感性,在临床危险因素(早产、宫内感染、缺氧、窒息等)的诱发下导致脑瘫的发生。

二、临床表现

患儿行走、站立困难,走路足尖着地呈剪刀步态,常伴有语言及智能障碍。痉挛型脑瘫约占脑瘫的 60%,其典型的临床表现主要为:以双下肢为主的痉挛性截瘫或四肢瘫痪,关节僵硬,肢体活动性下降,腱反射亢进,肌肉被动平伸时表现出强烈的阻力,屈肌反射过强。

三、评估
(一)全身运动质量评估

全身运动(general movements,GMs)是人类一种独特的自发运动系统,指身体所有部分都参与的运动。GMs 分为三个阶段:足月前 GMs、扭动运动和不安运动。GMs 评估适用于 5 个月内的小婴儿神经发育功能的评估,其主要起鉴别、评估及预后预测的作用。

1. 发生在足月前 GMs 及扭动运动阶段的异常 GMs 类型包括:单调性 GMs、痉挛 - 同步性 GMs、混乱性 GMs。

2. 发生在不安运动阶段的异常 GMs 类型包括:异常性不安运动和不安运动缺乏。

（二）新生儿20项行为神经测定方法

20项新生儿行为神经测定（neonatal behavior neurological assessment, NBNA）方法用于评估早产儿反应等。该检查项目分为5个部分：行为能力6项、被动肌张力4项、主动肌张力4项、原始反射3项、一般评价3项，共20项，其中每个部分又包括多项内容。当新生儿的评分<35分时记录为NBNA异常。

（三）贝利婴幼儿发展量表

第三版贝利婴幼儿发展量表（Bayley scales of infant and toddler development）通过一系列标准化项目来评估发育功能，具体内容包括认知量表、语言量表、动作量表、社会情感问卷和适应性行为问卷。其中认知、语言和运动方面通过对婴幼儿的直接测试进行评估，而社会情感和适应性行为方面通过对其父母采访的结果进行评估。

该量表用于评估认知能力、语言接受能力、语言表达能力、精细运动能力、粗大运动能力。认知能力包括感觉运动发展、概念形成和记忆；语言接受能力用于评估对词义的理解等做出适当反应的能力；语言表达能力用于测试会说话之前的交流、词汇和语法的发展；精细运动用于测试操纵的对象和手功能技巧；而粗大运动用来检测静态定位、肢体运动和平衡。适用于1～42个月的婴幼儿，并对判断预后有重要价值。

四、治疗

（一）A型肉毒毒素治疗

A型肉毒毒素治疗是神经毒素、血凝素和非血凝素蛋白的复合体，能阻断神经末梢钙离子介导的乙酰胆碱释放，最终引起肌肉的化学性去神经支配作用，可麻痹神经肌肉的传导，从而使肌张力降低，肌肉痉挛缓解，局部注射肉毒毒素后起效时间一般为12～72h，此作用可持续3～6个月，之后神经末梢产生新的侧支芽，形成新的运动终板，又恢复了原有特性，再次出现痉挛症状。

A 型肉毒毒素不影响乙酰胆碱的合成，也不影响其储存，只选择性作用于外周胆碱能神经末梢，抑制乙酰胆碱释放，而且该毒素不容易通过血脑屏障，故重复注射该药也无明显毒副作用。

（二）康复疗法

1. **神经发育疗法**　神经发育疗法是一种依据神经系统正常生理机能及发育过程，运用诱导或抑制的手段，使脑瘫患儿逐步学会如何用正常的运动模式去完成日常生活动作的一系列治疗方法。该治疗方法主要包括 Bobath 疗法和 Vojta 疗法。

2. **功能性电刺激疗法**　功能性电刺激疗法（FES）是指利用生物信息模拟技术及计算机智能技术合成脉冲组合波，将安全无菌的电极贴片无创地引入患儿的小脑顶核，以对其脑部进行电刺激治疗。该疗法具有扩张大脑血管、刺激神经纤维再生、增加大脑皮质等部位神经元的数量、提高神经元兴奋性及改善脑部微循环系统等作用。

3. **核心肌群训练疗法**　采用常规的康复训练疗法联合核心肌群训练疗法进行治疗可有效地提高其精细运动功能及日常生活能力。常规物理疗法 + 核心肌群训练法进行治疗可有效地改善其粗大运动功能和步行功能。

（三）选择性脊神经后根切断术

1. **适应证**

（1）肌张力 3～4 级以上的单纯痉挛，痉挛较严重，影响患者日常生活和康复训练。

（2）痉挛部位肌力良好，躯干控制力和四肢运动力存在，随意运动功能尚好。

（3）软组织不存在畸形或肌腱挛缩轻、骨关节畸形较轻者。

（4）痉挛状态已趋于稳定。

（5）不伴有张力低下、共济失调、不随意运动和强直。

（6）年龄在 3～6 岁，智力正常或接近正常可以配合康复训练者。

（7）一些混合型脑瘫以痉挛为主，或痉挛严重甚至强直妨碍日常护理，及给康复带来困难者。

2. 禁忌证

（1）锥体外系病变，如出现震颤、徐动、扭转痉挛与共济失调。

（2）肌张力低，肌力不足，运动功能不良。

（3）智商不足无法配合康复训练者。

（4）肢体严重固定挛缩畸形，如肌腱挛缩和骨关节畸形。

（5）患者和家属治疗不积极。

3. 选择性脊神经后根切断术（selective posterior rhizotomy, SPR）**要点**

（1）切断牵张反射环路，通过电刺激选择性切断肌梭传入的 Ⅰa 类纤维，阻断脊髓反射中的 γ- 环路，降低过强的肌张力来解除患者的肢体痉挛症状，可以改善患者的强直状态，降低肌肉痉挛。目前手术治疗脑瘫的难度在于病因的不明确，并且手术主要用于痉挛型脑瘫患者，改善肌张力，恢复或改善肌力平衡。手术最佳年龄为 2～6 岁，以痉挛性脑瘫、智力接近正常、肌张力在 3 级以上并保持一定的肌力和运动功能者为宜，手足徐动型及共济失调型不宜行此手术。术后坚持康复训练是治疗成功的基本条件。

（2）SPR 手术通常行跳跃式或限制性椎板切除，术中给予神经肌肉电刺激仪以特定电流刺激，结合患者痉挛情况，脊神经后根切断比例选择多为：L_2：20%～30%，L_3：25%～35%，L_5：40%～55%，S_1：40%～60%。

（3）显微镜下准确区别脊神经前后根要点：①后根位置靠后上方；②后根色较灰白；③后根通常表面有纵行小血管；④后根神经索较粗大。

4. 改良高选 SPR 手术 在术中前后根的神经分束应达到神经小束水平,分束越多越利于电刺激选择,越有可能最大限度地保留后根中的感觉神经纤维。应用显微外科技术,后根可分为 10～18 小束,前根可分为 6～11 小束,切断最大比例应不超过后根神经纤维总数的 1/2。

5. 神经内镜 神经内镜应用于 SPR,可以缩小椎板切除范围,降低脊柱不稳、畸形、感染、脑脊液漏、出血等并发症发生率。内镜不会受到手术显露范围的限制,使得手术不会对脊神经产生过度牵拉而损伤到脊髓圆锥导致术后肌力下降、感觉缺失、膀胱功能障碍等并发症的发生。更有利于术中准确识别脊神经前后根,有助于发现神经共干、出口异常等变异情况而更准确区别前后根。

6. 术后康复 SPR 手术虽然能够较好地解除脑瘫患者痉挛症状,但手术前后的康复治疗和训练也是巩固治疗成果的关键因素。痉挛性脑瘫患儿在 4 岁之前,其神经功能尚可发挥替代作用,可首先进行功能训练为术后康复奠定基础,术后再根据新出现的肌群肌张力和肌力情况选择相应的训练措施。术后 2～3 周内因为需要卧床休息,可将被动功能锻炼作为主要手段,采用按摩痉挛肢体方式,结合握、揉、滚等手法使患肢肌肉放松。术后第 4～5 周则可开始进行主动功能锻炼,进行肢体屈曲、伸展、内收、外展等动作锻炼。术后 6～10 周,患者可进行上下楼梯、单脚站立、推车、滑板等活动加强患肢耐力训练。

(四)经颅磁刺激治疗

经颅磁刺激(TMS)可以缓解肢体痉挛,改善脑瘫患儿的运动功能。低频 TMS 降低皮质的兴奋性,超低频 TMS 治疗可改善脑血流动力学参数,提高动脉流速,降低搏动指数及阻力指数。

(张 尧 周 健)

第十五章

先天性发育异常性疾病

先天性发育异常性疾病是指在出生之前即已存在的疾病，其原因分为两大类：发育缺陷和胎儿发育障碍。神经系统先天性疾病又分为颅骨和脊柱畸形、神经组织发育缺陷、神经外胚层发育不全等。

第一节　先天性脑积水

先天性脑积水（congenital hydrocephalus）又称婴儿脑积水，系指婴幼儿时期脑脊液循环受阻、吸收障碍或分泌过多使脑脊液大量积聚于脑室系统或蛛网膜下腔，导致脑室或蛛网膜下腔扩大，形成头部扩大、颅内压力过高和脑功能障碍。先天性脑积水主要由畸形引起。

一、临床表现

1. 头部扩大。出生后数周至 12 个月的脑积水患儿表现为前囟大、颅缝增宽、头围增大（正常婴儿在最早 6 个月内头围每个月增加约 1.2～1.3cm；先天性脑积水的患儿则可为正常的 2～3 倍）。

2. 头发稀少。额颞部头皮静脉怒张。晚期出现眶顶受压变薄和下移，使眼球受压下旋以至上半部巩膜外翻，呈"落日征"。

3. 可出现反复呕吐、视力障碍及眼内斜，进食困难；终致头下垂、四肢无力或痉挛性瘫痪、智力发育障碍,甚至出现惊厥与嗜睡。较大儿童表现为颅内压增高,常有视神经盘水肿。

二、辅助检查

1. 头部 X 线平片 可见颅腔扩大、颅面比例失调、颅骨变薄、颅缝分离、前、后囟扩大或延迟闭合,尚可见指压痕、蝶鞍扩大、后床突吸收等颅内压增高征。

2. 头部 CT 检查 可直接显示各脑室扩大程度和皮质厚度,判断梗阻部位;若为中脑导水管狭窄引起者,仅有侧脑室和第三脑室扩大,而第四脑室正常。

3. 头部 MRI 检查 显示脑积水,还能准确显示各脑室和蛛网膜下腔各部位的形态、大小和存在的狭窄,显示有无先天畸形或肿瘤的存在。

4. 放射性核素检查 脑池造影显示放射性显像剂清除缓慢,并可见其反流到扩大的脑室。

三、治疗

(一)手术治疗

1. 侧脑室 - 腹腔分流术 目前为脑积水的首选手术方法。

(1)分流术禁忌证:①脑脊液检查提示颅内感染者;②近期内曾做过开颅手术或引流术,颅内有积气或血性脑脊液者。

(2)分流术并发症与处理:①颅内感染,明确时须取出分流装置,并选用合适的抗生素。②分流装置功能障碍,应判断梗阻的具体部位,再酌情做分流矫正术或更换分流术式。③颅内血肿,多继发于颅内压过低,因此术中释放脑脊液不宜过多。

2. 其他术式 包括:脑室 - 胸腔分流、脑室 - 乳突分流,脑室或脑池输尿管分流,腰蛛网膜下腔腹腔分流等。但上述脑脊液分流术式中许多因疗效差,并发症多现已被淘汰。如

脑室 - 胸腔分流可引起胸腔大量积液而产生呼吸困难；脑室 - 乳突分流易引起脑膜炎或脑脊液耳漏；脑室或脑池输尿管分流易导致患儿水电解质失衡；腰蛛网膜下腔腹腔分流易诱发小脑扁桃体下疝。

目前常用脑室 - 腹腔分流术及脑室 - 心房分流术，疗效相似。脑室 - 腹腔分流术操作简便，可适应儿童身高增长但可出现分流管堵塞、感染、假性囊肿形成、引流管移位、脏器穿孔等并发症；脑室 - 心房分流术除可产生与其他分流术相似并发症外，还有些较严重并发症：如气体栓塞、心律失常和因引流管穿透心脏而引起的心包堵塞等心脏并发症，腔静脉血栓形成和心房血栓形成，以及血栓脱落引起肺梗死等。因此脑室 - 腹腔分流术为脑积水分流首选方法，只有在某些原因如腹腔粘连感染等情况下，才考虑脑室 - 心房分流术。

（二）非手术治疗

目的在于暂时减少脑脊液的分泌或增加机体的水分排出。因此，一般常用利尿药物如氢氯噻嗪、乙酰唑胺和氨苯蝶啶等。

（刘　藏）

第二节　蛛网膜囊肿

蛛网膜囊肿亦称软脑膜囊肿，由于发育期蛛网膜分裂异常所致。几乎所有的蛛网膜囊肿均发生于脑池相关的部位，常见部位包括：侧裂、CPA、颞极、四叠体区、上丘、小脑蚓部、鞍区和鞍上、双侧半球间、大脑凸面、斜坡等。鞍内蛛网膜囊肿是唯一的硬脑膜外囊肿。发生于颅中窝的蛛网膜囊肿曾称为"颞叶发育不全综合征"。

一、临床表现

蛛网膜囊肿可以出现在蛛网膜下腔的任何位置,其临床表现主要由蛛网膜囊肿的位置所决定。有些囊肿可以一直不引起任何症状。最常见的表现为头痛,可由局部占位效应、颅内压升高或者脑积水引起。婴儿表现为巨脑畸形、前囟张力增高、颅缝增宽并伴有易激惹以及生长发育迟缓。颅中窝的蛛网膜囊肿可能会表现为少见的出血。蛛网膜囊肿按位置不同分为:幕上蛛网膜囊肿及幕下蛛网膜囊肿,其中幕上蛛网膜囊肿所占比例远超过幕下蛛网膜囊肿。

(一)幕上蛛网膜囊肿

1.大脑外侧裂囊肿　大脑外侧裂囊肿是蛛网膜囊肿最常见的类型,成年蛛网膜囊肿患者约一半为大脑外侧裂囊肿,儿童蛛网膜囊肿也有 1/3 位于外侧裂。囊肿可发病于任何年龄段,多见于儿童及青少年,男女比例为 3∶1。此类蛛网膜囊肿的表现是以眶上或颞区的疼痛为典型的单侧头痛,其次就包括各种类型的癫痫发作,包括局灶性、复杂部分性或全身性。也可以出现眼球突出、恶心、呕吐、轻度的对侧手部无力等症状。

2.鞍上囊肿　最常见于鞍上池内,此类患者约一半为 5 岁以下的儿童,男女发病比例为 2∶1,最常见的症状有脑积水、视力损害、内分泌功能障碍,如果囊肿巨大,可能出现局灶性神经系统体征,包括共济失调和角弓反张。

3.大脑凸面囊肿　此类囊肿沿着大脑凸面分布,在女性中比较常见,儿童患者鲜有神经系统症状,在成人中症状往往比较明显,包括疼痛、眶后疼痛、轻瘫或者癫痫发作。

4.大脑纵裂囊肿　大脑纵裂囊肿发病率低,仅占到蛛网膜囊肿的 5%~8%,虽然囊肿体积不小,但缺乏临床症状及体征,常表现为巨脑畸形或非特征性头痛。

5.四叠体囊肿　四叠体囊肿及第三脑室后部的蛛网膜

囊肿也不常见,其症状与松果体区占位相似,表现为骨缝分离的巨脑畸形、头痛、伴发脑积水及颅内压升高的临床综合征,如囊肿压迫顶盖区,也可出现瞳孔功能障碍及双眼向上凝视麻痹,囊肿向外膨大可压迫膝状体及内侧顶枕叶致视野改变。

(二)幕下蛛网膜囊肿

颅后窝蛛网膜囊肿远比幕上蛛网膜囊肿少见,青少年患者症状与 Arnold-Chiari 畸形 I 型相似,出现枕下疼痛,儿童与成人中多表现为头痛及继发的脑积水,可能出现巨脑畸形及躯干共济失调。如若囊肿压迫小脑半球外侧,则可能出现震颤、动作失调等症状。小脑脑桥角的蛛网膜囊肿非常少见,文献报道也较少,常表现为头痛、共济失调及耳鸣,其次为脑神经症状,如面肌痉挛及三叉神经痛。

二、辅助检查

1. **超声检查** 可用于囟门未闭的婴儿的检查,可正确显示蛛网膜囊肿及伴发的脑积水、皮质组织移位或相应的占位效应,超声最早可以在怀孕后 13 周就发现胎儿的蛛网膜囊肿,但是多数确诊是在妊娠中期。

2. **头部 X 线片** 可以发现毗邻蛛网膜囊肿的颅骨局部增大,也可以发现有些巨大囊肿所致的颅骨变薄及脑积水相关的骨缝分离和颅骨变薄。

3. **头部 CT 扫描** 蛛网膜囊肿表现为边界平滑,充满囊液的囊性病变,囊壁不会被增强,囊液的信号与脑脊液一样,如有颅骨的改变,骨窗可以发现。CT 上蛛网膜囊肿的囊壁是不会增强的,且周围组织也无明显水肿,而囊性脑膜瘤囊壁部分增强,恶性肿瘤脑脓肿的囊壁明显增强。CT 脑室造影,脑池造影或囊肿显影能够发现囊肿与基底池或蛛网膜下腔交通。但普通的 CT 无法显示脑脊液的流动及囊肿与周围蛛网膜交通的情况。

4. 头部 MRI 扫描　MRI 是蛛网膜囊肿的首选检查方法，不但可以提供更为清晰的三维图像显示其与周围脑池和蛛网膜下腔的关系，并且其较高的分辨率还可以帮助发现较小的囊肿和判断其与周围骨质结构的关系，还有助于发现是否有伴随的畸形存在。囊液呈长 T_1 长 T_2 信号，与脑脊液表现近似，T_2 加权成像可以很好地显示囊肿的位置及其与周围皮质、血管的关系，且 T_2 加权成像、增强 MRI、质子像及弥散加权成像（DWI）可以将蛛网膜囊肿和其他病变很好地区分开来。磁共振弥散加权成像更有助于本病的诊断和鉴别，通过信号不同和表观弥散系数（ADC）的差异，对脑肿胀、肿瘤坏死囊变部分、表皮样囊肿与蛛网膜囊肿的鉴别诊断有重要价值。表皮样囊肿表现为质子弥散受限，囊内容物与脑脊液不同，在 ADC 图上表现为低信号，而在 DWI 上表现为高信号。

三、治疗

1. 无占位效应或症状的蛛网膜囊肿，无论其大小和部位均无须治疗，但应定期随诊复查。

2. 手术治疗应慎重，多用于有症状和囊肿有张力者。包括开颅囊壁切除术、内镜下囊肿 - 蛛网膜下腔或脑室开窗术、囊肿腹腔分流术。治疗方案的选择取决于以下几个因素：患者的症状，蛛网膜囊肿的大小、形状及位置，囊内隔膜以及囊肿与皮质、周围神经、血管的粘连程度。

（1）开颅囊壁切除及开窗：此类手术可以直视下切除囊壁或开窗，避免永久性分流，而且对于多囊性病变更有效，但并发症多，术后瘢痕形成可阻断脑脊液交通，死亡率相对高。且开颅囊壁切除由于囊壁与皮质、血管结构的紧密粘连而导致囊壁不能完全切除，致使术后囊肿再发生率接近 25%。考虑到开颅囊壁切除的并发症与分流的并发症发生率相当，因此许多学者建议选择非分流的方式，从而避免因分流装置的植入而带来的相应风险。

对于颞叶附近的蛛网膜囊肿，更多地采用囊壁全切或者近全切术，同时，如果这类囊肿伴有囊内隔膜，那么单纯的开窗术治疗此类囊肿复发率高达 25%；对于中、小蛛网膜囊肿，开窗以及囊壁切除术能取得很好的治疗效果，脑组织往往能恢复到正常解剖位置，而对于大的蛛网膜囊肿，脑组织并不能很好地恢复到正常结构。

（2）囊肿腹腔分流术：有学者提倡囊肿分流作为首选治疗。这些学者发现开窗术的成功率较低，在一项研究中发现接受开颅囊肿开窗的患者中有约 2/3 由于囊肿复发或症状无改善。选择分流装置植入时必须考虑相关因素，如蛛网膜囊肿患者并发脑积水时，需要在行囊肿腹腔分流的同时行脑室 - 腹腔分流。由于脑室的减压可能会增加发生硬脑膜下血肿的风险，因此这类操作需要谨慎。使用高压阀或者流量控制阀避免过度分流非常有帮助。

3. 神经内镜手术。神经内镜在治疗蛛网膜囊肿及脑积水中得到越来越多应用，内镜下开窗术是首选治疗方案，尤其是没有囊内隔膜者。但内镜下开窗术亦可出现术后瘢痕形成，阻断脑脊液交通及骤然减压所引起的并发症。神经内镜还可用来协助近侧导管的植入，减少多囊性脑积水的分流管植入数量。尽管神经内镜较开颅术更具优势，但在使用内镜时需要注意：囊壁和周围脑池的蛛网膜常常增厚或呈纤维状，显微手术可以通过较小骨孔提供更佳视野，并且使用显微器械可以非常轻易而安全地行更大的开窗。

蛛网膜囊肿是蛛网膜的良性病变，能发生于颅内任何一个位置，其主要临床症状主要由其病变位置所决定。尽管蛛网膜囊肿增长的具体机制仍不清楚，但是真正的增长只在少部分患者中出现。大多数患者并不需要手术干预，但手术却对有些患者有很大的益处。而且，目前对于选择开颅抑或是分流术还存在争议,大多数医师还是倾向于选择开颅术作为首选的手术干预手段。随着技术的发展,微创的神经内镜变得越来越受青睐。对于蛛网膜囊肿患者,关键是对患者外科干预治疗指征评价,以及为患者选择合适外科治疗方法。

(刘　藏)

第三节　颅缝早闭

　　颅缝早闭(craniosynostosis)亦称狭颅症(craniostenosis)是指一个或多个婴幼儿的纤维性颅缝过早骨化闭合,以致颅骨生长模式异常。颅缝早闭因颅缝过早闭合引起,主要涉及面颅美容问题,部分患儿也合并有神经功能障碍。在少部分患者中,颅骨的异常生长能提供一定的颅内容积以适应脑的正常发育,仅表现特征性的面颅畸形。大部分患者的颅骨畸形不能适应脑组织的正常发育,引起颅内高压,致使神经系统功能障碍,如视力损害、喂养困难、精神发育迟缓甚至智力障碍等。

一、分型

　　1. 根据累及颅缝的数量分为单纯型颅缝早闭(仅累及一条颅缝)和复合型颅缝早闭(累及两条及以上颅缝)。

　　2. 根据头部畸形的临床特征分为舟状头、三角头、斜头、短头、尖头和小头畸形。

　　3. 根据是否存在特定综合征分为两大类。没有颅脑以外的畸形的颅缝早闭称为非颅缝早闭综合征;合并颅脑以外的畸形,比如合并肢体畸形、心脏畸形、呼吸道畸形、中枢神经系统畸形等,称为颅缝早闭综合征,其中以 Apet 综合征、Crouzon 综合征最常见。

二、临床表现

颅缝早闭可单独发生,但并不是所有颅缝早闭患者仅仅表现为头部畸形。约 20% 颅缝早闭与综合征相关。颅缝早闭的常见临床表现包括:颅内高压,阻塞性睡眠呼吸暂停,颅底畸形,脑积水,神经性行为异常等。

1. **颅内高压**　根据 Monro-Kellie 假说,颅缝早闭致使颅内容积固定,与不断生长发育的脑组织相矛盾导致不断地颅内压升高。因此,颅缝早闭出现颅内高压多表现呕吐、视物模糊、前囟膨隆、精神状态萎靡、视神经盘水肿和头痛。长期的视神经盘水肿可继发视力障碍和认知功能损害。在小儿神经外科的临床查体应该非常重视眼底的镜检,方便排除隐匿性的颅内高压症。

2. **阻塞性睡眠呼吸暂停**　主要指睡眠中间断发生呼吸暂停、打鼾、白天瞌睡等。颅缝早闭患者,尤其是颅缝早闭综合征多合并有面中部发育不全,如腭骨发育不全导致阻塞性睡眠呼吸暂停,眼眶发育不全,眼球突出等。

3. **颅底畸形**　颈静脉孔发育不全致颅内静脉流出受阻,继而颅内高压。Arnold-Chiari 畸形致阻塞性脑积水,继而颅内高压。Arnold-Chiari 畸形可无临床症状,也可表现为共济失调,吞咽困难,呼吸困难以及强直体位等。

4. **脑积水**　颅缝早闭可合并 Arnold-Chiari 畸形以及颈静脉流出受阻等继发脑积水,尤其颅缝早闭综合征患者多见,Apet 综合征 8%～65%、Crouzon 综合征 25.6% 和 Pfeifer 综合征 27.8% 合并脑积水。

5. **神经性行为异常**　常见的神经性行为异常包括注意力下降、语言能力、阅读能力拼写能力、空间辨别能力异常等。

三、辅助检查

头部 CT,尤其是 CT 三维重建,是诊断颅缝早闭的"金标准"。CT 扫描不仅有助于准确诊断颅缝早闭的范围和评估颅脑畸形的程度，也有利于颅骨重建的手术计划。也有人提出 CTA 能提供硬脑膜窦的解剖信息，辅助手术前计划，降低手术并发症发生风险。尤其颅缝早闭综合征涉及颈静脉孔狭窄，CTA 的临床价值更加重要。

四、治疗

手术是治疗颅缝早闭唯一有效的手段。目前尚无有效的药物治疗和物理治疗经验。手术治疗颅缝早闭的主要目的在于恢复颅盖骨的正常发育，矫正颅骨畸形，而不仅仅限于处理闭合的骨缝。因为颅缝早闭迟早会影响面容，也会影响到神经功能。有时为了满足美容方面的需求，改善颌面中部发育缺陷的手术需要联合颌面骨科和矫形科的医师。手术中使用头皮夹用来控制出血，尽量避免电凝止血，电凝可能影响头皮愈合效果。大手术切口多采用之字形切口，以改善愈合后外观效果。术中切除骨瓣（包含骨缝结构）后重新拼接塑型，拼接采用可吸收的颅骨锁、颅骨桥、颅骨钉等人工材料。这些材料大多在一年内分解为水和二氧化碳而吸收。

手术目标是重建正常头部轮廓和容积，以适应大脑持续生长发育的必要，同时考虑减少多次手术的可能性。颅缝早闭和继发代偿性骨质生长相互影响，引起颅骨畸形。因此，手术技术进展，单纯颅缝再造术逐渐被复杂的颅骨重建术取代。

（刘　藏）

第四节　脑　膨　出

脑膨出（encephalocele）是指疝出的内容物超出了正常的颅骨界限。脑膨出的发病率约占颅、脊神经管闭合不全的

10%~20%。本病在新生儿中发病率约为 0.8/10 000~4/10 000。但大多数的脑膨出胎儿会引起流产,真正的发病率可能更高。

一、分型

(一)根据膨出内容物分型

1. 脑膜膨出 内容物为脑膜和脑脊液。

2. 脑膨出 内容物为脑膜和脑实质,不含脑脊液。

3. 脑膜脑囊状膨出 内容物为脑膜、脑实质和部分脑室,脑实质与脑膜之间有脑脊液。

4. 脑囊状膨出 内容物为脑膜、脑实质和部分脑室,脑实质与脑膜之间无脑脊液存在。

(二)根据颅骨缺损的部位分型

主要有枕骨型、枕颈型、顶骨型、前顶型、前颅底型、颞部型。有关枕后型、前顶型、前颅底型脑膨出的亚分类也已经被提出。

二、临床表现

1. 枕骨型脑膨出具有特征性的形态学改变。最常见的是脑干畸形,通常呈 S 状扭曲,合并小脑的异常,可能出现小脑缺如、小脑蚓部缺如或反转、小脑半球反转压迫脑桥并且脑干向后移位、颅后窝狭小、颅后窝囊肿、类似于 Dandy-Walker 畸形、小脑幕或硬脑膜的静脉窦抬高、枕骨向尾侧移位等。这个部位的脑膨出只包括脑脊液和脑膜,因此称为脑膜膨出,这实际上代表了脑室系统的一种突出(脑室膨出),并且经常合并小脑的重要畸形。

2. 顶骨型脑膨出比枕骨型脑膨出预后更差,这是因为顶骨型脑膨出合并的脑畸形通常包括:背侧囊腔直接与脑室系统沟通以及前脑无纵裂畸形,后者是严重的大脑半球中线融合畸形。在这些病例中,静脉引流很有特点,引流静脉通常是通过一个分离的矢状窦和异常的大脑大静脉。

3. 与颅前窝的脑膨出呈现出面部和眼部的临床表现相反，颅后部脑膨出的患者表现为颅外的畸形，这些畸形可与其他综合征相关，也可见散发的病例。最常见的畸形包括心脏异常、多囊肾、肢体复位缺陷和多指畸形。

三、辅助检查

影像学检查在患有脑膨出的婴幼儿的儿童的诊断和治疗中非常重要，目前可以使用高分辨率 CT 或 MRI。MRI 检查是鉴别囊内容物以及这些内容物与周围神经血管结构关系的"金标准"。MRA 和 MRV 序列成像经常有助于描绘静脉窦的引流部位。手术修补前了解这些结构非常重要。影像学检查还能提示一些特定的颅内颅外畸形，这些畸形可以与不同的临床综合征相联系。脑积水是影响预后的一个不良因素。CT 或 MRI 还能显示胼胝体发育不全、小脑蚓部发育不全、无脑回畸形、灰质异位和其他静脉引流异常。

四、治疗

大多数脑膨出遵循以下神经外科手术修补原则，能够被有效地修补。然而如果囊内发育不良的脑组织超过颅内正常脑组织，术后神经功能将严重残缺。这种情况可以选择不进行脑膨出的手术。但这种治疗方案只有在与家属和主治医生深入讨论后才能决定。

手术目的是切除囊袋、保留神经组织功能，利用发育正常的皮肤缝合切口。完善的术前影像学检查能帮助制订外科手术计划，尤其是 MRI 检查。脑膨出内容物有脑脊液存在是一个有利因素，这是因为，脑脊液的存在意味着囊腔被发育不良的疝出物脑组织占据。

颅后部脑膨出的修补术，患儿常需俯卧位或侧卧位，放入马蹄形的头垫内。因为过多的皮肤带来很多不便,在解剖脑膨出时,常使用吊钩使囊袋保持直立。修补手术首先是切开皮肤,依据囊的结构和大小,切口既可以水平也可以垂直,在手术开始时标出切除头皮的范围非常重要。头皮应在脑膨出的基底部弧形切开,在皮肤软组织和硬脑膜之间的层次钝性分离。在次层内环形解剖,打开囊引出脑脊液。然后检查囊内容物。若有发育不良的神经组织影响正常的缝合,可沿骨缘切除这些组织。但需要反复权衡 MRI 对应的信息之后才能做出这个决定。可以切除多余的硬脑膜,将剩余部分水密缝合。

颅后部脑膨出的骨缺损一般不大,闭合这些病变一段时间后,在硬脑膜的引导下,新骨不断形成,骨缺损会不断缩小。疝出的脑组织过多并且合并小头畸形较少见,这样的脑膨出修补是很困难的。

颅后部脑膨出修补术后的患者注意观察症状性脑积水和颅内感染的发生。进行性脑积水可行脑室分流术治疗。除非绝对必要,新生儿期尽量减少脑脊液分流术,脑膨出经过适当的修补,仍有脑脊液漏,常提示脑积水。在这种情况下,应用短期的外引流和抗生素来避免分流管感染。一些因素预示颅后部脑膨出患者的预后不好,包括囊内有较多的神经组织、膨出位置过后、小脑畸形,以及需要脑室分流的脑积水等。其他因素如患者有大脑畸形等对预后影响很小。

(刘　藏)

第五节　Dandy-Walker 畸形

Dandy-Walker 畸形又称第四脑室孔闭塞综合征、Dandy-Walker 综合征,是一种罕见的神经系统先天性发育畸形,为常染色体变异所致。表现为颅后窝扩大伴有小脑幕上移,部分或全部小脑蚓部发育不全、小脑发育不全、第四脑室囊性扩大,以及第四脑室的中、侧孔闭塞所致的不同程度脑积水。

一、临床表现

患者有精神运动发育迟缓和智力低下,就诊时最常见外观特征是头部形状异常、枕骨区突出、全颅非特异性扩大及脑积水等。若小脑部损害或缺如,则躯干及双下肢共济失调,站立不稳。个别患儿枕部显著宽广、向后隆起,枕外隆凸位置明显高于正常,横窦位置也相应升高。Dandy-Walker 畸形多于生后 6 个月内出现脑积水和颅内压增高,亦可伴有小脑性共济失调和脑神经麻痹。

二、辅助检查

1. **头部 CT 扫描**　颅后窝扩大,枕骨变薄。直窦与窦汇上移至人字缝以上。小脑半球体积小,蚓部缺如或缩小。第四脑室向后扩大,形成小脑后囊肿。脑干前移,桥前池及小脑脑桥角池消失。

2. **头部 MRI 扫描**　典型表现为小脑蚓部缺如或发育不良,小脑半球发育不良,扩大的第四脑室与大枕大池构成颅后窝囊肿。天幕上抬,脑干受压、导水管变形,脑室扩张积水。常合并幕上畸形,如脑积水、胼胝体发育不良、枕部脑膨出、神经元移行异常。

3. **头部 X 线检查**　头部平片显示为脑积水前后径增大,颅缝增宽,前囟大、膨隆,颅后窝膨大,枕骨变薄,横窦压迹位置高,可达顶骨处。平片表现具有一定特征。

三、治疗

可行枕下开颅术,相当于正常中孔处切除部分囊壁,使囊腔与蛛网膜下腔相通,解除脑积水。如症状不见好转则可行脑脊液分流术,将脑脊液分流入心房或腹腔,以免因幕上幕下压力差过大而形成脑疝。

（刘　藏）

第十六章

昏迷与脑死亡

第一节 昏 迷

意识（consciousness）指大脑的觉醒程度，是机体对自身和周围环境进行识别、觉察、理解以及由此作出的应答反应。维持意识需要两个部分：意识水平和意识内容。按意识水平下降程度，临床上分为嗜睡、昏睡、昏迷。昏迷是严重的唤醒障碍，定义为不能执行指令或言语交流、给予疼痛刺激仍无法睁眼。

一、诊断标准

格拉斯哥昏迷评分（GCS，附表3）是广泛使用的昏迷评分系统，此评分用于评估意识水平，而不能评估神经功能缺损。如无法进行言语测试，可以在言语评分后加"T"作为标记。90% GCS≤8 的患者符合上述昏迷的诊断标准，而 GCS≥9 的患者均不符合。因此，GCS≤8 可被作为评估昏迷的操作标准。儿童的 GCS 见表16-1-1。

表 16-1-1　儿童 GCS*（年龄＜4 岁）

分值	睁眼	言语	运动
6分	—	—	遵嘱运动
5分	—	发笑,对声音定位,追踪物体,可对答	刺痛定位
4分	自动睁眼	哭闹安抚停止　对答错误	刺痛逃避

续表

分值	睁眼		言语	运动
3分	呼唤睁眼	哭闹安抚减轻	对答呻吟	屈曲（去皮质强直）
2分	刺痛睁眼	哭闹安抚无效	对答烦躁不安	过伸（去大脑强直）
1分	不能睁眼	不能言语		不能运动

*除言语外，其他项目同成人 GCS。

二、病因

昏迷继发于以下情况：高位脑干（上位脑桥中央部或中脑）功能障碍；双侧间脑功能障碍；双侧大脑半球（皮质或皮质下白质）弥漫性损害。昏迷病因主要分为中毒／代谢病因和器质性病因两种。

（一）昏迷的中毒／代谢病因

1. 电解质紊乱（尤其是低钠血症、高钠血症、高钙血症）。

2. 内分泌障碍（如低血糖、非酮症高渗性昏迷、糖尿病酮症酸中毒、黏液水肿性昏迷、艾迪生病危象等）。

3. 血管性疾病（如血管炎、DIC、高血压性脑病等）。

4. 中毒（如一氧化碳中毒，乙醇中毒，镇静催眠药、抗精神病药、全身麻醉药等药物过量、作用消除时间延长和中毒，铅中毒，环孢素中毒等）。

5. 感染／炎性疾病（如狼疮性脑炎、脓毒血症、中毒性休克等）。

6. 肿瘤（如软脑膜癌病、肿瘤囊变破裂）。

7. 营养性疾病（如 Wernicke 综合征、维生素 B_{12} 缺乏等）。

8. 遗传代谢性疾病（如卟啉症、乳酸性酸中毒等）。

9. 器官衰竭相关［如尿毒症、低氧血症、肝性脑病、瑞氏综合征（Reye syndrome）、缺氧性脑病、CO_2 麻醉等］。

10. 癫痫（包括癫痫持续状态或者癫痫发作后精神障碍）。

（二）昏迷的器质性损伤病因

1. 缺血性血管病（双侧半球栓塞或梗死、双侧间脑梗死）。
2. 感染（如脑脓肿、硬脑膜下积脓、脑炎等）。
3. 外伤或者出血（如出血性挫伤或水肿、血肿）。
4. 肿瘤（包括原发性或转移性）。
5. 颅内高压。
6. 脑的急性中线移位（如硬脑膜外或硬脑膜下血肿）。
7. 占位病变引起脑疝。

三、鉴别诊断

假性昏迷见于：①闭锁综合征（如脑桥基底部病变）；②精神性（如木僵症，情绪的躯体化反应）；③神经性肌无力（如重症肌无力、吉兰 - 巴雷综合征等）。

四、神经系统检查

（一）呼吸频率和节律

1. **潮式呼吸** 呼吸幅度逐渐增大然后减弱，其后短暂呼气暂停，并重复此模式。过度呼吸期通常较呼吸暂停时间长。常见于间脑病变或双侧大脑半球功能障碍（非特异性）。例如颅内压增高早期或代谢紊乱，二氧化碳升高引起通气增加。

2. **过度通气** 通常由低氧血症、代谢性酸中毒、误吸或肺水肿引起。真正的中枢性过度通气是罕见的，通常由于脑桥功能障碍所致。如果无其他脑干症状，可能是精神异常所致。

3. **丛集式呼吸** 快速不规则呼吸，间隔呼吸暂停，类似潮式呼吸，也可能合并各种喘息样呼吸。常见于高位延髓或者低位脑桥病变，预后不良。

4. **长吸式呼吸**（少见） 延长吸气后暂停通气。由脑桥病变引起，如基底动脉闭塞。

5. **共济失调性呼吸**（Biot 呼吸） 呼吸节律或深度不规

则。见于延髓病变,常见于临终前。

(二)瞳孔

瞳孔对光反射是鉴别代谢性和器质性昏迷的最有效方法。

1. **瞳孔固定或散大**　可见于格鲁米特中毒,缺氧性脑病,抗胆碱能药物(包括阿托品),肉毒毒素中毒。

2. **瞳孔缩小,对光反射迟钝**(严重时需要放大镜才能观察光反射)　可见于麻醉药中毒。

3. **瞳孔散大固定**　通常由动眼神经麻痹引起,尤其瞳孔散大伴同侧动眼神经眼外肌麻痹(眼球外下斜视),需要考虑脑疝可能。

4. **霍纳综合征可能**(病变侧瞳孔变小)　需要除外颈内动脉闭塞/夹层。

5. **针尖样瞳孔和微弱的对光反射**　脑桥病变(交感传入通路受阻;发自 Edinger-Westphal 核的副交感通路未被阻断)。

6. **双侧瞳孔散大并固定**(直径 7~10mm)　延髓近全损伤、缺氧、低温状态下。

7. **瞳孔固定于正中位**(直径 4~6mm)　广泛中脑损伤,可能是交感神经和副交感通路同时中断。

(三)眼外肌功能

1. **静态下眼轴位置偏斜**

(1)双眼同向凝视:①额叶病变(额叶侧视中枢),破坏性病变向病灶侧(偏瘫肢体的对侧)凝视。刺激性病变(癫痫),向病灶对侧(肢体抽搐侧)凝视。②脑桥病变,向病灶对侧或者偏瘫侧凝视;患侧冷热水试验异常。③"凝视方向错误",丘脑内侧出血时,双眼向病变对侧或者偏瘫侧凝视(幕上破坏性病变应向病灶侧凝视,这是一个例外)。④向下斜视(两眼同向上视不能),可能与无反应瞳孔有关(见 Parinaud 综合征)。病因可见于上丘或中脑顶盖病变,代谢性昏迷(特别是巴比妥类),或癫痫发作后。

（2）单侧向外斜视伴瞳孔散大（动眼神经麻痹）：颞叶沟回疝。

（3）单侧向内斜视：展神经麻痹。

（4）扭曲斜视：见于动眼或滑车神经/核病变，或者幕下病变（中脑背侧）。

2. 自发眼球活动

（1）"雨刷器眼"：混乱的游动眼同向运动，不定位。提示动眼神经核与内侧纵束未受损。

（2）周期性凝视方向改变：又称"乒乓凝视"，眼睛以3～5次/s的频率向两侧运动（每侧停留约2～3s）。通常提示双侧大脑半球功能障碍。

（3）眼球跳动：反复快速的垂直下视，然后缓慢复位。多见于脑桥病变。

3. 核间性眼肌瘫痪 由于内侧纵束的病变所致（交叉至对侧动眼神经核的神经纤维受累）。在自发运动或者反射运动（如冷热水试验）时病变同侧眼球内收不能。

4. 反射性眼球运动（用于脑干功能检查）

（1）前庭眼反射：又称冰水试验。在鼓膜完整和外耳道通畅的情况下，患者仰卧位，头抬高30°并偏向对侧，检查者以注射器向外耳道注入20ml冰水，观察数分钟。脑干功能完整的患者双眼球缓慢转向注水同侧，同时发生快动眼相朝向对侧的水平眼震。

（2）头眼反射：在没有脊髓损伤的情况下，将头部向左侧或向右侧转动时，观察眼球是否向反方向转动。清醒的患者表现为眼随头运动，昏迷患者如脑干功能完好，应表现为运动反方向的眼球运动。

注意：①无反应、对称性的，可能是中毒（如神经肌肉阻滞剂、巴比妥类）、代谢性疾病、脑死亡或者幕下占位性病变引起。②不对称、幕下病变，特别是反应与动眼神经麻痹（脑疝）不相符时。③有眼震但无张力性斜视（眼仍在原来位置）提示精神性昏迷。④对侧眼球内收不能：核间性眼肌瘫痪（内侧纵束病变）。

（四）肢体运动

需要结合肌张力、反射、疼痛刺激的反应，以及病理征（尤其双侧不对称时）进行检查。

1. **正常** 提示皮质脊髓束和皮质功能完整。

2. **不对称** 幕上病变（通常肌张力增高），与代谢性病变不同。

3. **非持续性/多变** 癫痫或者精神性。

4. **对称** 代谢性病变（通常降低），表现扑翼样震颤、肌阵挛等。

5. **反射减弱** 如黏液水肿性昏迷。

6. **特殊姿势** 昏迷特殊姿势不能实现病变的准确定位。对比去大脑强直，去皮质强直可能是更靠嘴侧的病变引起，预后较好。

（1）去皮质强直：一般认为是中脑水平以上的皮质脊髓束中断，抑制释放所致。临床表现为上肢异常屈曲（臂、腕和指屈曲内收）、下肢异常伸直（下肢过伸，内旋，跖屈）。

（2）去大脑强直：一般认为是前庭脊髓束（更靠尾侧）和脑桥网状结构的抑制释放引起延髓网状结构去抑制（上下丘水平，前庭核和红核之间横断）。临床表现为头和躯干过伸位（角弓反张、牙关紧闭）、上肢异常过伸（手臂过伸，内收和旋前，腕指屈曲）和下肢的异常伸直（下肢过伸，内翻，跖屈）。

（3）上肢屈曲，下肢张力弛缓：见于脑桥被盖病变。

（4）上肢张力弛缓，下肢正常：见于缺氧性损伤（预后差）。

（五）睫脊反射

有害的皮肤刺激时瞳孔变大。用于检测交感神经通路完整性。

1. **双侧存在** 代谢性病变。

2. **单侧存在** 同侧瞳孔散大,可能动眼神经受累(脑疝)。如同侧瞳孔缩小则提示霍纳综合征。

3. **双侧消失** 通常没有意义。

五、治疗

1. 维持生命体征平稳。保持呼吸和心血管系统稳定,必要时心肺复苏。

2. 实验室检验,具体如下:

(1)常规检测:生化(血钠、血糖、血尿素氮)、血常规、动脉血气分析。

(2)其他检测(必要时):毒物筛查(血清和尿)、血钙、血氨、抗癫痫药物血药浓度(如有服药史)。

3. 急诊支持治疗,具体如下:

(1)葡萄糖:50% 葡萄糖 25ml(或更多)静脉推注。尽可能先检查血糖(除非明确血糖水平正常,否则均应给予葡萄糖)。

(2)纳洛酮:用于麻醉药过量。1 支(0.4mg)静脉推注。

(3)氟马西尼:用于苯二氮草类药物过量。开始 0.2mg 静脉推注,推注时间大于 30s,间隔 30s 后每间隔 1min,推注 0.3mg,每次静脉推注时间大于 30s,直至用量至 3mg 或患者苏醒。

(4)维生素 B_1 50～100mg 静脉推注(3% Wernicke 综合征患者合并昏迷)。

4. 简要的神经系统检查。检查中脑和脑桥上部功能可对急症迅速做出处理,病情平稳后再进行全面检查。

5. 如有脑疝或者颅后窝占位压迫脑干的迹象,尽快降颅压处理。如果病情好转,可行头部 CT 检查。不可腰椎穿刺!

6. 如果怀疑脑膜脑炎（精神状态改变、发热、脑膜刺激征等），则应：

（1）如无脑疝或者颅后窝占位病变、局灶性功能缺损表现的占位效应和视神经盘水肿：可行腰椎穿刺，并立即应用抗生素（不必等待脑脊液检测结果）。

（2）如果怀疑存在颅内占位病变、凝血功能障碍或脑疝，行头部 CT 除外占位。如暂不能行 CT，可根据经验给予抗生素或腰椎穿刺，测量初压。如果压力高则仅放出少量脑脊液，若病情恶化，须回注液体替换脑脊液（这种情况下腰椎穿刺有风险）。

7. 控制全面惊厥性癫痫发作，必要时脑电图监测。

8. 治疗代谢异常。维持酸碱平衡、纠正电解质紊乱、控制体温。

9. 病情稳定后详细询问病史。

10. 病因治疗。

（赵国光）

第二节 脑 死 亡

脑死亡指包括脑干在内的全脑功能不可逆转的丧失，即死亡。

一、病因

明确昏迷原因是使用脑死亡标准来判定不可逆性脑损伤的先决条件。脑死亡分为原发性和继发性脑死亡。原发性脑损伤引起的昏迷原因包括颅脑外伤、脑出血和脑梗死等；继发性脑损伤引起的昏迷原因主要为心搏骤停、麻醉意外、溺水和窒息等所致的缺血缺氧性脑病。

昏迷原因明确之外，还需排除各种原因的可逆性昏迷：包括急性中毒，如一氧化碳中毒，乙醇中毒；镇静催眠药、抗精神病药、全身麻醉药和肌肉松弛药过量、作用消除时间延长和中毒等；休克；低温（膀胱、直肠、肺动脉内温度≤32℃）；严重电解质及酸碱平衡紊乱；严重代谢及内分泌功能障碍，如肝性脑病、肾性脑病、低血糖或高血糖性脑病等。

二、判定标准与流程

（一）脑死亡临床判定标准

首先符合脑死亡判定先决条件，即昏迷原因明确，并排除各种原因的可逆性昏迷，尤其镇静催眠药、全身麻醉药和肌肉松弛药的影响。

1. **深昏迷** 拇指分别强力按压受检者两侧眶上切迹或针刺面部，面部未出现任何肌肉活动。GCS 评分为 2T 分（运动 = 1 分，睁眼 = 1 分，语言 = T）。检查结果需反复确认。

注意：①任何刺激必须局限于头面部。②三叉神经或面神经病变时，判定深昏迷应慎重。③颈部以下刺激时可引起脊髓反射。脑死亡时脊髓可能存活，因此仍可能存在脊髓反射和 / 或脊髓自主反射。脊髓反射包括部分生理反射和病理反射。脊髓自主反射大多与刺激部位相关，刺激颈部可引起头部转动；刺激上肢可引起上肢屈曲、伸展、上举、旋前和旋后；刺激腹部可引起腹壁肌肉收缩；刺激下肢可引起下肢屈曲和伸展。脊髓自主反射必须与肢体自发运动区别，脊髓自主反射固定出现在刺激相应部位，而自发运动通常在无刺激时发生，多数为一侧性。脑死亡时不应有肢体自发运动。④脑死亡时不应有去大脑强直、去皮质强直和痉挛发作。

2. **脑干反射消失**

（1）瞳孔对光反射

1）检查方法：用强光照射瞳孔，观察有无缩瞳反应。光线从侧面照射一侧瞳孔,观察同侧瞳孔有无缩小(直接对光反射),检查一侧后再检查另一侧。光线照射一侧瞳孔,观察对侧瞳孔有无缩小(间接对光反射),检查一侧后再检查另一侧。上述检查应重复进行。

2)结果判定:双侧直接和间接对光反射检查均无缩瞳反应即可判定为瞳孔对光反射消失。

3)注意事项:脑死亡者多数双侧瞳孔散大(>5mm),少数瞳孔可缩小或双侧不等大。因此,不应将瞳孔大小作为脑死亡判定的必要条件。眼部疾患或头面复合伤可影响瞳孔对光反射检查,判定结果应慎重。

(2)角膜反射

1)检查方法:向上轻推一侧上眼睑,露出角膜,用棉花丝触及角膜周边部,观察双眼有无眨眼动作。检查一侧后再检查另一侧。

2)结果判定:刺激双眼角膜后,无眨眼动作,即可判定为角膜反射消失。

3)注意事项:即使未见明确眨眼动作,但上下眼睑和眼周肌肉有微弱收缩时,不应判定为角膜反射消失。眼部疾病或头面复合伤、三叉神经或面神经病变均可影响角膜反射检查,判定结果应慎重。

(3)头眼反射

1)检查方法:用手托起头部,撑开双侧眼睑,将头从一侧快速转向对侧,观察眼球是否向反方向转动。检查一侧后再检查另一侧。

2)结果判定:头部向左侧或向右侧转动时,眼球无反方向转动,即可判定为头眼反射消失。

3)注意事项:眼外肌疾病或头面复合伤可影响头眼反射检查,判定结果应慎重。颈椎外伤时禁止此项检查,以免损伤脊髓。

（4）前庭眼反射

1）检查方法：用弯盘贴近外耳道，以备注水流出。注射器抽吸 0～4℃生理盐水 20ml，注入一侧外耳道，注入时间为 20～30s，同时撑开两侧眼睑，观察有无眼球震颤。检查一侧后再检查另一侧。

2）结果判定：注水后观察 1～3min，若无眼球震颤即可判定为前庭眼反射消失。

3）注意事项：检查前确认无鼓膜损伤，或耳镜检查两侧鼓膜无损伤；若鼓膜有破损则免做此项检查。外耳道内有血块或堵塞物时，应清除后再行检查。如果可见微弱眼球运动，不应判定为前庭眼反射消失。头面复合伤、出血、水肿均可影响前庭眼反射检查，判定结果应慎重。前庭眼反射检查方法与耳鼻喉科采用的温度试验方法不同，温度试验采用 20℃的冷水或体温 ±7℃的冷热水交替刺激，不能用于脑死亡判定。

（5）咳嗽反射

1）检查方法：用长度超过人工气道的吸引管刺激受检者气管黏膜，引起咳嗽反射。

2）结果判定：刺激气管黏膜时无咳嗽动作，判定为咳嗽反射消失。

3）注意事项：刺激气管黏膜时，出现胸、腹部运动，不能判定为咳嗽反射消失。

上述五项脑干反射全部消失，即可判定为脑干反射消失，但需反复检查确认。如果五项脑干反射检查缺项，应至少重复可判定项目 2 次（间隔 5min），并增加确认试验项目。

3．无自主呼吸 依赖呼吸机维持通气，自主呼吸激发试验证实无自主呼吸。

（1）自主呼吸激发试验先决条件

1）核心温度≥36.5℃。如果低于这一标准，可予物理升温。

2）收缩压≥90mmHg 或平均动脉压≥60mmHg。如果血压低于这一标准，可予升血压药物。

3）动脉血氧分压（PaO_2）≥200mmHg。如 PaO_2 低于这一标准，可吸入 100% 氧气 10～15min，至 PaO_2≥200mmHg。

4）动脉血二氧化碳分压（$PaCO_2$）35～45mmHg。如 $PaCO_2$ 低于这一标准，可减少每分钟通气量。慢性二氧化碳潴留者可 $PaCO_2$ > 45mmHg。自主呼吸激发试验实施前应加强生命支持和器官功能支持。

（2）试验方法与步骤

1）抽取动脉血检测 $PaCO_2$。

2）脱离呼吸机。

3）即刻将输氧导管通过人工气道置于隆凸水平，输入 100% 氧气 6L/min。

4）密切观察胸、腹部有无呼吸运动。

5）脱离呼吸机 8～10min 后，再次抽取动脉血检测 $PaCO_2$。

6）恢复机械通气。

（3）试验结果判定：如果先决条件的 $PaCO_2$ 为 35～45mmHg，试验结果显示 $PaCO_2$≥60mmHg 或 $PaCO_2$ 超过原有水平 20mmHg 仍无呼吸运动，即可判定无自主呼吸。如果先决条件的 $PaCO_2$ > 45mmHg，试验结果显示 $PaCO_2$ 超过原有水平 20mmHg 仍无呼吸运动，即可判定无自主呼吸。

（二）确认试验标准

1. **脑电图（EEG）**　EEG 长时程（≥30min）显示电静息状态（脑电波活动≤2μV）。

2. **短潜伏期躯体感觉诱发电位**　正中神经短潜伏期躯体感觉诱发电位（short-latency somatosensory evoked potential，SLSEP）显示双侧 N9 和 / 或 N13 存在，P14、N18 和 N20 消失。

3. **经颅多普勒超声（TCD）**　TCD 显示颅内前循环和后循环血流呈振荡波、尖小收缩波或血流信号消失。如果 TCD

检查受限，可参考 CT 血管造影（CTA）或数字减影血管造影（DSA）检查结果。

以上三项确认试验至少 2 项符合脑死亡判定标准。

（三）判定流程

脑死亡判定过程可分为以下三个步骤。

第 1 步进行脑死亡临床判定，符合判定标准（深昏迷、脑干反射消失、无自主呼吸）的进行下一步。

第 2 步进行脑死亡确认试验，至少 2 项符合脑死亡判定标准的进行下一步。

第 3 步进行脑死亡自主呼吸激发试验，验证无自主呼吸。在满足脑死亡判定先决条件的前提下，3 项临床判定和至少 2 项确认试验完整且均符合脑死亡判定标准，可首次明确判定为脑死亡。如果临床判定缺项或有疑问，再增加一项确认试验项目（共 3 项），并在首次判定 6h 后再次判定（至少完成一次自主呼吸激发试验并证实无自主呼吸），复判结果符合脑死亡判定标准，即可确认为脑死亡。

（四）判定人员

脑死亡判定医师均为从事临床工作 5 年以上的执业医师（仅限神经内科医师、神经外科医师、重症医学科医师、急诊科医师和麻醉科医师），并经过规范化脑死亡判定培训。脑死亡判定时，至少两名临床医师同时在场（其中至少一名为神经科医师），分别判定，意见一致。

（赵国光）

第十七章

中枢神经系统感染

第一节 脑 膜 炎

急性细菌性脑膜炎（acute bacterial meningitis）是细菌感染引起的急性脑和脊髓软脑膜、蛛网膜及脑脊液的炎症。

一、病因

最常见的三大致病菌是流感嗜血杆菌、肺炎球菌和脑膜炎球菌（又称脑膜炎奈瑟菌）。脑膜炎球菌性脑膜炎又称为流行性脑脊髓膜炎（简称流脑），其他细菌性脑膜炎称为化脓性脑膜炎（简称化脑）。

二、流行病学

美国细菌性脑膜炎发病率为 3.8/10 万，我国发病率为 9.3/10 万（1～15 岁），19.2/10 万（1 个月～5 岁）。流感嗜血杆菌性脑膜炎常见于 2 个月～7 岁儿童，50 岁以上成人中发病率也逐渐增高；脑膜炎球菌性脑膜炎常见于儿童及青少年，也见于任何年龄组成人，50 岁后发病率急剧下降；肺炎球菌性脑膜炎以青少年及 40 岁以上成人为主。

流感嗜血杆菌是最常见致病菌，约占 45%，其次是肺炎球菌，约占 18%，脑膜炎球菌 14%。虽经有效抗生素治疗，病死率仍高达 19.7%，婴儿、儿童和老年人更高。

三、临床表现

1．通常急性或暴发性起病，急性期全身症状明显，畏寒、发热和全身不适等，可有上呼吸道感染症状，头痛是突出表现，可出现意识障碍如昏睡、嗜睡、意识模糊，精神症状如易激惹、精神错乱和谵妄，约 40% 患者出现癫痫发作。

2．患者有颈强直、Kernig 征和 Brudzinski 征等脑膜刺激征。大多数病例颅内压增高。

3．病程后期由于脑积水或硬脑膜下积液或积脓出现持续发热，反应迟钝甚至昏迷。

4．脑膜炎球菌性、肺炎球菌性和流感嗜血杆菌性脑膜炎表现相似，但各有特点。脑膜炎球菌性脑膜炎，全身性瘀点、瘀斑或紫癜是突出的临床特点；肺炎球菌性脑膜炎常继发于肺炎、耳或鼻窦及心内膜感染，局灶性脑损害常见，另一特点是易形成复发性脑膜炎；流感嗜血杆菌性脑膜炎常继发于小儿呼吸道感染及耳感染，特点是易发生局灶性癫痫发作。

5．婴儿或新生儿脑膜刺激征常不明显或缺如，仅表现非特异性全身性疾病体征，如发热、易激惹、昏睡、呕吐或癫痫发作等，前囟饱满或隆凸常是脑膜感染标志。老年或昏迷程度较深患者脑膜刺激征可不明显。

四、诊断和鉴别诊断

主要根据病史、典型脑膜炎三联征（头痛、发热、颈强直）和实验室检查、放射学检查等诊断，需要与病毒性脑膜炎、单纯疱疹性脑炎、蛛网膜下腔出血、真菌性脑膜炎、结核性脑膜炎、颅内占位性病变、脑膜癌病及抗精神病药物所致恶性综合征等鉴别。

1．脑脊液检查。急性期颅内压增高，脓性或浑浊外观，总细胞数达（1 000～10 000）× 10^6/L，早期中性粒细胞占 85%～95%，后期以淋巴细胞及浆细胞为主，蛋白增高，多为 1～5g/L；

糖含量降低,氯化物亦常降低。致病菌鉴别可用革兰氏染色和细菌培养。也可用对流免疫电泳、酶联免疫吸附试验(enzyme linked immunosorbent assay,ELISA)、PCR 检测。

2. 外周血白细胞明显升高,以中性粒细胞为主。血培养、鼻咽部细菌培养可提供诊断证据。

3. 放射学检查。CT、MRI 有助于诊断;胸片、鼻窦及颅骨像可提供诊断线索。

五、治疗

1. **细菌性脑膜炎抗菌治疗原则** 抗生素应能通过血脑屏障,杀灭脑脊液中细菌;影响脑脊液中抗生素杀菌活性因素主要是抗生素透入脑脊液浓度,取决于抗生素特性和血脑屏障完整性。

2. **针对病原菌治疗** 主要是杀灭病原菌,治疗神经系统和全身并发症。一旦确诊应立即开始抗生素治疗,早期治疗是改善预后的关键,选用病原菌敏感抗生素治疗;多数情况抗生素治疗应维持 10~14d。临床提示存在硬脑膜下积液或积脓,静脉窦血栓,脑脓肿及乳突炎时,治疗时限应适当延长。

3. **皮质类固醇应用** 小儿细菌性脑膜炎可酌情推荐应用地塞米松 0.15mg/kg,4 次 /d,连用 2~4d,首剂应与抗生素同时给予,成人暴发性病例(颅内压极高,脑脊液含大量细菌,白细胞数低等)也可酌情应用。

4. **其他治疗** 反复腰椎穿刺脑脊液引流未证明有效,炎症急性期脑水肿可引起颅内压明显增高,可用甘露醇和呋塞米降颅内压。细菌性脑膜炎易发生低钠血症,应注意水和电解质平衡,及时纠正酸中毒,补充高热量、高维生素饮食。控制癫痫发作和防止脑缺氧。硬脑膜下积液、积脓和脑脓肿除应用足量有效的抗生素,必要时可手术治疗。

六、其他类型脑膜炎

1. 神经外科术后脑膜炎　常见致病菌：金黄色葡萄球菌、肠杆菌属、假单胞菌、肺炎链球菌。

经验用药：万古霉素加头孢他啶；对于假单胞菌，可加用庆大霉素。如果证明病原微生物不是 MRSA，将万古霉素改为耐青霉素酶合成青霉素。

2. 脑脊髓创伤后脑膜炎（创伤后脑膜炎）　1%～20% 的中、重度头部外伤患者。尽管有迟发病例的报道，但大多数发生在创伤后 2 周内。75% 的患者有颅底骨折，58% 的患者有明显脑脊液漏。

致病菌：最常见的致病菌为革兰氏阳性球菌（溶血性葡萄球菌、华纳葡萄球菌、孔氏葡萄球菌、表皮葡萄球菌、肺炎链球菌）和革兰氏阴性杆菌（大肠埃希菌、肺炎克雷伯菌、无硝不动杆菌属）。

（石广志）

第二节　脑　脓　肿

脑脓肿是指化脓性感染侵入颅内，在脑实质内形成的脓肿。

一、病因

绝大多数脑脓肿是细菌感染所致，最常见的感染来自邻近部位化脓性感染，约占脑脓肿的 40%，包括化脓性中耳乳突炎、鼻窦炎、头皮疖肿、颅骨骨髓炎等；其次来自血源性感染，约占脑脓肿 13%～42%；再次来自脑外伤后感染，约占脑脓肿 3%～17%；约 40% 的脑脓肿找不到原发性感染灶，称之为隐源性脑脓肿。

二、流行病学

脑脓肿在发展中国家发病率高于发达国家,印度报道脑脓肿占颅内占位病变的 8%,而美国仅为 1%~2%。抗生素广泛用于临床后脑脓肿发病率大幅度下降。男性较女性多见,男女比例为(2~3)∶1,儿童及年轻人多见。

脑脓肿细菌培养阳性率可达 60%~90%,厌氧菌引起脑脓肿占脑脓肿的 35%~60%。89.3% 的脑脓肿为单发,多发者占 4%~16%。脑脓肿位于额叶占 12.25%,顶叶 5.5%,颞叶 42.5%,枕叶 0.25%,小脑 28.75%。脑脓肿直径小于 2cm 者占 20.71%,2~4cm 者占 50%,大于 4cm 者占 29.29%。

脑脓肿治愈出院患者中,30%~50% 患者可遗留有癫痫发作,平均发作潜伏期是诊断后 3.5 年,50% 脑脓肿患者可遗留有不同程度的神经功能障碍。CT 应用前脑脓肿的死亡率在 50% 以上,CT 应用后脑脓肿死亡率为 3%~5%。

三、临床表现

1. 颅内压增高的症状与体征 急性脑炎期因严重的炎症性脑水肿,脓肿包膜形成后大型脓肿的占位影响及脑水肿均可引起颅内压增高。

2. 局灶性神经功能损害的症状与体征 与脑脓肿所在部位及脓肿所处时期有直接关系,如脓肿位于额、顶叶可产生偏瘫、偏身感觉障碍等,在优势半球可产生失语。颞叶脓肿可产生对侧视野偏盲,优势半球颞叶脓肿可产生感觉性失语。小脑脓肿可出现水平眼球震颤,患侧肢体共济失调,向患侧倾倒等。5%~50% 脑脓肿患者有癫痫发作,特别是在小型脓肿。

3. 原发感染灶的症状与体征 50%~57% 患者于入院时仍有发热,一般体温为低热,如有高热应考虑合并有脑膜炎存在,或原发性化脓性感染灶未得到控制而引起发热。

另外,患者还有原发化脓性病灶的症状与体征,如中耳炎、乳突炎、鼻窦炎、肺化脓症、支气管扩张症等引起的症状与体征。

4.脑脓肿的危象　因脑脓肿多位于颞叶和小脑,如同其他此区域的占位性病变一样易产生脑疝,颞叶脓肿易产生颞叶沟回疝,患者先有剧烈头痛、呕吐、脉缓,随之昏迷,患侧瞳孔扩大。另外,小脑脓肿易发生急性小脑扁桃体下疝,患者剧烈头痛、呕吐后突然昏迷,两侧瞳孔散大,脉缓,血压升高,呼吸不规则、变慢,甚至完全停止。

脑脓肿的另一危象是脓肿破裂,一旦脓肿破溃进入蛛网膜下隙或脑室内,造成蛛网膜下隙积脓、脑膜炎及脑室炎,患者昏迷、高热、抽搐或呈角弓反张状。若不及时进行有效处理,多数患者在短期内死亡,文献报道死亡率可达80%。

四、诊断和鉴别诊断

有原发性感染病灶、颅内压增高及局限性神经功能损害的体征做出脑脓肿的诊断并不困难,但对于无明显感染原发灶的隐源性脑脓肿诊断常有困难,需依靠其他辅助检查与脑肿瘤、化脓性脑膜炎、化脓性迷路炎、侧窦化脓性血栓性静脉窦炎、硬脑膜外或硬脑膜下脓肿等鉴别。

1.头部CT扫描　对脑脓肿部位、大小、所处时期均能精确诊断,因此CT扫描为当前诊断脑脓肿的主要手段,其诊断准确率可达92%～100%。典型脑脓肿的CT表现:①脓肿平扫呈球形或椭圆形低密度区,有较淡浅环影;②邻近脓肿的脑组织有不同范围的低密度区,代表炎症性脑水肿;③脑室系统因脓肿压迫可产生形变及移位;④强化后低密度区周围环影明显增强、变宽,强化环在脑皮质侧较厚,靠脑室侧较薄。一般认为脑脓肿强化后出现明显的环影增强是脓肿包膜形成的征象。

2. **头部 MRI 扫描**　MRI 在诊断脑脓肿上比 CT 更敏感，更精确，并能在脑炎期做出诊断。T_1WI 在脑脓肿坏死区显示为低信号强度，其周围为等信号或高信号的薄环围绕，此为脓肿包膜，包膜外的低信号为水肿区。在 T_2WI 上中心坏死区为高信号，包膜为低信号黑环，外周之水肿为高信号。脑脓肿 MRI 增强扫描能更清楚地显示脑脓肿的分界。

3. **实验室检查**　常规化验检查对诊断脑脓肿帮助不大，血白细胞计数常呈轻度增高（通常 $<15 \times 10^9/L$），如白细胞过高，可能有脑膜炎或其他化脓性病灶存在。C 反应蛋白有助于区分脑脓肿和其他占位性病变。

4. **腰椎穿刺**　脑脊液检查压力增高，有轻度白细胞增高，多小于 $100 \times 10^6/L$，白细胞过高说明有脑膜炎存在。蛋白可轻度增高。因腰椎穿刺对脑脓肿患者是危险的，有可能诱发脑疝，且脑脊液变化是非特异性的，因此诊断明确的脑脓肿患者不宜行腰椎穿刺检查。

5. **放射性核素检查**　有些脑脓肿 CT 或 MRI 检查脓肿不规则，环影薄厚不均，周围有大片脑水肿，常误诊为恶性脑胶质瘤，铟标记白细胞对鉴别脑脓肿和肿瘤有益。应用 $^{99m}Tc\text{-}HMPAO$ 标记白细胞性单光子发射计算机断层成像（SPECT）或 PET 检查则更为敏感，能很好地区分脓肿及肿瘤，此法优于铟标记的白细胞扫描。

6. **磁共振波谱（MRS）分析**　可鉴别脑肿瘤、囊性肿瘤与脑脓肿坏死。脑脓肿与脑肿瘤的波谱不同，它无胆碱、乳酸和脂质波，而显示炎症的波谱。

五、发展阶段

详见表 17-2-1。

表 17-2-1　脑脓肿的发展阶段

阶段	病史特点（所示天数为大致估计）	穿刺阻力
1	早期脑炎期:(1～3d)感染和炎症早期,病灶与周围脑组织分界不清,神经元中毒性改变,血管周围炎性浸润	中等阻力
2	晚期脑炎期:(4～9d)出现网状基质(成纤维细胞)和坏死中心	无阻力
3	早期脓肿期:(10～13d)形成新生血管,坏死中心,网状结构环绕(脑室一侧网状结构发展欠佳)	无阻力
4	晚期脓肿期:(14d 以上)胶原囊壁形成,坏死中心,囊壁周围神经胶质增生	阻力大,进入脓腔有突破感

六、治疗

治疗脑脓肿没有单一最佳方法。治疗措施包括外科引流或切除、处理原发灶和长期应用抗生素（先静脉用 6～8 周、再口服4～8 周）。

1. **抗生素治疗**　抗生素的选择首先应针对致病菌,因此需要做脓培养,针对致病菌对抗生素的敏感程度选用对致病菌敏感的抗生素,致病菌标本的获取可经过穿刺抽脓直接获取浓汁标本做需氧菌和厌氧菌培养和抗生素敏感试验。耳源性、鼻源性脓肿可从中耳炎、乳突炎的分泌物、脓汁、鼻窦抽出脓汁来收取标本送培养,或从原发感染灶获取标本。

细菌培养需几天时间,在细菌培养未出结果前可根据不同类型脑脓肿最常见的致病菌选用相应的抗生素进行抗感染治疗,待细菌培养和敏感试验出结果后再重新调整抗生素。耳源性或鼻窦炎引起的脑脓肿常为需氧菌和厌氧菌混合感染。血源性脑脓肿可由多种细菌造成,选用抗生素时应针对需氧菌和厌氧菌及革兰氏阴性菌有效的抗生素,因此应选用广谱抗生素,可用硝基咪唑类及第三代头孢菌素。外伤性脑脓肿常由金黄色葡萄球菌引起。革兰氏阳性菌使用青霉素有效,但 50% 革兰氏阳性菌对青霉素有抗药性,此时可选用半合成青霉素,如万古霉素;革兰氏阴性菌可使用第二代头孢霉素,如头孢噻肟、头孢他啶等。一般抗生素治疗应持续4～8周。

2. 脑脓肿的非手术治疗　非手术治疗脑脓肿受到下列因素的影响:①脓肿大小与非手术治疗的成功与否有着直接的关系;②病程长短对治疗效果有明显影响,文献报道强调病程短者非手术治疗易取得成功;③选择对菌株敏感的抗生素是非手术治疗脑脓肿的关键。

非手术治疗必须在 CT 等影像学的动态监视下进行,并应密切观察患者的症状与体征演变,如脑水肿严重,脓腔不断扩大,脑室系统明显移位,临床症状与体征恶化应放弃非手术治疗,尽早行手术。

3. 激素的应用　迄今为止对脑脓肿患者是否使用激素治疗仍有争议。目前多数研究认为激素治疗弊大于利,故不主张常规应用激素治疗脑脓肿,仅用于患者有严重的炎症性脑水肿及占位效应危及患者生命时。

4. 手术治疗　脓肿穿刺及脓肿切除两种方法是当前脑脓肿外科治疗的主要方法。

(1)脓肿穿刺抽脓术:是目前治疗脑脓肿的主要手术方法,手术安全简单,仅需钻颅,进行脓肿穿刺抽脓。对病情严重、年老体弱的患者更适合。利用 CT 或磁共振行立体定向脓肿穿刺则使手术更为精准。

穿刺抽脓的主要并发症有:①脓肿破溃,造成急性脑室炎。②出血,因胶原膜上有很多新生血管,穿刺时容易出血造成血肿。

(2)脓肿切除术:开颅切除脓肿是脑脓肿治疗的重要手段,脑脓肿一旦包膜形成是手术切除的最好时机,手术死亡率最低。创伤性脑脓肿、各种真菌性脑脓肿、脓腔中有气的脓肿、小脑脓肿适合手术切除。脑脓肿发生危象时如脓肿破溃、脑疝时亦应紧急手术切除脓肿,以挽救患者生命。位于重要功能部位的脓肿应避免手术切除，以免造成严重的神经功能损害。

（3）多发性脓肿的治疗：多发性脑脓肿数目从 2～30 个不等，外科治疗多发性脑脓肿的任务是为了确诊，抽脓获取细菌学资料有针对性地选用有效的敏感抗生素进行治疗。

（石广志）

第三节　中枢神经系统寄生虫感染

中枢神经系统寄生虫感染是继发于全身性寄生虫感染的少见疾病。由寄生虫侵犯脑和脊髓引起过敏、中毒和血管性炎性反应，并由免疫系统参与导致脑和脊髓水肿、肉芽肿、囊肿或脓肿形成占位性病变和 / 或颅内压增高的一组特殊类型疾病。本节主要介绍脑囊虫病。脑囊虫病可发生在任何年龄，最小 8 个月，最大 76 岁，发病高峰年龄约为 20～40 岁。

一、流行病学

人既是猪带绦虫的中间宿主，也是终宿主。人作为中间宿主时则患囊虫病、终宿主时则患猪带绦虫病。猪是猪带绦虫的中间宿主，因此囊虫病是人畜共患性疾病。

根据病原学判断凡有猪的地区就有可能有囊虫病。我国各省、自治区、直辖市皆有散发病例，以东北、华北、西北等地区及河南为多发区域。

（一）传染源
囊虫病的唯一传染源是猪带绦虫病患者。

（二）感染途径
绦虫卵经口腔进入胃、十二指肠，脱壳而出的六钩蚴经血液或淋巴循环至各个器官，以脑组织居首，高达 60%～92%。

活动期脑囊虫囊性病变直径2～8mm。

（1）自身感染：内源性系指猪带绦虫病患者常因咳痰或呕吐绦虫孕节或虫卵随之反流入胃、十二指肠；外源性系指患者的手污染了自己粪便中的绦虫卵后，又误食。

（2）异体感染：系指患者本人无囊虫病，因摄入被绦虫污染的食物，尤其猪肉、蔬菜、水果而被感染。

（三）易感人群

各年龄段均可发病，以青壮年多见，男女比例为3∶1，城乡和职业有很大差别，乡村农民、牧民居首。

二、临床表现

（一）脑实质型

脑实质型约占脑囊虫病70%，以额叶、顶叶、颞叶灰质和白质交界处多见，临床症状表现各异，程度不同，视病变部位而异。

1.可表现为癫痫发作、肢体偏瘫、失语、感觉障碍或精神症状等。

2.脑囊虫若位于运动区及其附近，约50%～93.5%患者癫痫发作、后期可出现颅内压增高症状。

3.少数患者以昏迷为首发，尤其青少年患者。

4.少数患者表现为头晕、痴呆、注意力不集中、记忆力下降、反应迟钝等，貌似缺血性脑血管病。

5.脑囊虫病急性期脑脊液压力增高常>200cmH_2O，有的甚至1 000cmH_2O以上。

（二）脑室型

早期颅内压增高是此类型的典型症状，尤其病变位于第四脑室。囊虫在脑室内漂浮，常随脑脊液流动和体位的改变而浮动，类似活瓣，当堵塞脑脊液通路的孔道，患者表现突然头疼、眩晕、呕吐，重者急性脑疝（小脑幕切迹疝或枕大孔疝），甚至猝死。当体位恢复原状时患者症状即刻缓解，此现象称布伦斯综合征（Bruns syndrome）。

（三）颅底型

囊虫主要生长在颅底，由于炎性病变使蛛网膜下腔粘连，累及脑神经和脑脊液循环。早期表现头疼、呕吐、颅内压增高、面神经麻痹等症状。若累及大脑脚可引起动眼神经麻痹，出现 Weber 综合征和 Parinaud 综合征，若累及颅后窝可出现声音嘶哑、吞咽困难和共济失调等症状。

（四）混合型

以上各型共存，其症状更明显且更严重，预后极差，后遗症较多。

（五）脊髓型

椎管内囊虫病占中枢神经囊虫病 23% 左右，脑囊虫与椎管内囊虫的病例为 5∶1，其中以胸段居首，占 64%。主要表现脊髓压迫症和根性痛的临床症状，典型病变表现 Brown-Sequard 综合征；根性痛的症状常是髓外、硬脑膜外病变的早期表现，如背痛、坐骨神经痛等症状。

三、诊断

中枢神经系统囊虫病的临床表现变化多样，复杂各异，因此应与其他中枢神经系统寄生虫病，各类型脑膜脑炎、脑脓肿、颅内肿瘤、脑血管病、先天性颅内疾病、颅内蛛网膜囊肿、原发性癫痫、脱髓鞘疾病等鉴别。

（一）血液检查

重症感染急性期血常规白细胞计数增高，以中性粒细胞或嗜酸性粒细胞为主。红细胞沉降率增快、慢性期红细胞沉降率不快，大多数正常。

（二）病原学检查

病原学检查是确诊的"金标准"。猪带绦虫病患者的粪便中可检查虫卵、孕节和成虫。皮下或肌肉内结节检出囊尾蚴即可确诊。

（三）腰椎穿刺

脑脊液压力常增高，为无色透明，白细胞轻度增高，嗜酸性粒细胞最多（40%～80%），其次单核细胞、中性粒细胞，生化蛋白含量增高，葡萄糖含量正常或偏低，尤其囊尾蚴存活状态，氯化物正常。

（四）免疫学检查

临床中分为抗体和抗原两大类。

1. **抗体检测**　脑脊液中囊虫抗体对中枢神经系统囊虫病的确诊具有很强的特异度和灵敏度。最常用酶联免疫吸附试验（ELISA）、间接血凝试验（indirect hemagglutination assay, IHA）检测特异性 IgG、IgM 抗体，阳性率高达 90% 以上；血清特异性抗体的诊断价值低于脑脊液。

2. **抗原检测**　常用方法有 ELISA 和乳胶凝集试验（latex agglutination test），可以测定患者脑脊液和血清中囊虫特异性抗原，故敏感度和特异度高，使用简便易行。

四、影像学检查

（一）头部 CT 扫描

对中枢神经系统囊虫病有重要的定位、定性诊断价值，阳性率高达 90% 以上。

（二）头部 MRI 扫描

三维扫描比 CT 分辨率高，完全显示囊虫的形态、数量、大小、位置、分布特点、分期别类和疗效、预后的特点，一旦发现囊虫头节即可确诊。MRI 对脊髓的寄生虫病是"金标准"。

（三）脑电图

虽然不能定性，定位不精确，但从电生理角度可以判断病变电生理变化、癫痫的致痫灶，有助于诊断。

具备下列三项中的两项者可以诊断为脑囊虫病：①有局灶或弥散的脑症状和体征，如头痛、癫痫发作、颅内压增高、精神症状，并排除了其他原因所造成的脑损伤；②脑脊液囊虫免疫学试验阳性；③头部 CT、MRI 显示有典型的囊虫改变。

如果仅具备上述第一项，则应具备下列三项中的两项：①病理检查证实皮下结节为猪囊尾蚴，或者眼内、肌肉内发现囊虫，或血囊虫免疫学试验阳性；②脑脊液淋巴细胞增多或蛋白含量增高，或找到嗜酸性粒细胞；③头部 X 线平片显示典型的囊虫钙化影。

五、治疗

（一）药物治疗

1. 病原治疗

（1）抗囊虫治疗：国内外公认治疗囊虫病，尤其中枢神经系统囊虫病的特效药是吡喹酮（praziquantel）和阿苯达唑（albendazole）。

（2）猪带绦虫治疗：有时肠道内仍有猪带绦虫寄生，必须驱除成虫以防继续繁殖，再次感染，包括南瓜子、氯硝柳胺、阿苯达唑。

2. 对症治疗　包括抗癫痫治疗和降低颅内压治疗。

（二）手术治疗

重症患者尤其急性囊虫感染导致弥漫性脑损害和脑水肿，脑脊液循环障碍，急性颅内压增高甚至脑疝者，要根据影像学考虑手术治疗和采取不同的术式。主要包括颞肌下减压术、开颅探查囊虫摘除术、脑室 - 腹腔分流术等。

（石广志）

第四节　神经外科手术后感染

一、分流术后感染

（一）危险因素

分流术后感染的危险因素很多，包括患者年幼、皮肤损害、分流时伴有其他部位感染、术后切口裂开、手术时间过长、术者对分流手术经验不足、脑积水病因、分流方式、手术间人员多少、分流系统是否调整及调整次数等。

（二）细菌学

最常见致病菌是表皮葡萄球菌，50%～75% 感染由它引起，其次是金黄色葡萄球菌、革兰氏阴性杆菌、厌氧菌等。早期的感染 70% 发生于分流后 2 个月之内，提示由皮肤共生菌在分流过程中导入人体内引起感染。

（三）临床表现

分流术后感染的临床表现极不一致，既可无症状，也可能为危及生命的暴发性脑室炎，取决于感染部位、病原微生物种类及患者年龄。新生儿表现为情绪改变、易怒、呕吐、发热、嗜睡、囟门饱满、厌食、生长迟缓等。大些的儿童或成人，临床表现复杂，变化多端常难以琢磨，也并不存在一些特征性的表现，可有头痛、发热、呕吐、假性脑膜炎、分流阻塞征象和腹痛。

（四）诊断

脑脊液感染临床症状的非特异性大大增加了临床诊断的难度。在不能确定是否存在分流感染时，应做分流系统的穿刺抽取脑脊液检查，但此检查应在使用抗生素前进行。脑脊液中淋巴细胞的增多是感染的指征。感染时糖的水平略有下降，蛋白升高。脑脊液涂片革兰氏染色有许多好处，对于使用过抗生素而使脑脊液培养失败的病例可根据革兰氏染色区分细菌的种类，进而选用适当的抗生素。

（五）抗感染药物的选择

抗生素使用是分流感染最主要的治疗。治疗起始阶段抗生素必须广谱和强效，抗感染最终用药还得根据脑脊液细菌培养与药敏结果来确定。

1. 葡萄球菌感染　可选用万古霉素、替考拉宁、广谱抗生素氯霉素等。

2. 革兰氏阴性菌感染　临床表现为急骤起病应考虑为革兰氏阴性菌感染，氨基糖苷类抗生素、庆大霉素、妥布霉素、阿米卡星等都对革兰氏阴性菌有很好的抗菌作用，但是他们透过血脑屏障的能力低。头孢曲松是一种长效第三代头孢菌素，有良好的透过血脑屏障能力及广谱抗菌效能。头孢他啶有最低的蛋白结合率，对血脑屏障有高度的穿透力，可达到抑菌和杀菌作用，对铜绿假单胞菌、葡萄球菌、大肠埃希菌有高度的活性。对于病原菌不明的重症分流感染，尤其是并有脑室炎者，第三代头孢菌素是必要的选择。

3. 厌氧菌感染　厌氧菌对多种抗生素及抗菌药物敏感，包括庆大霉素、利福平、克林霉素、氯霉素、甲硝唑。当病原菌是痤疮丙酸杆菌时，可选择青霉素治疗。

4. 真菌感染　可考虑使用氟康唑，此药有良好的血脑屏障通透性。

（六）外科治疗

分流术后出现感染，应首先采用抗感染治疗，无效时需要拔除感染的分流管。分流拔除后处理如下：①脑室外引流，日后再择期重置分流，适用于患者存在严重脑室炎，细菌毒力甚强（表皮葡萄球菌、短小棒状杆菌）。外引流要到感染控制后才能拔除，其标准是连续 3 次脑脊液培养阴性，在另外位置重新置入新的分流系统。②延期再置分流，拔除原分流装置不做脑室外引流也不立即安置新的分流装置，仅适用于某些交通性脑积水患者。

（七）分流术后感染的预防

1. 抗生素的预防应用 于术前半小时足量静脉注入，以期待术中达到高的血液浓度和组织浓度。

2. 术中细菌种植的防范 皮肤准备，也已证实分流感染分离出的细菌多属邻近切口皮肤寄生的细菌，充分皮肤准备应视作同预防使用抗生素一样重要。主张皮肤与手术创口隔离开，严格避免分流管和受术者皮肤接触。空气尘埃中的细菌也是感染来源，应尽量把分流手术安排在手术间一个工作日的前面，减少手术室人员。

二、脑室外引流相关性感染

（一）脑室外引流相关性感染的危险因素

脑室外引流术（EVD）是神经外科用于颅内压监测及脑脊液引流的常规治疗手段。据报道 EVD 相关感染发生率为 0～45%，病死率可达 58%。糖尿病、急诊手术、置管天数、置管数量、合并肺部感染、脑脊液采样频率等是感染的危险因素。

（二）致病菌

颅内感染致病菌可为革兰氏阳性菌、革兰氏阴性菌、真菌。随着细菌谱的变迁，感染菌群更加倾向革兰氏阴性菌，提示可能与长期应用抗生素有关。

（三）预防及治疗

持续脑室外引流并发颅内感染是由多种因素综合作用所致，应尽量采取各种有效措施缩短导管留置时间，减少同时引流的导管数目，并尽可能减少脑脊液漏的发生，可有效避免或减少颅内感染的发生。预防使用抗菌药物存在争议，许多研究支持有效，但尚缺乏足够的证据。

三、切口感染

（一）切口感染的危险因素

发生于头皮和帽状腱膜。帽状腱膜缝合不良、皮下缝线残端过长、遗留头皮缝线未拆等是造成切口感染的最主要原因。手术后去骨片减压、硬脑膜缝合不严（经岩骨入路）、手术后脑脊液外溢是造成切口感染重要诱因。枕下中线入路，特别在儿童枕骨粗隆处头皮较薄，如帽状腱膜缝合不良也易发生切口感染。

（二）致病菌

多数由金黄色葡萄球菌感染所致。

（三）临床表现及治疗

切口感染早期症状多不明显，数日后头皮红肿。头皮下积脓患者发热，周围血象白细胞增高，需穿刺抽吸放出脓液/积液，并细菌培养。选用适当抗生素，如治疗及时有些头皮感染可不需切开引流。

头皮感染转为慢性，伤口经久不愈，拍头部平片或 CT 骨窗扫描，确定是否存在颅骨骨髓炎。骨髓炎应及时去除骨瓣，切口会很快愈合。骨瓣去除后影响患者外貌，颅骨修补术应在感染控制后 6～12 个月施行。

感染伤口再次开颅手术时，要特别注意预防切口感染，术中确切止血，不留无效腔，尽量减少损伤头皮。

四、颅骨骨髓炎

颅骨骨髓炎是致病菌通过多种途径侵入颅骨内引起的一种非特异性炎症反应，开颅手术是常见的原因之一，还包括血源性感染、继发于周围组织感染、颅骨开放性损伤等。

（一）致病菌

葡萄球菌是最常见的致病菌，其中以金黄色葡萄球菌最多见，其次为表皮葡萄球菌。在新生儿中，致病菌可以是大肠埃希菌。

（二）临床表现

1. 全身性感染症状　畏寒、发热、困倦、四肢骨关节酸痛、食欲缺乏、精神萎靡等毒血症症状。

2. 局部感染表现　颅骨急性感染，可见局部头皮红肿发炎。如果感染迁延，致局部肿胀、水肿（多见于前额，也可见于乳突附近），称之为"Pott 肿块"。

3. 影像学表现　包括骨质吸收、骨膜反应、造影剂增强等。

（三）治疗

单用抗生素很少能治愈，常需外科切除感染的颅骨，直接缝合头皮。外科处理后应用 6～12 周的抗生素，开始 1～2 周静脉给药，然后口服给药。如果没有感染迹象，术后 6 个月可行颅骨修补术。表 17-4-1 为常见神经外科术后感染的推荐治疗方案。

表 17-4-1　常见神经外科术后感染的推荐治疗方案

感染部位	病原体	首选方案	备选方案
神经外科手术 / 腰椎穿刺导管 / 脑室 - 腹腔分流术后	表皮葡萄球菌，金黄色葡萄球菌，痤疮丙酸杆菌。兼性和需氧革兰氏阴性杆菌，包括：铜绿假单胞菌，鲍曼不动杆菌	万古霉素 + 任一种（头孢吡肟，头孢他啶，头孢曲松）	万古霉素 + 美罗培南
颅底骨折	肺炎球菌，流感嗜血杆菌，化脓性链球菌	万古霉素 + 头孢曲松或头孢噻肟 + 地塞米松（0.15mg/kg，1 次 /6h，2～4d）	

（石广志）

第十八章

颅内压增高

　　颅内压增高（intracranial hypertension）是神经科经常遇到的重要问题。病理性的颅内压增高，如不能及时诊治往往造成不良预后，严重可导致死亡。

　　颅内压（ICP）是指颅腔内容物对颅腔壁所产生的压力，通常以侧卧位时腰段脊髓蛛网膜下腔穿刺所测得的脑脊液压为代表。正常为 80～180mmH$_2$O（1mmH$_2$O＝9.78Pa）；儿童较低，为 50～100mmH$_2$O。成年人颅内压值保持在 272mmH$_2$O（20mmHg）以上被认为是病理性的，是需要升级治疗措施以缓解颅内压力增高。

一、病因和发病机制

　　成人颅腔的容积固定不变，颅腔内容物主要为脑、血液和脑脊液三种成分，由于颅腔容积不变，当颅内某种内容物的体积或容量增加时，其他内容物的体积或容量即缩减或置换，以维持正常的颅内压。当颅腔内容物体积或容量的增加超过颅腔容积的 8%～10%，则会导致颅内压增高。颅内容积与颅内压之间的关系呈指数关系。最初压力仅随着体积的增加而略有增加，但是当超出系统的缓冲能力，颅内压迅速升高，这是一些患者病情迅速恶化的原因，在创伤性脑损伤患者中较为常见。引起颅内压力增高的原因总结见表 18-0-1。

表 18-0-1　颅内压增高相关疾病及主要机制

疾病或状态	占位效应	脑水肿	血管扩张	脑脊液循环障碍
创伤性脑损伤	+	+	+	
蛛网膜下腔出血	+	+		++
脑静脉血栓形成		+		++
缺氧缺血性脑病		+		
脑肿瘤	+	+		
急性大脑中动脉闭塞后脑梗死		+		
自发脑内血肿	+	+		
脑脓肿	+	+		
脑膜炎		+		
特发性颅内高压				+?
急性肝性脑病		+	+	
急性低渗综合征		+		
高血压脑病		+		
瑞氏综合征			+	
颅缝早闭				

"+"表示该机制是相关的,"++"表示该机制是特定的 - 非常相关。"?"表明该机制尚未明确。

（一）脑水肿 - 脑体积增加

最常见的原因是脑水肿。脑水肿是由各种因素（物理性、化学性、生物性等）所致的脑组织内水分异常增多造成的脑体积增大和重量增加。水分既可聚积于细胞内,也可聚积于细胞外间隙,二者常同时存在并以其中一种为主。脑水肿的发生机制和病理生理十分复杂,主要与血脑屏障破坏和脑细胞代谢障碍有关。所以,临床上常将脑水肿分为血管源性脑水肿和细胞（毒）性脑水肿。此外,根据累及范围,脑水肿可分为局限性和弥漫性两型,前者常见于颅内肿瘤、局限性脑挫裂伤或炎症灶周围，后者则常因全身系统性疾病、中毒、缺氧等引起。

（二）颅内血管扩张

呼吸道梗阻或呼吸中枢衰竭引起的二氧化碳蓄积和高碳酸血症，或丘脑下部、脑干部位自主神经中枢和血管运动中枢遭受刺激，均可引起脑血管扩张，使脑血容量急剧增加导致颅内压增高。

（三）脑脊液循环混乱

常见的原因有：①脑脊液分泌过多，见于脉络丛乳头状瘤或颅内某些炎症。②脑脊液吸收障碍，如蛛网膜下腔出血后，红细胞阻塞蛛网膜颗粒；脑脊液蛋白含量增高；颅内静脉窦血栓形成等。③脑脊液循环障碍，如先天性导水管狭窄或闭锁；肿瘤阻塞室间孔、导水管或第四脑室；小脑扁桃体下疝阻塞第四脑室正中孔和枕骨大孔区；炎症引起的脑底池粘连等。

（四）颅内占位病变

为颅腔内额外增加的内容物，包括肿瘤、血肿、脓肿等。除病变本身占据一定体积外，病变周围的脑水肿，或因阻塞脑脊液循环通路所致的脑积水，均为引起颅内压增高的重要因素。

（五）颅腔容积减小

颅缝早闭患儿，由于颅缝过早闭合，颅腔狭小，限制脑的正常发育，也可引起颅内压增高。

二、病理生理

在颅内压增高的发生发展过程中，机体通过代偿，即脑脊液和脑血流量的调节，以维持正常的功能。当然这种调节有一定限度，超过限度就会引起颅内压急剧增高。

（一）脑脊液的调节

颅内病变早期，当颅内容物增加时，机体可通过减少颅内血容量和脑脊液量来代偿。由于脑组织需保持一定的血流量以维持其正常功能,所以以脑脊液量的减少为主。这种减少通过以下途径完成:①颅内脑室和蛛网膜下腔的脑脊液被挤入椎管;②脑脊液的吸收加快;③由于脉络丛血管收缩,脑脊液的分泌减少。

(二)脑血流量的调节

脑血流量(CBF)是指一定时间内一定重量的脑组织中所通过的血液量,通常以每 100g 脑组织每分钟通过的血液毫升数表示,正常值为 50～55ml/(100g·min)。脑血流量主要取决于脑血管阻力(cerebral vascular resistance,CVR)和脑灌注压(CPP):CBF = CPP/CVR。

在颅内压增高的情况下,脑灌注压下降,血流量减少,脑缺氧。为了改善脑缺氧,机体通过全身血管张力的调整,即血管自动调节和全身血管加压反应两种方式进行脑血流的调节。

1. **脑血管自动调节**　颅内压增高时,脑灌注压降低。但只要颅内压不超过 35mmHg,灌注压不低于 40～50mmHg,脑血管就能依血液内的化学因素(主要是动脉血二氧化碳分压)产生收缩或舒张,使脑血流保持相对恒定。正常动脉血二氧化碳分压($PaCO_2$)为 35～45mmHg(平均 40mmHg)。当 $PaCO_2$ 在 30～50mmHg 范围内,脑血管自动调节功能良好:$PaCO_2$ 每上升 2mmHg,脑血管扩张血流量增加约 10%;相反,$PaCO_2$ 每下降 2mmHg,脑血管收缩血流量也下降 10% 左右。

2. **全身血管加压反应**　当颅内压增高至 35mmHg 以上,脑灌注压在 40mmHg 以下,脑血流量减少到正常的 1/2,脑处于严重缺氧状态,$PaCO_2$ 超过 50mmHg,脑血管的自动调节功能基本丧失,处于麻痹状态。为了保持必要的脑血流量,机体通过自主神经系统的反射作用,使全身周围血管收缩,血压升高,心排血量增加,以提高脑灌注压。与此同时呼吸减慢加深,使肺泡内气体获得充分交换,提高血氧饱和度。这种以升高动脉压,并伴心率减慢,心排血量增加和深慢呼吸的三联反应,即为全身血管加压反应或库欣反应。

三、分期和临床表现

(一)代偿期

颅内容物虽有增加,但并未超过代偿容积,颅内压可保持正常,临床也不会出现颅内压增高症状。代偿期的长短取决于病变的性质、部位和发展速度等。

(二)早期

病变继续发展,颅内容物增加超过颅腔代偿容积,逐渐出现颅内压增高的表现,如头痛、呕吐等。此期颅内压不超过体动脉压的 1/3,约在 $2\sim4.7kPa$($15\sim35mmHg$, $205\sim478mmH_2O$)范围内,脑组织轻度缺血缺氧。但由于脑血管自动调节功能良好,仍能保持足够的脑血流量,因此,如能及时解除病因,脑功能容易恢复,预后良好。

(三)高峰期

病变进一步发展,脑组织有较严重的缺血缺氧。患者出现明显的颅内压增高"三联征"——头痛、呕吐、视神经盘水肿。头痛是颅内压增高最常见的症状,多出现于晚间和晨起,咳嗽、低头、用力时加重,部位常在额部或双颞,也可位于枕下或眶部。头痛剧烈时,常伴恶心、呕吐,呈喷射状,虽与进食无关,但似较易发生于食后。较长时间的颅内压增高可引起视神经盘水肿,表现为视神经盘充血,边缘模糊,中央凹陷消失,静脉怒张,严重者可见出血。若颅内压增高长期不缓解,则出现继发性视神经萎缩,表现为视神经盘苍白,视力减退,甚至失明。除此以外,患者可出现不同程度的意识障碍。病情急剧发展时,常出现血压上升、脉搏缓慢有力、呼吸深慢等生命体征改变。此期的颅内压可达到平均体动脉压的一半,血流量也仅为正常的 1/2。$PaCO_2$ 多在 50mmHg 以上,脑血管自动调节功能丧失,主要依靠全身血管加压反应。如不能及时采取有效治疗措施,往往迅速出现脑干功能衰竭。

（四）衰竭期

病情已至晚期,患者深昏迷,一切反应和生理反射均消失,双侧瞳孔散大,去大脑强直,血压下降,心跳快弱,呼吸不规则甚至停止。此时颅内压高达平均体动脉压水平,脑灌注压 <20mmHg 甚至为零,脑组织几乎无血液灌流,脑细胞活动停止,脑电图呈水平线。虽抢救,预后也极为恶劣。

（刘伟明）

附录　神经外科常用评估表

附表1　英国医学研究会(MRC)肌力分级

级别	肌力
0级	没有收缩
1级	颤动或细微的收缩
2级	无重力情况下主动运动
3级	抵抗重力的主动运动
4级	抵抗阻力的主动运动,细分为:4^-级抗轻微阻力;4级抗中等阻力正常肌力;4^+级抗强阻力
5级	力量正常

附表2　肌张力分级

级别	定义
0级	无肌张力的增加
1级	肌张力略微增加:受累部分被动屈伸时,在关节活动范围之末时呈现最小的阻力或突然出现卡住或释放
1+级	肌张力轻度增加:在关节活动范围的前50%范围内有轻微的卡住感觉,在关节活动范围的后50%出现轻微的阻力
2级	肌张力较明显地增加:通过关节活动的大部分范围时,肌张力均较明显地增加,但受累部分仍能较易移动
3级	肌张力严重增高:被动运动困难
4级	僵直:受累部分被动屈伸时呈现僵直状态,不能活动

附表3　格拉斯哥昏迷评分（GCS）

分值	睁眼	言语	运动
6分	—	—	遵嘱运动
5分	—	回答准确	刺痛定位
4分	自动睁眼	回答错误	刺痛逃避
3分	呼唤睁眼	乱语	刺痛屈曲（去皮质强直）
2分	刺痛睁眼	可发声	刺痛过伸（去大脑强直）
1分	刺痛不睁眼	不能言语	刺痛无反应
	如因眼肿、骨折等不能睁眼，应以"C"(closed)表示	因气管插管或切开而无法正常发声，以"T"(tube)表示；平素有言语障碍史，以"D"(dysphasic)表示	

记录方式：如果在晚上六点半测得评分为9分，其中E2分、V4分、M3分，则记作为：GCS 9（2+4+3）18：30或者GCS 9=E2+V4+M3 at 18：30。

观察刺痛睁眼时，应刺激四肢（对躯干的疼痛刺激引起痛苦表情可出现闭眼）。无运动反应，应除外脊髓横断损伤。

附表4　弥漫性轴索损伤分级

分级	描述
轻型	昏迷6~24h，有轻度-中度记忆损害，轻度-中度功能障碍
中型	昏迷>24h，有意识混乱和长时间的记忆遗忘，行为和认知功能障碍
重型	昏迷持续数月，处于过伸或过屈固定姿势。定向力、记忆力、言语、感觉运动和人格缺陷。可能出现自主神经功能异常

附表5　颅脑损伤严重程度分级

分级	标准
轻微	GCS评分15分；无意识丧失；无遗忘症
轻度	GCS=14~15及以下之一：短暂的意识丧失（<5min），神志或记忆障碍

续表

分级	标准
中度	GCS 评分 9～13 分或意识丧失≥5min 或局灶神经功能障碍
重度	GCS 评分 5～8 分
濒死	GCS 评分 3～4 分

附表6　Oswestry 残疾指数（ODI）

评分	注释
0～20%	轻型残障:可以应对多数日常活动
21%～40%	中型残障:疼痛并难以完成坐、起立、站立动作,患者可能难以工作
41%～60%	重型残障:疼痛是最主要的问题,但其他方面也会受影响
61%～80%	残疾:严重影响患者生活的各个方面
81%～100%	长期卧床

附表7　Ranawat 脊髓功能障碍分级

分级	描述
Ⅰ级	没有神经功能缺陷
Ⅱ级	主观能力减弱＋反射亢进＋感觉迟钝
Ⅲ级	客观能力减弱＋长束体征
ⅢA级	可走动
ⅢB级	四肢瘫并且不能步行

附表8　脑膜瘤侵犯上矢状窦的程度分级

分型	影像表现
Ⅰ型	与上矢状窦外侧壁粘连
Ⅱ型	侵入侧隐窝
Ⅲ型	侵入外侧壁
Ⅳ型	侵入外侧壁和上矢状窦窦顶
Ⅴ型	上矢状窦完全闭塞,对侧壁不受累
Ⅵ型	上矢状窦完全闭塞,侵入对侧壁

附表 9　脑膜瘤切除的 Simpson 分级系统

级别	切除程度
Ⅰ级	肉眼下完全切除，硬脑膜附着处及异常颅骨一并切除（包括受累的硬脑膜窦）
Ⅱ级	肉眼下完全切除，硬脑膜附着处进行热凝固处理（电烧或激光）
Ⅲ级	肉眼下完全切除，硬脑膜附着处及硬脑膜外蔓延（如增生的骨质）未切除或凝固处理
Ⅳ级	部分切除，原位有肿瘤残留
Ⅴ级	单纯减压（± 活检）

附表 10　面神经功能的临床分级(House-Brackmann 量表)

分级	程度	大体观	静止状态	运动状态 额	眼	口
Ⅰ级	正常	各区面肌运动正常	—	—	—	—
Ⅱ级	轻度功能异常	近距离观察可见轻微异常；可能有轻微联带运动	面部对称，肌张力正常	有中度至良好的功能	闭合不费力	轻度不对称
Ⅲ级	中度功能异常	双侧明显不对称；不严重的联带运动、挛缩和 / 或半面痉挛	面部对称，肌张力正常	轻度至中度运动	可费力闭合	用力时也可见轻度异常
Ⅳ级	中重功能异常	明显异常和 / 或毁容性不对称	面部对称，肌张力正常	无运动	不完全闭合	明显不对称
Ⅴ级	重度功能异常	勉强可见的运动	面部不对称	无运动	不完全闭合	轻微运动
Ⅵ级	完全麻痹	无运动	—	—	—	—

级别	功能	描述
1 级	正常	面神经各方面功能正常
2 级	轻度功能障碍	肉眼观：仔细检查可见轻微无力，可有非常轻微的联带运动 静息时：正常对称，正常肌张力 运动：前额轻至中度运动；眼用力可完全闭合；嘴轻微不对称

续表

级别	功能	描述
3级	中度功能障碍	肉眼观：明显不对称，但不影响容貌；可见联带运动，但不严重 运动：前额轻至中度运动；眼用力可完全闭合；嘴用全力时轻度无力
4级	中至重度功能障碍	肉眼观：明显无力和/或不对称 运动：前额无运动；眼闭合不完全；嘴用全力时仍不对称
5级	重度功能障碍	肉眼观：几乎感觉不到运动 静息时：不对称 运动：前额无运动；眼闭合不完全
6级	完全瘫痪	无运动

附表 11　蛛网膜下腔出血 Hunt-Hess 分级

分级	描述
I级	无症状，或轻度头痛和轻度颈强直
II级	脑神经麻痹，中、重度头痛，颈强直
III级	轻度局灶性神经功能缺失，嗜睡或意识模糊
IV级	木僵，中至重度偏侧不全麻痹，早期去大脑强直
V级	深昏迷，去大脑强直，濒死状态

若有严重的全身疾病（如高血压、糖尿病、严重的动脉硬化、慢性阻塞性肺病等）或动脉造影上显示有严重的血管痉挛则加 1 级。

附表 12　蛛网膜下腔出血 WFNS 分级

WFNS 分级	GCS 评分	主要局灶性神经功能缺失 [†]
0级 [‡]	15 分	−
I级	15 分	−
II级	13~14 分	−
III级	13~14 分	+
IV级	7~12 分	+ 或 −
V级	3~6 分	+ 或 −

GCS 评分：格拉斯哥昏迷评分；[‡] 未破裂颅内动脉瘤；[†] 失语、轻偏瘫或偏瘫（+ 表示有，− 表示无）。

附表 13　脑动静脉畸形 Spetzler-Martin 分级

分级特征		得分
大小	小型（<3cm）	1
	中型（3～6cm）	2
	大型（>6cm）	3
脑功能区	否	0
	是	1
静脉引流	浅表	0
	深部	1

分级总评分 = 大小评分 + 脑功能区评分 + 静脉引流评分。评分范围为 1～5，分别对应Ⅰ～Ⅴ级。

附表 14　Karnofsky 功能评分（KPS）

评分	标准
100 分	正常：无并发症，无疾病表现
90 分	可从事正常体力活动：可有轻度不适
80 分	需努力才能完成正常体力活动：部分症状
70 分	仅能生活自理：不能从事正常体力活动
60 分	偶需他人协助：大部分情况下能自理
50 分	经常需他人协助
40 分	残疾：需特殊生活照顾
30 分	严重残疾：需住院治疗，慢性衰竭状态
20 分	病重：需重症监护
10 分	濒死状态：进行性衰竭
0 分	死亡

附表 15　格拉斯哥预后评分（GOS）

评分	意义
5 分	预后良好恢复正常生活，但可有轻度功能缺失
4 分	轻度残疾（可自理），能胜任日常生活

续表

评分	意义
3分	严重残疾（神志清，但肢体运动障碍），日常生活需要照顾
2分	持续植物状态、反应迟钝和不能言语表达，伤后2～3周可睁眼，并有睡眠/觉醒周期
1分	死亡，因原发性脑损伤而死亡的情况多发生在伤后48h内

附表16　改良 Rankin 量表评分

级别	表现
0分	无症状
1分	有症状但无明显残疾，能完成日常所有工作和活动
2分	轻度残疾：不能完全从事以前的活动，但无需照顾可生活自理
3分	中度残疾：需他人照顾，可自行行走
4分	中-重度残疾：无他人照顾时不能行走，需要他人生活照顾
5分	重度残疾：卧床不起，大小便失禁，需他人长期照顾
6分	死亡

（吴　俊　刘兴炬　莫少华）

缩 略 词

英文缩写	中文全称	英文全称
3D-CRT	三维适形放射疗	three-dimensional conformal radiotherapy
5-ALA	5-氨基酮戊酸	5-aminolevulinic acid
^{8}F-FDG	^{18}F-氟代脱氧葡萄糖	^{18}F-fluorode-oxyglucose
ABR	听性脑干反应	auditory brainstem response
AC	前连合	anterior commissure
ACA	大脑前动脉	anterior cerebral artery
AICA	小脑下前动脉	anterior inferior cerebellar artery
ALK	间变性淋巴瘤激酶	anaplastic lymphoma kinase
AMR	异常肌反应	abnormal muscle response
AOVM	血管造影隐匿性血管畸形	angiographically occult vascular malformation
ASL	动脉自旋标记	arterial spin labeling
ATLS	加强创伤生命支持	advanced trauma life support
ATN	丘脑前核群	anterior nuclear group of thalamus
AVF	动静脉瘘	arteriovenous fistula
AVM	动静脉畸形	arteriovenous malformation
BAEP	脑干听觉诱发电位	brainstem auditory evoked potential
BAHA	骨锚式助听器	bone anchored hearing aid
bAVM	脑动静脉畸形	brain arteriovenous malformation
BEV	贝伐珠单抗	bevacizumab
BIS	脑电双频指数	bispectral index
BOLD-fMRI	血氧水平依赖脑功能成像	blood oxygen level dependent functional magnetic resonance imaging
CAA	脑淀粉样血管病	cerebral amyloid angiopathy

英文缩写	中文全称	英文全称
CAD	脑动脉夹层	cerebral artery dissection
CAS	颈动脉血管成形术和支架置入术	carotid angioplasty and stenting
CAS	颈动脉狭窄	carotid artery stenosis
CBF	脑血流量	cerebral blood flow
CBV	脑血容量	cerebral blood volume
CCF	颈内动脉海绵窦瘘	carotid-cavernous fistula
CCT	中枢传导时间	central conduction time
CEA	颈动脉内膜切除术	carotid endarterectomy
CE-MRA	对比增强磁共振血管成像	contrast enhanced magnetic resonance angiography
CM	海绵状血管畸形	cavernous malformation
CMR	脑代谢率	cerebral metabolic rate
CN	中枢神经细胞瘤	central neurocytoma
CP	脑性瘫痪	cerebral palsy
CPA	小脑脑桥角	cerebellopontine angle
CPP	脑灌注压	cerebral perfusion pressure
CR	完全缓解	complete remission
CRET	增强肿瘤完全切除	complete resection of enhancing tumor
CRu	不确定的 CR	complete remission unconfirmed
CSMS	脑性耗盐综合征	cerebral salt wasting syndrome
CTP	CT 灌注成像	computed tomography perfusion
CVM	脑血管畸形	cerebral vascular malformation
CVR	脑血管阻力	cerebral vascular resistance
CVRC	脑血管储备功能	cerebrovascular reserve capacity
CVS	脑血管痉挛	cerebral vascular spasm
DAVF	硬脑膜动静脉瘘	dural arteriovenous fistula
DBS	脑深部电刺激	deep brain stimulation
DIC	弥散性血管内凝血	disseminated intravascular coagulation
DIND	迟发性缺血性神经功能障碍	delayed ischemic neurological dysfunction

英文缩写	中文全称	英文全称
DLBCL	弥漫大 B 细胞淋巴瘤	diffuse large B-cell lymphoma
DNEP	下行神经源性诱发电位	descending neurogenic evoked potential
DPOAE	畸变产物耳声发射	distortion product otoacoustic emission
DSC-MRI	动态磁敏感对比增强磁共振成像	dynamic susceptibility contrast enhanced MRI
DTI	弥散张量成像	diffusion tensor imaging
DTIH	迟发性外伤性颅内血肿颅骨凹陷骨折	delayed traumatic intracranial hematoma
DVA	发育性静脉异常	developmental venous anomaly
DVT	深静脉血栓形成	deep venous thrombosis
ECG	心电图	electrocardiogram
ECVAS	椎动脉颅外段狭窄	extracranial vertebral artery stenosis
EDAMS	脑 - 硬脑膜 - 动脉 - 颞肌贴敷术	encephalo-duro-arterio-myo-synangiosis
EDAS	脑 - 硬脑膜 - 颞浅动脉贴敷术	encephalo-duro-arterio-synangiosis
EEG	脑电图	electroencephalography
EGFR	表皮生长因子受体	epidermal growth factor receptor
EMG	肌电图	electromyogram
EMS	脑 - 颞肌贴敷术	encephalo-myo-synangiosis
EPR	高通透性和滞留效应	enhanced permeability and retention effect
ET	特发性震颤	essential tremor
ETV	内镜下第三脑室底造瘘术	endoscopic third ventriculostomy
EVD	脑室外引流术	external ventricular drainage
EVN	脑室外神经细胞瘤	extraventricular neurocytoma
FGS	荧光引导手术	fluorescence-guided surgery
FIESTA	快速应用稳态进动	fast imaging employing steady state acquisition
FiO$_2$	吸入气氧浓度	fractional concentration of inspired oxygen

英文缩写	中文全称	英文全称
FLS	荧光素钠	fluorescein sodium
fMRI	功能磁共振成像	functional magnetic resonance imaging
GCS	格拉斯哥昏迷评分	Glasgow coma scale
GCT	生殖细胞肿瘤	germ cell tumor
GFAP	胶质纤维酸性蛋白	glial fibrillary acidic protein
GTR	全切除	gross total resection
GTV	肿瘤区	gross target volume
HCT	红细胞比容	hematocrit
HDVL	基于个体化脑功能评估的脑血管畸形外科治疗风险评估体系	a grading system including hemorrhage, nidus diffuseness, deep venous drainage, and LED
HMPAO	六甲基丙烯胺肟	hexamethylpropyleneamine oxime
HOR	复合手术室	hybrid operating room
HR-MR	高分辨率磁共振	high-resolution magnetic resonance
IA	颅内动脉瘤	intracranial aneurysm
IAD	颅内动脉夹层	intracranial arterial dissection
ICA	颈内动脉	internal carotid artery
ICAO	颈内动脉闭塞	internal carotid artery occlusion
ICAS	颅内动脉粥样硬化性狭窄	intracranial atherosclerotic stenosis
ICG	吲哚菁绿	indocyanine green
ICP	颅内压	intracranial pressure
IDA	颅内夹层动脉瘤	intracranial dissecting aneurysm
IDH	异柠檬酸脱氢酶	isocitrate dehydrogenase
IMRT	调强适形放射治疗	intensity-modulated radiation therapy
INR	国际标准化比值	international normalized ratio
IPG	植入式脉冲发生器	implantable pulse generator
ISUIA	国际未破裂颅内动脉瘤研究	international study of unruptured intracranial aneuysms
LITT	激光热疗	laser-induced thermal therapy
LSR	侧方扩散反应	lateral spread response
MAP	平均动脉压	mean arterial pressure

续表

英文缩写	中文全称	英文全称
MB	髓母细胞瘤	medulloblastoma
MCA	大脑中动脉	middle cerebral artery
MEP	运动诱发电位	motor evoked potential
MGMT	O_6-甲基鸟嘌呤-DNA甲基转移酶	O^6-methylguanine-DNA methyltransferase
MHB	高铁血红蛋白	methemoglobin
MMSE	简易精神状态检查	Mini-Mental State Examination
MRSA	抗甲氧西林金黄色葡萄	methicillin resistant Staphylococcus aureus
MRV	磁共振静脉造影	magnetic resonance venography
MSA	多系统萎缩	multiple system atrophy
MTT	平均通过时间	mean transit time
MTX	氨甲蝶呤	methotrexate
MVD	微血管减压术	microvascular decompression
NAA	N-乙酰天冬氨酸	N-acetyl-aspartate
NAD	烟酰胺腺嘌呤二核苷酸	nicotinamide adenine dinucleotide
NASCET	北美症状性颈动脉内膜切除试验	North American Symptomatic Carotid Endarterectomy Trail
NCCT	平扫CT	non-contrast computed tomography
NG-GCT	非生殖细胞瘤性生殖细胞肿瘤	nongerminomatous germ cell tumor
NHL	非霍奇金淋巴瘤	non-Hodgkin lymphoma
NVB	长春瑞滨	vinorelbine
OD	少突胶质细胞瘤	oligodendroglioma
$PaCO_2$	动脉血二氧化碳分压	arterial partial pressure of carbon dioxide
PACU	麻醉后恢复室	post-anesthesia care unit
PaO_2	动脉血氧分压	arterial partial pressure of oxygen
PCA	大脑后动脉	posterior cerebral artery
PCNSL	原发中枢神经系统淋巴瘤	primary central nervous system lymphoma
PD	帕金森病	Parkinson disease
PDGFR	血小板衍生生长因子受体	platelet-derived growth factor receptor
PD-L1	程序性死亡蛋白配体-1	programmed death ligand-1

续表

英文缩写	中文全称	英文全称
PEEP	呼气末正压通气	positive end expiratory pressure
PET	正电子发射断层成像	positron emission tomography
PetCO₂	呼气末二氧化碳分压	partial pressure of end-tidal carbon dioxide
PI	处方等剂量曲线	prescription isodose
PICA	小脑后下动脉	posterior inferior cerebellar artery
PIV	处方等剂量曲线体积	prescription isodose volume
PNET	原始神经外胚叶肿瘤	primitive neuroectodermal tumor
PpIX	原卟啉IX	protoporphyrin IX
PTA	纯音测听	pure tone audiometry
PTLMC	外伤性软脑膜囊肿	post-traumatic leptomeningeal cyst
PTS	创伤后癫痫发作	post-traumatic epileptic seizure
PWI	灌注加权成像	perfusion weighted imaging
RBD	快速眼动睡眠行为障碍	rapid eye movement sleep behavior disorder
rCVR	局部脑血管反应性	regional cerebrovascular reactivity
RNS	反应性神经电刺激	reactive nerve stimulation
RTK	受体酪氨酸激酶	receptor tyrosine kinase
rtPA	重组组织型纤溶酶原激活剂	recombinant tissue-type plasminogen activator
SAH	蛛网膜下腔出血	subarachnoid hemorrhage
SCEP	脊髓诱发电位	spinal cord evoked potential
SDS	言语识别率	speech discrimination score
SEP	体感诱发电位	somatosensory evoked potential
SIADH	抗利尿激素分泌失调综合征	syndrome of inappropriate secretion of antidiuretic hormone
SPECT	单光子发射计算机断层成像	single photon emission computed tomography
SRS	立体定向放射外科	stereotactic radiosurgery
SRT	立体定向放射治疗	stereotactic radiotherapy
SS	锁骨下动脉狭窄	subclavian artery stenosis

英文缩写	中文全称	英文全称
STA	颞浅动脉	superficial temporal artery
STN	底丘脑核	subthalamic nucleus
TBI	颅脑损伤	traumatic brain injury
TCD	经颅多普勒超声	transcranial Doppler
TIA	短暂性脑缺血发作	transient ischemic attack
TMS-MEP	经颅磁刺激运动诱发电位	transcranial magnetic stimulation motor evoked potential
TMZ	替莫唑胺	temozolomide
TN	三叉神经痛	trigeminal neuralgia
TREZ	神经根进入区	nerve root entry zone
TTP	达峰时间	time to peak
TV	靶体积	target volume
UK	尿激酶	urokinase
UPDRS	统一帕金森病评定量表	unified Parkinson disease rating scale
VBM	基于体素的形态测量	voxel-based morphometry
VCR	长春新碱	vincristine
VEGF	血管内皮生长因子	vascular endothelial growth factor
VEMP	前庭诱发肌源性电位	vestibular evoked myogenic potential
VIM	丘脑腹中间核	ventral intermediate nucleus of thalamus
VM	静脉畸形	venous malformation
VMAT	容积弧形调强放疗	volumetric modulated arc therapy
VNS	迷走神经刺激	vagus nerve stimulation
WBRT	全脑放射治疗	whole brain radiotherapy

75检